辑注

《伤寒杂病论》

汉　张机　撰

曾　锋　辑注

全国百佳图书出版单位

中国中医药出版社

·北　京·

图书在版编目（CIP）数据

《伤寒杂病论》辑注 /（汉）张机撰；曾锋辑注 . —北京：中国中医药
出版社，2023.12

ISBN 978 - 7 - 5132 - 8352 - 6

Ⅰ . ①伤…　Ⅱ . ①张…②曾…　Ⅲ . ①《伤寒杂病论》—注释

Ⅳ . ① R222.12

中国国家版本馆 CIP 数据核字（2023）第 161853 号

中国中医药出版社出版

北京经济技术开发区科创十三街 31 号院二区 8 号楼

邮政编码　100176

传真　010-64405721

保定市中画美凯印刷有限公司印刷

各地新华书店经销

开本 710×1000　1/16　印张 28.5　字数 449 千字

2023 年 12 月第 1 版　2023 年 12 月第 1 次印刷

书号　ISBN 978 - 7 - 5132 - 8352 - 6

定价　98.00 元

网址　www.cptcm.com

服 务 热 线　010-64405510

购 书 热 线　010-89535836

维 权 打 假　010-64405753

微信服务号　zgzyycbs

微商城网址　https://kdt.im/LIdUGr

官 方 微 博　http://e.weibo.com/cptcm

天猫旗舰店网址　https://zgzyycbs.tmall.com

前　言

　　仲景《伤寒杂病论》，为近两千年不朽之书。上古有神农尝百草，继有伊尹《汤液》，后有医经、经方、神仙、房中各家，皆圣人之德也。至东汉末年，三国鼎立，群雄逐鹿，瘟疫肆虐，民不聊生；世风日下，"但竞逐荣势，企踵权豪，孜孜汲汲，惟名利是务"；医道式微，"各承家技，始终顺旧"；故仲景"感往昔之沦丧，伤横夭之莫救，乃勤求古训，博采众方，撰用《素问》《九卷》《八十一难》《阴阳大论》《胎胪药录》，并平脉辨证，为《伤寒杂病论》合十六卷"。观其书：以三阳三阴之盛衰、营卫表里之相传而论伤寒；以经络脏腑之内外、邪正气血之虚实而论杂病。自此，经论相合，六经阴阳、表里相传、理法方药，自成一体，此仲景之力，万民之福也。

　　然医者以举世之能，行千载之习，尚不能尽得仲景之意，而仲景以一人之力，成就千古之功乎？非也。晋皇甫谧《针灸甲乙经》序云："伊尹以亚圣之才，撰用《神农本草》以为《汤液》。""仲景论广伊尹《汤液》为十数卷，用之多验；近代太医令王叔和撰次仲景遗论甚精，皆可施用。"南梁陶隐居《神农本草经·序录》云："惟张仲景一部，最为众方之祖，又悉依本草，但其善诊脉，明气候，以意消息之尔。"《辅行诀脏腑用药法要》云："外感天行，经方之治，有二旦、六神、大小等汤，昔南阳张机，依此诸方，撰为《伤寒论》一部，疗治明晰，后学咸宗奉之。""张机撰《伤寒论》，避道家之称，故其方皆非正名也，但以某药名之，亦推主为识耳。"《汉书·艺文志·方技略》云："《黄帝内经》十八卷。""医经七家，二百一十六卷。医经者，原人血脉、经络、骨髓、阴阳、表里，以起百病之本，死生之分，而用度针石汤火所施，调百药齐和之所宜。至齐之得，犹磁石取铁，以物相使。拙者失理，以愈为剧，以生为死。""《汤液经法》三十二卷。""经方十一家，二百七十四卷。经方者，本草石之寒温，量疾病之深浅，假药物之滋，因气感之宜，辨五苦六辛，致水火之齐，以通闭解结，反之于平。及失其宜者，以热益热，以寒增寒，精气内伤，不见于外，是所独失也。"今观仲景之书，尽合医经、经方之旨，皇甫谧、陶隐居之言，诚可信也。

今有陋者，以仲景不记于《汉书》《三国志》《后汉书》，而否定仲景其人其事，乃至其书，以哗众取宠。殊不知大道隐行，如水润万物。《庄子·内篇·齐物论》有云："道隐于小成，言隐于荣华。"仲景深明阴阳五行之要，以彰于医学，和合各家，一贯始终，立三阳三阴六经之辨，则更具远见卓识，纵不名其时，而盛誉后世者，其至矣！

诚然，《伤寒杂病论》成书于公元 200 年前后，不久即有散佚，至西晋时，经太医令王叔和搜集整理，而复得其书。《脉经·序》云："夫医药为用，性命所系。和鹊至妙，犹或加思；仲景明审，亦候形证，一毫有疑，则考校以求验。"后以《张仲景方》之名在坊间流传。《隋书·经籍志》云："《张仲景方》十五卷。仲景，后汉人。"唐孙思邈撰《千金要方》时，对《伤寒论》之文有所征引，而未窥全貌，故有"江南诸师秘仲景要方不传"之叹；其撰《千金翼方》时，《伤寒论》之文则已基本收载完整，今称之为唐本。唐王焘《外台秘要》亦收载有《伤寒论》条文。北宋开宝中，高继冲进献《伤寒论》，后林亿、孙奇、高保衡奉旨校正医书，据《金匮要略方论·序》云："张仲景为《伤寒杂病论》合十六卷，今世但传《伤寒论》十卷，杂病未见其书，或于诸家方中载其一二矣。翰林学士王洙在馆阁日，于蠹简中得仲景《金匮玉函要略方》三卷，上则辨伤寒，中则论杂病，下则载其方，并疗妇人，乃录而传之士流，才数家耳。尝以对方证对者，施之于人，其效若神。然而或有证而无方，或有方而无证，救疾治病其有未备。国家诏儒臣校正医书，臣奇先校定《伤寒论》，次校定《金匮玉函经》，今又校成此书，仍以逐方次于证候之下，使仓卒之际，便于检用也。又采散在诸家之方，附于逐篇之末，以广其法。以其伤寒文多节略，故断自杂病以下，终于饮食禁忌，凡二十五篇，除重复合二百六十二方，勒成上、中、下三卷，依旧名曰《金匮方论》。"因此，《金匮要略》始得重见。王洙所见蠹简，应为《伤寒杂病论》传本之一。林亿等将其杂病以下另校刊刻，自此《伤寒杂病论》一分为二，被完全分割成《伤寒论》和《金匮要略》两书，至今已近千年，而仲景原书体例亦不复存。后世版本亦多，如桂林古本《伤寒杂病论》、长沙古本《伤寒杂病论》、涪陵古本《伤寒杂病论》，皆为后人整理仲景之作。至康平本《伤寒论》出，则仲景原书之貌，略可窥也。

自金成无己《注解伤寒论》首注《伤寒论》以来，注述者或不下千家，注述《金匮要略》者，亦数以百家计。虽良莠不齐，然必皆有所立者，以成仲景之德；学有所悟者，以扬仲景之言；行有所用者，以随仲景之志；施有所救者，以彰仲景之心。纵或有未备者，有功于仲景之书者亦多，学者当怜其苦心，而无可厚非也。

千年遗书，字词变迁，古奥深邃，言简意长，医经经方，论精术妙，理法方药，力专效宏。至于错简误袭，脱简未达者，亦时有所见。后之传者，或有隐而不语，于精微处，避而不详；或有欲明言者，又词不达意。使阅读不易，意会固难，心不明了，施行茫然。

本人研读仲景之书，始于高等医药院校五版教材《伤寒论讲义》《金匮要略讲义》，后读《医宗金鉴·订正仲景全书》，相互参详，至今已三十余年。《医宗金鉴·订正仲景全书》篇目按方有执《伤寒论条辨》条文顺序移易变通，从之者甚众，然亦有不足。其削《伤寒例》，有"存疑"六十二条，尚且在理，"正误"一百六十条，则贻误最多，不正不疑处，亦有沿袭前误者。教材弃《医宗金鉴》之正误，余处亦多从其说。仲景之书，一分为二，义理有所不续，难合仲景要旨。本人不才，以《伤寒论》《金匮玉函经》《金匮要略方论》合而研究。三书融会，一以贯通，撰为《〈伤寒杂病论〉辑注》一部。盖先贤之书，原文字句不敢妄易，但去其重复，互补缺漏，篇目有所重排，仍合仲景《伤寒杂病论》十六卷之数，力求形神俱合仲景之意。根据仲景意旨，每篇之下，另设标题，层分章节，并加【评注】重新注释，务求尽解疑惑，其中参以个人见解，或存在偏颇不当之处，敬请广大读者指正。

编写说明

1. 本书以《医宗金鉴·订正仲景全书》（简称《金鉴》，乾隆七年武英殿刊本）为《伤寒杂病论》原文底本，以《金匮玉函经》（康熙五十五年陈士杰雕刻本）为增补部分的底本。《仲景全书》（明赵开美影宋本）、成无己《注解伤寒论》（明万历二十七年赵开美影刻本）、王叔和《脉经》（日本东洋医学善本丛书影宋本）、高继冲本《伤寒论》（《太平圣惠方》）、桂林古本《伤寒杂病论》（白云阁本重刻）、康平本《伤寒论》（日本康平三年丹波雅忠藏本复刻）、《黄帝内经素问》（明顾从德翻刻宋本）、《灵枢经》（明赵府居敬堂刊本）、《难经》（明《医要集览》本）、《备急千金要方》（影宋刻本）、《千金翼方》（影宋刻本）等书亦有参考。

2.《医宗金鉴》所缺《伤寒例》予以回补，去《金鉴》正误、存疑篇，其余篇目皆予保存，篇目及原文顺序亦予适当调整。《金匮玉函经》特有诸篇加以重辑回补，以彰仲景法门；唯《金匮玉函经·辨厥利吐哕病形证治》篇原文与《伤寒论·辨厥阴病脉证并治》篇原文有重复，故不再单独成篇。

3.《金匮玉函经》与《伤寒论》对比，《伤寒论》中缺少的原文部分有：①证治总例一卷，方二卷；②辨厥利吐哕、辨可温、辨不可火、辨可火、辨不可灸、辨可灸、辨不可刺、辨可刺、辨不可水、辨可水病形证治各一篇；③论热病阴阳交并生死证一篇，方药炮制一篇；④辨脉篇六条原文，太阳病篇五条原文，阳明病篇一条原文，阴阳易瘥后劳复篇一条原文，诸可与不可诸篇二十四条原文；⑤方二首，补遗七条。《金匮玉函经》痉湿暍篇比《伤寒论》多十四条原文，比《金匮要略》多一条原文。《金匮要略·呕吐哕下利病脉证并治》与《伤寒论》《金匮玉函经》原文重复者多达二十二条。凡所缺原文皆予辑补，使不遗仲景法旨。

4. 全书辑《伤寒论》《金匮玉函经》合十卷，《金匮要略方论》六卷，共十六卷，五十九篇，以合仲景《伤寒杂病论》十六卷之数。

5.仲景原书所论各篇之下，不再独立层分章节，仲景义理则深埋其中，令学者一时难明旨归。故今据仲景意旨，另加标题，逐一层分章节，抽丝剥茧，重新辑而注之，则仲景旨归尽收眼底，使学者开卷受益。

6.仲景所论，有伤寒病，有杂病，皆以病为纲，以证为据，以方为用。故论病各篇，皆按病而分论之。各病之下，又按原文旨趣，另加标题，以病论、病传、病解、病诫、证治等分论之。证治之下，再以外病证治、里病证治、变病证治、制方施药用法等分论之，使不杂糅。条文之下皆加【评注】予以说明，以发仲景之旨。

7.研究《伤寒论》者，多以《伤寒论条辨》之文研读，故《伤寒论》有398法，备受学者尊崇。今之所辑，亦于所属398法之条文后注明原文之序，以便查考。

8.原文小字改为大字，加"（ ）"区分。生僻字紧附其后加注拼音，亦以"（ ）"标注。

9.本书"爇""瞤""慉""蕳"等字保留原貌，不作类推简化。古籍原文中涉及部分异体字形保留原貌，并予以注解。

10.《伤寒论》序、校正《金匮玉函经》疏、《金匮要略方论》序等三篇序文，为宋林亿等分别校正《伤寒论》《金匮玉函经》《金匮要略方论》三书而作，今辑于《伤寒杂病论》原序之后，以存其貌。

曾锋

2023 年 3 月

目　录

卷　第　一

卷　第　二

卷　第　三

卷　第　四

卷　第　五

卷　第　六

卷 第 七

卷　第　八

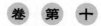

卷　第　十

卷　第　十　一

卷　第　十　四

卷　第　十　五

卷 第 十 六

附 篇

《伤寒杂病论》原序

论曰：余每览越人入虢之诊，望齐侯之色，未尝不慨然叹其才秀也。怪当今居世之士，曾不留神医药，精究方术，上以疗君亲之疾，下以救贫贱之厄，中以保身长全，以养其生，但竞逐荣势，企踵权豪，孜孜汲汲，惟名利是务，崇饰其末，忽弃其本，华其外而悴其内，皮之不存，毛将安附焉？卒然遭邪风之气，婴非常之疾，患及祸至，而方震栗，降志屈节，钦望巫祝，告穷归天，束手受败。赍百年之寿命，持至贵之重器，委付凡医，恣其所措。咄嗟呜呼！厥身已毙，神明消灭，变为异物，幽潜重泉，徒为啼泣。痛夫！举世昏迷，莫能觉悟，不惜其命，若是轻生，彼何荣势之云哉！而进不能爱人知人，退不能爱身知己，遇灾值祸，身居厄地，蒙蒙昧昧，蠢若游魂。哀乎！趋世之士，驰竞浮华，不固根本，忘躯徇物，危若冰谷，至于是也！

余宗族素多，向余二百。建安纪年以来，犹未十稔，其死亡者三分有二，伤寒十居其七。感往昔之沦丧，伤横夭之莫救，乃勤求古训，博采众方，撰用《素问》《九卷》《八十一难》《阴阳大论》《胎胪药录》，并平脉辨证，为《伤寒杂病论》，合十六卷。虽未能尽愈诸病，庶可以见病知源。若能寻余所集，思过半矣。

夫天布五行，以运万类，人禀五常，以有五脏。经络府俞，阴阳会通，玄冥幽微，变化难极。自非才高识妙，岂能探其理致哉！上古有神农、黄帝、岐伯、伯高、雷公、少俞、少师、仲文，中世有长桑、扁鹊，汉有公乘阳庆及仓公，下此以往，未之闻也。观今之医，不念思求经旨，以演其所知；各承家技，终始顺旧，省疾问病，务在口给；相对斯须，便处汤药；按寸不及尺，握手不及足；人迎趺阳，三部不参；动数发息，不满五十；短期未知决诊，九候曾无仿佛；明堂阙庭，尽不见察，所谓窥管而已。夫欲视死

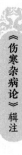

别生，实为难矣！

孔子云：生而知之者上，学则亚之。多闻博识，知之次也。余宿尚方术，请事斯语。

《伤寒论》序

　　夫《伤寒论》，盖祖述大圣人之意，诸家莫其伦拟。故晋皇甫谧序《甲乙针经》云：伊尹以元圣之才，撰用《神农本草》以为《汤液》。汉张仲景论广《汤液》，为十数卷，用之多验。近世太医令王叔和，撰次仲景遗论甚精，皆可施用。是仲景本伊尹之法，伊尹本神农之经，得不谓祖述大圣人之意乎？

　　张仲景，《汉书》无传，见《名医录》，云：南阳人，名机，仲景乃其字也。举孝廉，官至长沙太守。始受术于同郡张伯祖，时人言，识用精微过其师。所著论，其言精而奥，其法简而详，非浅闻寡见者所能及。自仲景于今八百余年，惟王叔和能学之。其间如葛洪、陶景、胡洽、徐之才、孙思邈辈，非不才也，但各自名家，而不能修明之。开宝中，节度使高继冲曾编录进上，其文理舛错，未尝考正。历代虽藏之书府，亦阙于雠校，是使治病之流，举天下无或知者。

　　国家诏儒臣校正医书，臣奇续被其选，以为百病之急，无急于伤寒，今先校定张仲景《伤寒论》十卷，总二十二篇，证外合三百九十七法，除复重定有一百一十二方。今请颁行。

太子右赞善大夫_臣高保衡

尚书员外郎_臣孙奇　谨上

尚书司封郎中秘阁校理_臣林亿等

校正《金匮玉函经》疏

　　《金匮玉函经》与《伤寒论》同体而别名，欲人互相检阅而为表里，以防后世之亡逸，其济人之心，不已深乎。细考前后，乃王叔和撰次之书。缘仲景有《金匮录》，故以《金匮玉函》名，取宝而藏之之义也。王叔和西晋人，为太医令，虽博好经方，其学专于仲景，是以独出于诸家之右。仲景之书，及今八百余年，不坠于地者，皆其力也。但此经自晋以来，传之既久，方证讹谬，辨论不伦，历代名医虽学之，皆不得仿佛。惟孙思邈粗晓其旨，亦不能修正之，况其下者乎。

　　国家诏儒臣校正医书，臣等先校定《伤寒论》，次校成此经，其文理或有与《伤寒论》不同者，然其意义皆通。圣贤之法，不敢臆断，故并两存之。凡八卷，依次旧目，总二十九篇，一百一十五方。

　　恭惟主上，大明抚运，视民如伤，广颁其书，为天下生生之具，直欲跻斯民于寿域者矣。

　　治平三年正月十八日。

太子右赞善大夫臣高保衡

尚书员外郎臣孙奇　谨上

尚书司封郎中秘阁校理臣林亿等

《金匮要略方论》序

　　张仲景为《伤寒杂病论》合十六卷，今世但传《伤寒论》十卷，杂病未见其书，或于诸家方中载其一二矣。翰林学士王洙在馆阁日，于蠹简中得仲景《金匮玉函要略方》三卷，上则辨伤寒，中则论杂病，下则载其方，并疗妇人，乃录而传之士流，才数家耳。尝以对方证对者，施之于人，其效若神。然而或有证而无方，或有方而无证，救疾治病其有未备。国家诏儒臣校正医书，臣奇先校定《伤寒论》，次校定《金匮玉函经》，今又校成此书，仍以逐方次于证候之下，使仓卒之际，便于检用也。又采散在诸家之方，附于逐篇之末，以广其法。以其伤寒文多节略，故断自杂病以下，终于饮食禁忌，凡二十五篇，除重复合二百六十二方，勒成上、中、下三卷，依旧名曰《金匮方论》。臣奇尝读《魏志·华佗传》云：出书一卷，曰此书可以活人。每观华佗凡所疗病，多尚奇怪，不合圣人之经，臣奇谓活人者，必仲景之书也。大哉炎农圣法，属我盛旦，恭惟主上，丕承大统，抚育元元，颁行方书，拯济疾苦，使和气盈溢而万物莫不尽和矣。

太子右赞善大夫臣高保衡
尚书员外郎臣孙奇　谨上
尚书司封郎中秘阁校理臣林亿等

伤寒例第一

【评注】据《伤寒论》《金匮玉函经》仲景分别有《伤寒例》及《证治总例》各一篇，一书两例，困扰学者甚多，故以《伤寒例》为伪者有之，以《证治总例》为伪者有之，以两者为伪者有之，此皆不详究之误也。纵观两篇之要，前后连贯，与《伤寒杂病论·原序》所言撰书之旨相呼应，既论伤寒之总纲，亦论杂病之治要，若合为《伤寒杂病论》总例一篇，则其理井然。依其所论，《伤寒例》当在前，《证治总例》在后，必后人分拆仲景书时，将其割裂为二，因使后学惑而不明。今重合为一卷，以彰仲景之旨。两篇仍依旧名，以存其貌。

四时八节二十四气七十二候决病法

【评注】春有立春、春分，夏有立夏、夏至，秋有立秋、秋分，冬有立冬、冬至，合为四时八节。每节有三气，合为二十四气。每气有三候，共七十二候。

立春正月节斗指艮，雨水正月中指寅。

惊蛰二月节指甲，春分二月中指卯。

清明三月节指乙，谷雨三月中指辰。

立夏四月节指巽，小满四月中指巳。

芒种五月节指丙，夏至五月中指午。

小暑六月节指丁，大暑六月中指未。

立秋七月节指坤，处暑七月中指申。

白露八月节指庚，秋分八月中指酉。

寒露九月节指辛，霜降九月中指戌。

立冬十月节指乾，小雪十月中指亥。

大雪十一月节指壬，冬至十一月中指子。

小寒十二月节指癸，大寒十二月中指丑。

二十四气，节有十二，中气有十二，五日为一候，气亦同，合有七十二候，决病生死，此须洞解之也。

《阴阳大论》云：春气温和，夏气暑热，秋气清凉，冬气冰列，此则四时正气之序也。冬时严寒，万类深藏，君子固密，则不伤于寒，触冒之者，乃名伤寒耳。其伤于四时之气，皆能为病，以伤寒为毒者，以其最成杀厉之气也。

【评注】毒，厚也，甚也。地球沿黄道运动而有一岁之变，北斗斗柄之指向随地球运动而变。黄道有二十四方位，子午卯酉为四正，四正两旁有五行属性相同的两天干相拱，如北为壬子癸，南为丙午丁，东为甲卯乙，西为庚酉辛；艮巽坤乾为四维，四维两旁有地支按顺序相护，如东北为丑艮寅，东南为辰巽巳，西南为未坤申，西北为戌乾亥。随北斗所指而对应二十四节气，立春正月节在艮，雨水正月中在寅，惊蛰二月节在甲，春分二月中在卯，清明三月节在乙，谷雨三月中在辰，立夏四月节在巽，小满四月中在巳，芒种五月节在丙，夏至五月中在午，小暑六月节在丁，大暑六月中在未，立秋七月节在坤，处暑七月中在申，白露八月节在庚，秋分八月中在酉，寒露九月节在辛，霜降九月中在戌，立冬十月节在乾，小雪十月中在亥，大雪十一月节在壬，冬至十一月中在子，小寒十二月节在癸，大寒十二月中在丑；立春为二十四节气之始，终于大寒而成一岁，周而复始，于是有北斗历。当太阳直射南回归线之时，即为冬至，此时夜最长而昼最短；当太阳直射北回归线之时，即为夏至，此时夜最短而昼最长；当太阳两次直射赤道之时，即为春分和秋分，此时昼夜平均。故二十四节气即四时寒暑之序，天地阴阳之变，顺之则治，逆之则乱。《素问·阴阳应象大论》曰："阳胜则身热，腠理闭，喘粗为之俯仰，汗不出而热，齿干以烦冤，腹满死，能冬不能夏；阴胜则身寒，汗出，身常清，数栗而寒，寒则厥，厥则腹满死，能夏不能冬；此阴阳更胜之变，病之形能也。"故可决病生死。

中而即病者，名曰伤寒。不即病者，寒毒藏于肌肤，至春变为温病，至夏变为暑病。暑病者，热极重于温也。是以辛苦之人，春夏多温热病者，皆由冬时触寒而致，非时行之气也。

【评注】毒，邪也。辛苦之人，劳苦之人也。谓中寒而即病者，名曰伤寒。不即病者，寒邪藏伏于肌肤，至春随春之温而变为温病，至夏随夏之暑而变为暑病。暑病者，热之极，甚于温也。是以劳苦之人，体力强盛，而衣食必不能适，春夏多温热病者，皆由冬时触寒而致，非春夏时行之气所感也。

凡时行者，春时应暖而反大寒，夏时应热而反大凉，秋时应凉而反大热，冬时应寒而反大温，此非其时而有其气。是以一岁之中，长幼之病多相似者，此则时行之气也。

【评注】凡时行者，必反四时之气，如春时应暖而反大寒，夏时应热而反大凉，秋时应凉而反大热，冬时应寒而反大温，此非其时而有其气。邪气大盛，是以一岁之中，长幼之病多相似者，皆因感时邪而发，此邪即时行之气也。

夫欲候四时正气为病，及时行疫气之法，皆当按斗历占之。

【评注】斗历，即北斗历，以北斗星斗勺所指，以定四时、八节、二十四气。盖欲候四时正气为病，及时行疫气之法，当按北斗历之四时、八节、二十四气、七十二候，得节气至而六气如期而至，此四时正气，其为病则微；若未至而至，至而不至，至而不去，至而太过者，皆非当令之气，甚则时行之气肆虐，其为病必甚，故以斗历占测，必皆有验。

九月霜降节后，宜渐寒，向冬大寒，至正月雨水节后，宜解也。所以谓之雨水者，以冰雪解而为雨水故也。至惊蛰二月节后，气渐和暖，向夏大热，至秋便凉。

【评注】凡九月霜降节后，天宜渐寒，越向冬则寒愈甚，至正月雨水节后，寒宜渐解。所以谓之雨水者，以寒去，冰雪融化为雨水之故也。至惊蛰二月节后，天气渐和暖，越向夏则热愈甚，至立秋节后，热去便凉，此四时寒暑之序也。

从霜降以后，至春分以前，凡有触冒霜露，体中寒即病者，谓之伤寒也。九月、十月寒气尚微，为病则轻。十一月、十二月寒冽已严，为病则重。正月、二月寒渐将解，为病亦轻。此以冬时不调，适有伤寒之人，即为病也。

【评注】从霜降以后，至春分以前，寒气主令，故凡有触冒霜露，身体中寒即病者，谓之伤寒也。九月、十月寒气尚微，其中人则邪微，为病则轻。十一月、十二月寒冽已严，其中人则邪甚，为病则重。正月、二月寒渐将解，寒邪渐微，为病亦轻。此以冬时不调，适逢得伤寒之人，即发为伤寒病也。

其冬有非节之暖者，名为冬温。冬温之毒与伤寒大异。冬温复有先后，更相重沓，亦有轻重，为治不同，证如后章。

【评注】冬当寒而反暖，时行之气也，感而即病者，名曰冬温。冬温为时行病，与冬感于寒而即病之伤寒大异。冬温病发又有先后，更有相重沓至，病亦有轻重，为治不同，证治如后章"辨温病脉证并治"所述。

从立春节后，其中无暴大寒，又不冰雪，而有人壮热为病者，此属春时阳气，发于冬时伏寒，变为温病。

【评注】从立春节后，冬寒当渐解而未热，其中无暴寒大寒，又不冰雪，天之常也，而有人壮热为病者，此为冬有伏寒，至春时阳气引发，变为温病。

从春分以后，至秋分节前，天有暴寒者，皆为时行寒疫也。三月、四月，或有暴寒，其时阳气尚弱，为寒所折，病热犹轻。五月、六月，阳气已盛，为寒所折，病热则重。七月、八月，阳气已衰，为寒所折，病热亦微。其病与温及暑病相似，但治有殊耳。

【评注】折，挫也。从春分以后，至秋分节前，寒应渐解，继则温暖，后当暑热，且热尚未退去。此时，若天有暴寒，则皆为时行寒疫也。三月、四月，或有暴寒，其时阳气尚弱，为寒所伤，遏阳未甚，故病热犹轻。五月、六月，阳气已盛，为寒所伤，遏阳必甚，故病热则重。七月、八月，阳气已衰，为寒所伤，遏阳当微，故病热亦微。寒疫病形与温病及暑病相似，但其邪不同，病有微甚，故治有殊耳。

十五日得一气，于四时之中，一时有六气，四六名为二十四气。然气候亦有应至仍不至，或有未应至而至者，或有至而太过者，皆成病气也。

【评注】五日为一候，三候得一气，一时有六气，一年有四时，四六名为二十四气，合有七十二候。《鹖（hé）冠子·环流》有云："斗柄东指，天下皆春；斗柄南指，天下皆夏；斗柄西指，天下皆秋；斗柄北指，天下皆冬。"然气候亦有应随节之至而气不至，或有节未至而气先至，或有节已至而气不去，或有节已至而气太过者，此非四时正气，极易伤人，故皆成病气也。

但天地动静，阴阳鼓击者，各正一气耳。是以彼春之暖，为夏之暑；彼秋之忿，为冬之怒。

【评注】正，厘定也。忿，萧肃也。怒，盛大也。天地上下，动静有度，天动为阳，地静为阴，天地交泰，如槌鼓相击，阴阳相感，遂万物化成；天地合而为一气，阴阳分则有两仪，故曰各正一气耳。是以阳生于春而暖，阳盛于夏而暑；阴生于秋而萧肃，阴盛于冬而大寒。

是故冬至之后，一阳爻升，一阴爻降也；夏至之后，一阳气下，一阴气上也。斯则冬夏二至，阴阳合也；春秋二分，阴阳离也。阴阳交易，人变病焉。

【评注】升，生也。降，减也。冬至之后，十二消息卦由坤变复，内生一阳爻，六阴爻减为五阴爻，故曰一阳爻升，一阴爻降也。夏至之后，十二消息卦由乾变姤（gòu），内生一阴爻，六阳爻减为五阳爻，故曰一阳气下，一阴气上也。冬夏二至，阴阳偏离至极，离极必合，故曰阴阳合也。春秋二分，阴阳相合，平均至极，合极必离，故曰阴阳离也。阴阳交易，人一时难适而变病焉。

此君子春夏养阳，秋冬养阴，顺天地之刚柔也。小人触冒，必婴暴疹。须知毒烈之气，留在何经，而发何病，详而取之。

【评注】养，调也。刚柔，阴阳也。婴，缠绕也。疹，疾也。取，去也。故君子明道，适春夏之阳生阴长以调其阳，应秋冬之阳杀阴藏以调其阴，必顺天地阴阳寒暑之变也。小人无知触冒，邪气缠身，必发暴疾。医者须知暴疾所感剧烈邪气，留在何经，而发为何病，详而去之，方可救治。

是以春伤于风，夏必飧泄；夏伤于暑，秋必病疟；秋伤于湿，冬必咳嗽；冬伤于寒，春必病温。此必然之道，可不审明之？

【评注】春，风气盛，伤于风而即病者，为中风；不即病者，风气藏于肌肤，至夏时阳气内虚，风邪入乘脾土，水谷不化，则必生飧泄。夏，暑气盛，伤于暑而即病者，为中暑；不即病者，暑气藏于肌肤，至秋时阴气外生，阳气内收，寒热相争，故必病疟。秋当燥而长夏之气不去，湿气必盛，伤于湿而即病者，为湿病；不即病者，湿气藏于肌肤，至冬时阴寒外盛，寒湿内阻肺气，故必生咳嗽。冬，寒气盛，伤于寒而即病者，为伤寒；不即病者，寒气藏于肌肤，至春时阳气动，寒从阳化热，故必病温。此乃四时伏气为病必然之道，若不审明，必不得其要矣。

伤寒之病，逐日浅深，以斯方治。

【评注】伤寒之病，其病进之时，则逐日加深，病去之时，则逐日变浅，深浅之间，所施方治亦必不同。

今世人伤寒，或始不早治，或治不对病，或日数久淹，困乃告医。医人又不依次第而治之，则不中病，皆宜临时消息制方，无不效也。今搜采仲景旧论，录其证候，诊脉声色，对病真方，有神验者，拟防世急也。

【评注】据文义，此段当为叔和之插言，以责今世病者、医者之所误，搜采仲景旧论治所急也。淹，久也。告，请也。消息，增减也。谓今世人病伤寒，或始不早治，或治不对病，或日久不愈，乃请医求治。医者又不辨病之轻重缓急，依次治之，则不中病，此时皆宜临时增减，如法制方，无不效也。今搜采仲景旧论，录其证候，诊脉声色，对病真方，有神验者，以备世人救急之需也。

又土地温凉，高下不同，物性刚柔，餐居亦异。是故黄帝兴四方之问，岐伯举四治之能，以训后贤，开其未悟者。临病之工，宜须两审也。

【评注】据《内经》所论，天不足于西北，地不满于东南，故地势有高下不同。东方属风木而温，南方属火而热，西方属金而凉，北方属水而寒，故气候有寒热温凉之别。方以类聚，物以群分，故物性有刚柔之分。东方为滨海鱼盐之地，民嗜鱼而食咸，鱼盐热而胜血，其病痈疡，治宜砭石；南方水土弱而污下，为雾露之所聚，民嗜酸而食腐，湿盛，其病挛痹，治宜微针；西方为砂石金玉之处，陵居多风，民笮（zuó）食而脂肥，其病皆生于内，治宜毒药；北方冰寒闭藏之域，高陵居，民乐野处而乳食，脏寒生病，治宜灸焫（ruò），故人之餐居与病亦异。于是黄帝提四方疾病之疑问，岐伯举四种治法之功能，以训后贤，开其未悟者。临病诊治之医者，须审之又审也。

凡伤于寒则为病热，热虽甚不死。若两感于寒而病者，必死。

【评注】寒伤于表，卫阳被遏而热，故伤于寒为病热；热虽甚，其邪仍在太阳，故不死。若两感于寒，表里同病同传者，必邪盛势急，正气不支，阴寒独盛，阳气必亡，故必死。

尺寸俱浮者，太阳受病也，当一二日发，以其脉上连风府，故头项痛，腰脊强。

【评注】太阳主一身之大表，营卫之所布，行藩篱之职。邪入其部而即病，故当一二日发；脉应其变，故脉尺寸俱浮。太阳膀胱经起于目内眦，上额交颠，入络脑，还出别下项，连风府，循肩髆（bó）内，夹脊抵腰中，入循膂（lǚ），络肾，属膀胱。邪客其经，故令头项痛，腰脊强。

尺寸俱长者，阳明受病也，当二三日发，以其脉夹鼻，络于目，故身热，目疼，鼻干，不得卧。

【评注】阳明为多气多血之经，阳明受病，脉应其变，故脉尺寸俱长。足阳明经内属于胃，外合肌肉，布于太阳之里，其为病亦多由太阳所传，故当二三日发。胃经起于鼻旁，上交鼻梁中，旁入目内眦，交太阳之脉，下循鼻外。邪传其经，则为阳明经热，故身热，目疼，鼻干；邪入其腑，则为阳明腑实，故烦不得卧。

尺寸俱弦者，少阳受病也，当三四日发，以其脉循胁络于耳，故胸胁痛而耳聋。

【评注】少阳居半表半里间，为风木之地，少阳为病，脉随其变，故脉尺寸俱弦。少阳小而言之，则外有太阳，内有太阴也；大而言之，则外有三阳，内有三阴，少阳为病，邪多从外而来，故当三四日发。胆经起于目外眦，上头角，下耳后，折而上行，经额至眉上，复返耳后风池，沿颈夹咽下行至肩上，左右交于大椎，前行入缺盆。一支从耳后入耳中，出耳前，至目外眦。一支从目外眦出，下大迎，至眶下，过下颔角至颈，与前脉会于缺盆，复下行入胸中，贯膈，络肝，属胆，沿胁肋内，出少腹两侧，过阴毛际，横入环跳。三焦经布膻中，散络心包，下膈，遍属三焦。其支者，从膻中上出缺盆，上项，系耳后，直上出耳上角，以屈下颊至目眶下。其支者，从耳后入耳中，出走耳前，过客主人，前交颊，至目锐眦。邪入其经，故胸胁痛而耳聋。

此三经皆受病，未入于腑者，可汗而已。

【评注】三阳经各自为病，太阳则汗而解之，阳明则清而解之，少阳则和而解之。若太阳之邪未罢，又传阳明、少阳，致三经皆受病，而未入于腑者，邪仍在外，可从太阳而解，故可汗而已。

尺寸俱沉细者，太阴受病也，当四五日发，以其脉布胃中，络于嗌，故腹满而嗌干。

【评注】太阴在里，为至阴之地，踞于中焦，为升降之枢。太阴受病，则脾胃虚寒，脉应其变，故尺寸俱沉细。邪多由三阳而来，故当四五日发。脾经起于足大指之端，上膝股内前沿，入腹，属脾，络胃，上膈，夹咽，连舌本，散舌下；其支复从胃别上膈，注心中。太阴虚寒，脾土不运，故腹满；不能化津上承，故嗌干。

尺寸俱沉者，少阴受病也，当五六日发，以其脉贯肾，络于肺，系舌本，故口燥舌干而渴。

【评注】少阴在下，为盛阴之地，先天精气之所聚，元阴、元阳共藏之处。少阴为病，脉应其变，故脉尺寸俱沉。邪多从太阴而来，故当五六日发。肾经起于小趾下，斜走足心，循内踝后，别入跟中，上贯脊，属肾，络膀胱；其直者，从肾，上贯肝膈，入肺中，循喉咙，夹舌本；其支者，从肺出，络心，注胸中。邪入少阴，化阳劫阴，肾水干涸，故口燥舌干而渴。

尺寸俱微缓者，厥阴受病也，当六七日发，以其脉循阴器，络于肝，故烦满而囊缩。

【评注】厥阴在下极，为阴尽阳生之地，宗筋之所聚，阳气始升之处，属风木之所。厥阴受病，脉应其变，故脉尺寸俱微缓。邪多由少阴而来，故当六七日发。肝经起于大趾丛毛之际，上循股阴入毛中，过阴器，抵小腹，夹胃，属肝，络胆，上贯膈，布胁肋，循喉咙之后，上入颃颡（háng sǎng），连目系，上出额，与督脉会于颠；其支者，复从肝，别贯膈，上注肺。厥阴之病，本虚标实；邪入厥阴，属阴属阳，皆从其体；化寒化热，皆由其邪。素体阳盛，邪从热化，热灼阴津，虚风内动，故胸胁烦满而囊缩。

此三经皆受病，已入于腑，可下而已。

【评注】三阴经各自为病，太阴则与温中，少阴则或补阳，或益阴，厥阴则阴阳相顾，寒温并投。若太阴之邪未罢，又传少阴、厥阴，致三经皆受病，若见腹胀满急痛，不大便，或自利清水，色纯青，心下痛，口干燥者，为邪已转入胃腑，此本虽虚，然标实为急，当急下其邪，故可下而已。

若两感于寒者，一日太阳受之，即与少阴俱病，则头痛口干，烦满而渴；二日阳明受之，即与太阴俱病，则腹满身热，不欲食，谵语；三日少阳受之，即与厥阴俱病，则耳聋，囊缩而厥，水浆不入，不知人者，六日死。若三阴三阳、五脏六腑皆受病，则荣卫不行，脏腑不通，则死矣。

【评注】两感于寒者，为表里同病，表里皆逆而传。其证有三：一曰太阳与少阴俱病，见头痛口干，烦满而渴，此其一也。二曰阳明与太阴俱病，更腹满身热，不欲食，谵语，此其二也。三曰少阳与厥阴俱病，复耳聋，囊缩而厥，水浆不入，不知人，此其三也。此时邪气急骤，弥漫内外，正气已溃，胃气速败，故不出六日必死。所以然者，三阴三阳、五脏六腑皆受病，荣卫不行，脏腑不通，则死矣。故三证悉见则必死，非见一证即死也。

其不两感于寒，更不传经，不加异气者，至七日太阳病衰，头痛少愈也；八日阳明病衰，身热少歇也；九日少阳病衰，耳聋微闻也；十日太阴病衰，腹减如故，则思饮食；十一日少阴病衰，渴止，舌干已而嚏也；十二日厥阴病衰，囊纵，少腹微下，大气皆去，病人精神爽慧也。

【评注】异气，其他邪气也。大气，邪气也。谓其仅伤于寒，而非两感于寒，更不传经，不杂其他邪气，六日，三阴三阳之气已行尽而不疏，则正能御邪。至七日太阳病衰，经气渐舒，故头痛少愈。八日阳明病衰，邪热渐退，故身热少歇。九日少阳病衰，经气渐通，故耳聋微闻。十日太阴病衰，脾气复运，故腹减如故，思饮食。十一日少阴病衰，肾水渐滋，故渴止，舌干已；上焦得通，故嚏。十二日厥阴病衰，水能涵木，风木渐柔，故囊纵，少腹微下。此时邪气已去，故病人精神爽慧而愈。

若过十三日以上不间，寸尺陷者，大危。

【评注】间，瘥也。若过十三日以上病仍不愈，脉短至关，寸尺二部深陷不见者，为邪气炽盛，正气大虚，属大危之候。

若更感异气，变为他病者，当依后坏病证而治之。

【评注】若原病未愈，更感其他邪气，先后交织，变为他病者，当依后之坏病证而治之。

若脉阴阳俱盛，重感于寒者，变成温疟。

【评注】盛，大也。脉举按俱盛，为邪热盛而正不衰；重感于寒者，先热后寒，寒热相争，寒热交变，故变成温疟。

阳脉浮滑，阴脉濡弱者，更遇于风，变为风温。

【评注】脉举之浮滑，为阳邪盛于卫；脉按之濡弱者，为营阴不足；更遇于风，阳盛则热，故变为风温。

阳脉洪数，阴脉实大者，更遇温热，变为温毒，温毒为病最重也。

【评注】阳，轻取也。阴，重按也。脉举之洪数，为邪热大盛；脉按之实大者，为邪盛而正不虚；更遇温热，热极成毒，故变为温毒；温毒之热至极，必亡其阴，故为病最重也。

阳脉濡弱，阴脉弦紧者，更遇温气，变为温疟（一本作疟）。

【评注】脉举之濡弱，卫气虚于外也；脉按之弦紧者，寒饮伏于内也；更遇温热邪气，故发热；里寒与外热相争，寒热交变，故变为温疟。盖温疫者，为感湿热秽浊、暑热火毒等疫邪而即病，或壮热恶寒、头身疼痛，或高热烦躁、头痛如裂、呕吐如喷，或神昏发斑、谵语下血，与此先热而重感于寒，或先寒而复感于温，寒热交作之温疟大异。故此言温疫者，非也，应作疟。

以此冬伤于寒，发为温病，脉之变证，方治如说。

【评注】因此，冬伤于寒，前邪不去，或重感于寒，或更遇于风，或更遇温热，或更遇温气，皆发为温病，其脉亦必随证之变而变，方治当如后章经论所述，随证治之。

凡人有疾，不时即治，隐忍冀瘥，以成痼疾；小儿女子，益以滋甚。

【评注】凡人有疾，不即时诊治，隐瞒忍受，冀病自瘥，因成痼疾。小儿为纯阳之体，脏腑娇嫩，形气未充，有病即治则易愈，延误则其变亦速；女子病早诊治，亦多易愈，然其起病隐袭，羞与人言，隐忍而成痼疾者尤多。

时气不和，便当早言，寻其邪由，及在腠理，以时治之，罕有不愈者。患人忍之，数日乃说，邪气入脏，则难可制。此为家有患，备虑之要。

【评注】若四时失调，身体不和，便当早言，使医者能早寻病由，及邪在腠理之浅，即医治之，罕有不愈者。若患者忍之，数日乃说，邪气入于脏腑，其病已深，则难以控制。此为患者及家人首先应当考虑之处。

凡作汤药，不可避晨夜，觉病须臾，即宜便治，不等早晚，则易愈矣。如或差迟，病即传变，虽欲除治，必难为力。

【评注】凡煎服汤药，不可避忌晨夜，觉病须臾，即宜治之，不拘早晚，则易愈矣。如稍有差错，病即传变，虽欲除治，必较早治更为费力，甚则无能为力矣。

服药不如方法，纵意违师，不须治之。

【评注】不如，不符也。谓服药不符合用药方法，则药不达病所；肆意违背医嘱，则调适不合于理，病必不除，若强治之，亦必无功，甚者更生他变，故曰不须治之。

凡伤寒之病，多从风寒得之。始表中风寒，入里则不消矣，未有温覆而当，不消散者，不在证治。

【评注】凡伤寒之病，多由风寒之邪，从外袭入而得之。风寒始中于表，中风者解肌，伤寒者发汗，且温覆得当，微微汗出，未有邪不消散者。邪已入里，法当治里，不在表证之治也，若仍从表治，则邪不除矣。

拟欲攻之，犹当先解表，乃可下之。若表已解而内不消，非大满，犹生寒热，则病不除。若表已解而内不消，大满大实坚，有燥屎，自可除下之。虽四五日，不能为祸也。若不宜下而便攻之，内虚热入，协热遂利，烦躁诸变，不可胜数，轻者困笃，重者必死矣。

【评注】治里之法，里已实而欲攻之，犹当先解其表，表解乃可下之。若表邪已解而里证未除，腹未大满实坚，犹见寒热等半表半里证，为邪未悉入里，燥屎未成，尚未可攻，攻之则病亦不除。若表邪已解而里证未除，腹大满、大实坚，燥屎已成，自可下而除之。虽病四五日，邪去则安，故不能为祸也。若不宜下而攻之，邪不去而反虚其里，邪热乘虚入里，上扰下迫，心神不宁，遂见协热下利、烦躁等诸多变证，不可胜数。轻者误下，将病重难愈；重者误下，则必死无救矣。

夫阳盛阴虚，汗之则死，下之则愈；阳虚阴盛，汗之则愈，下之则死。

【评注】热盛阴伤于里，胃中燥实者，汗之则亡阴，阳热独盛，故死；下之则燥实去，阴液复，故愈。寒盛阳伤于表，汗之则表寒解，营卫调，故愈；下之则亡阳，阴寒独盛，故死。

夫如是，则神丹安可以误发，甘遂何可以妄攻，虚盛之治，相背千里，吉凶之机，应若影响，岂容易哉！

【评注】神丹，神丹丸也。甘遂，甘遂散也。高继冲本《伤寒论》有："神丹丸方：朱砂一两，研细，水飞过　附子一两半，炮裂，去皮脐　川乌头一两半，炮裂，去皮脐　半夏一两，汤洗七遍，去滑　赤茯苓一两　人参一两，去芦头　上件药，捣罗为末，炼蜜和丸，如梧桐子大，每服，以生姜汤下五丸。良久，吃粥一盏之，以得汗为度。""甘遂散方，一名水导散：甘遂半两，煨令微黄　白芷半两　上件药，捣细罗为散，每服一钱，以温水调服。"如此说来，神丹虽妙，亦不可以误用，误用亦伤正；甘遂既毒，更不可以妄攻，妄攻则害命。虚实之治，相差千里，成败之机，若形影相随，槌鼓响应，岂容易哉！

况桂枝下咽，阳盛即毙，承气入胃，阴盛以亡。死生之要，在乎须臾，视身之尽，不暇计日。

【评注】热盛阴伤于里，服桂枝汤发汗，则亡其阴，故可致命。寒盛阳伤于表，服承气汤下之，则亡其阳，故必毙亡。死生之要，在须臾之间，视死之时，瞬间立至；然欲救其生，固不得稍误，且须多假时日。

此阴阳虚实之交错，其候至微，发汗吐下之相反，其祸至速。而医术浅狭，懵然不知病源，为治乃误，使病者殒殁，自谓其分，至今冤魂塞于冥路，死尸盈于旷野，仁者鉴此，岂不痛欤！

【评注】今，"令"之抄误。谓此阴阳虚实交错之病，其脉证变化至微，而发汗吐下之治相反，误则其祸至速。医术浅狭者，懵然不知病源，为治多误，使病者轻者重，重者死，而自称其病本当如此，至令枉死冤魂塞于冥路，死尸盈于旷野，仁者鉴此，岂不痛欤！

凡两感病俱作，治有先后，发表攻里，本自不同，而执迷用意者，乃云神丹、甘遂合而饮之，且解其表，又除其里，言巧似是，其理实违。夫智者之举错也，常审以慎；愚者之动作也，必果而速。安危之变，岂可诡哉！世上之士，但务彼翕习之荣，而莫见此倾危之败，惟明者居然能护其本，近取诸身，夫何远之有焉。

【评注】错，同"措"。诡，隐藏也。翕习，威盛貌。凡两感而表里俱病者，常邪盛病急，当细审何经，必使勿传，传则多死。救治之法，当分表里缓急，或先发表，或先攻里；发表攻里，本自法度，先后不同。执迷不误，妄意用事者，乃云解表发汗之神丹可与泻下攻里之甘遂合而饮之，且解其表，又除其里，言似巧妙，然不惜真元，其理实违。智者之举措也，常审慎而从容，既去其邪，又不伤其正，则危者安；愚者之动作也，必武断而急于求成，邪气未除，先伤正气，使安者危。其安危之变，岂可隐藏哉！世上之士，但务彼威盛之荣，而莫见此倾危之败；惟明理者，居安思危，能护其本，近取诸身，远取诸物，又有何远近之灾焉。

凡发汗温暖汤药，其方虽言日三服，若病剧不解，当促其间，可半日中尽三服。若与病相阻，即便有所觉。病重者，一日一夜，当晬时观之。如服一剂，病证犹在，故当复作本汤服之。至有不肯汗出，服三剂乃解；若汗不出者，死病也。

【评注】促，密也。晬时，一整天也。凡发汗之剂，当温暖汤药而服，以助药散表；其方虽言日三服，若病剧不解，当缩短其间隔，可半日中尽三服，以增药力。若药与病不相合，令寒者愈寒，热者愈热，必即有所觉。病重者，服汤后一日一夜，当观察一整天。如服一剂，病证犹在，当复作本汤服之。服二剂汗出不彻者，服三剂汗出而解；若服三剂仍汗不出者，为两感于寒，死病也。

凡得时气病，至五六日，而渴欲饮水，饮不能多，不当与也，何者？以腹中热尚少，不能消之，便更与人作病也。至七八日，大渴，欲饮水者，犹当依证而与之，与之常令不足，勿极意也。言能饮一斗，与五升。若饮而腹满，小便不利，若喘若哕，不可与之也。忽然大汗出，是为自愈也。

【评注】凡感时行之气得病，至五六日，而渴欲饮水，饮尚不多，则不当与饮也；所以然者，以五六日热在上焦，热伤津液，故消渴；中焦热尚少，水入不能消之，若便更与饮，则饮停而作病也。至七八日，热入中焦，热伤胃津，故大渴，欲饮水；然犹当依消渴之证，令与之不足其常所饮，勿尽意而饮也。言能饮一斗，与五升。若饮后腹满，小便不利，若喘若哕，为饮停于中而不消，则水逆为病，故不可与之也。若忽然大汗出，则上焦得通，津液得布，水饮得下，胃气因和，故是为自愈也。

凡得病，反能饮水，此为欲愈之病。其不晓病者，但闻病饮水自愈，小渴者，乃强与饮之，因成其祸，不可复数也。

【评注】凡得病，反能饮水，则胃气和，故此为欲愈之病。有不通晓病机者，但闻病人能饮水则自愈，见小渴者，乃强与饮之，致水入不能消，因饮停而成祸，不可复数也。

凡得病，厥，脉动数，服汤药更迟，脉浮大减小，初躁后静，此皆愈证也。

【评注】凡得病而肢厥冷，脉动数或浮大或躁者，皆为热厥。服汤药后，脉动数变迟，或浮大减退而变小，或脉初躁而后静，此为邪热已除，故皆为欲愈之证也。

凡治温病，可刺五十九穴。

【评注】《素问·水热穴论》云："夫子言治热病五十九俞，余论其意，未能领别其处，愿闻其处，因闻其意。岐伯曰：头上五行行五者，以越诸阳之热逆也；大杼、膺俞、缺盆、背俞，此八者，以泻胸中之热也；气街、三里、巨虚上下廉，此八者，以泻胃中之热也；云门、髃骨、委中、髓空，此八者，以泻四肢之热也；五脏俞旁五，此十者，以泻五脏之热也。凡此五十九穴者，皆热之左右也。"又《灵枢·热病》云："所谓五十九刺者，两手外内侧各三，凡十二痏；五指间各一，凡八痏；足亦如是；头入发一寸旁三分各三，凡六痏；更入发三寸，边五，凡十痏；耳前后、口下者，各一，项中一，凡六痏；颠上一，囟会一，发际一，廉泉一，风池二，天柱二。"《内经》两篇所述五十九穴不同，然其治热病则一，可择其所宜而用之。

又身之穴，三百六十有五，其三十穴，灸之有害，七十九穴，刺之为灾，并中髓也。

【评注】人身有三百六十五穴，以应天地一岁之数。睛明在眼，素髎在鼻，人迎、委中在大血脉处，故灸之有害。乳中在乳，神阙在脐，故刺之为灾。言三十穴禁灸、七十九穴禁刺者，多为操作不当，或误伤血脉、九窍，或误伤内脏、骨髓，非绝对禁忌之处，此医者须知也。

脉四损，三日死；平人四息，病人脉一至，名曰四损。脉五损，一日死；平人五息，病人脉一至，名曰五损。脉六损，一时死；平人六息，病人脉一至，名曰六损。

【评注】平人四息，病人脉一至，名曰四损；脉四损，则四脏气绝，故不出三日而死。平人五息，病人脉一至，名曰五损；脉五损，则五脏气绝，故不出一日而死。平人六息，病人脉一至，名曰六损；脉六损，则五脏六腑皆绝，故不出一时而死。然《脉经·诊损至脉第五》云：脉四损者，再息而脉一动。此仲景所论与《脉经》所言有异。

脉盛身寒，得之伤寒；脉虚身热，得之伤暑。

【评注】脉粗大而急如转索，身恶寒者，为伤寒脉证，寒伤形之故也。

脉虚而洪，身热无寒者，为伤暑脉证，热伤气之故也。

脉阴阳俱盛，大汗出，不解者，死。

【评注】阴阳，轻取重按之谓也。脉举按俱大而有力，为邪盛于表里；大汗出，为邪从外得解，则脉平证安；今大汗出而脉证不解者，为邪盛于内，气脱于外，故死。

脉阴阳俱虚，热不止者，死。

【评注】脉举按俱虚，为内外皆虚；热不止者，为邪气盛，正不能胜，故死。

脉至乍数乍疏者，死。

【评注】脉至乍数乍疏，且微绝而手足厥冷者，为阳气衰微，营卫败绝之证，故死。

脉至如转索，其日死。

【评注】脉至如转索之紧急，且神昏躁动者，为阴绝于内，阳越于外，胃败于中，故当日死。

谵言妄语，身微热，脉浮大，手足温者，生；逆冷，脉沉细者，不过一日死矣。

【评注】谵言妄语，为阳扰于上；身微热，脉浮大，为阳浮于外；手足温者，阳气尚存，故生。逆冷，脉沉细者，为阴盛于内；谵言妄语，身微热者，为阳越于外，故不过一日死矣。

此以前是伤寒热病证候也。

【评注】此以上是伤寒热病之证候也。若谓《伤寒杂病论》全书，从文义观之，则其总例，当下接《金匮玉函经·证治总例》方为完整。由此可知，《伤寒例》与《证治总例》在《伤寒杂病论》中当为总例之两部分，而《伤寒例》在前，《证治总例》在后，亦与林亿等《金匮要略方论》序所言"翰林学士王洙在馆阁日，于蠹简中得仲景《金匮玉函要略方》三卷，上则辨伤寒，中则论杂病，下则载其方"之体例相吻合。

证治总例第二

【评注】《伤寒例》于《伤寒论》各版本可见，此篇唯《金匮玉函经》独有。其所论，与《内经》甚合，虽篇中偶有片段为后人阐释原文之插文，窜入原文中，使义略有不续，似成惑乱，然亦不失仲景要旨，反衬仲景之书博大，受益之广也。故皆存之，并加说明，使读者不惑也。

夫二仪之内，惟人最灵，禀天地精英之气，故与天地相参。

【评注】二仪，阴阳也。《易》云："易有太极，是生两仪，两仪生四象，四象生八卦。"人处天地之间，得天地精气之和而后生。和者，必内合阴阳精华之气，上以应于天，下以接于地，故能与天地相参。

天一生水，刚柔渐形。

【评注】天一生水，为河图之始生也。天地水火，皆先天之象数。天者，属阳而气刚，外显先天之火；地者，属阴而气柔，内藏先天之水。天地交则泰，水火交则济。天一生水者，为阳生阴长，水火相济，万物化生之象始显，故曰刚柔渐形。

是以人之始生，先成其精，脑髓既足，筋骨斯成，皮坚毛长，神舍于心。

【评注】《灵枢·经脉》云："人始生，先成精，精成而脑髓生，骨为干，脉为营，筋为刚，肉为墙，皮肤坚而毛发长，谷入于胃，脉道以通，血气乃行。"又《灵枢·天年》云："血气已知，荣卫已通，五脏已成，神气舍心，魂魄毕具，乃成为人。"《医心方》卷二十四所引《太素》有"玄元皇帝曰：人受天地之气，变化而生，一月而膏，二月而脉，三月而胞，四月而胎，五月而筋，六月而骨，七月而成形，八月而动，九月而躁，十月而生"。

盖神有生神，有志神。母厚父壮而有精，父母精合而生灵，精变灵附而人始生，此为生神；气血和顺，营卫相通，内生五脏，外立形体，五脏既成，生神舍心，此为志神；生神舍肝为魂，生神舍肺为魄；形体得立，心神内守，魂魄俱安，则人性备矣。

头圆法天，足方象地，两目应日月，九窍应九州岛，四肢应四时，十二节应十二月。五脏应五音，六腑应六律，手十指应十干，足十指茎垂应十二支。三百六十节以应一岁。天有风雨，人有喜怒，天有雷电，人有音声，天有阴阳，人有男女，月有大小，人有虚实，万物皆备，乃名为人。

【评注】此论与《内经》无异。《灵枢·邪客》云："天圆地方，人头圆足方以应之。天有日月，人有两目；地有九州，人有九窍；天有风雨，人有喜怒；天有雷电，人有音声；天有四时，人有四肢；天有五音，人有五脏；天有六律，人有六腑；天有冬夏，人有寒热；天有十日，人有手十指；辰有十二，人有足十指，茎垂以应之，女子不足二节，以抱人形；天有阴阳，人有夫妻；岁有三百六十五日，人有三百六十节；地有高山，人有肩膝；地有深谷，人有腋腘；地有十二经水，人有十二经脉；地有泉脉，人有卫气；地有草蓂，人有毫毛；天有昼夜，人有卧起；天有列星，人有牙齿；地有小山，人有小节；地有山石，人有高骨；地有林木，人有募筋；地有聚邑，人有䐃肉；岁有十二月，人有十二节；地有四时不生草，人有无子。此人与天地相应者也"。䐃，指肌肉聚集之处。

服食五味，以养其生。味有所偏，脏有所胜，气增而久，疾病乃成。

【评注】天有风寒暑湿燥五气，地有酸苦甘辛咸五味，五气更替，五味制化；人居于中，上吸五气，下食五味，气味相得，脏腑相和。故《素问·六节藏象论》云："天食人以五气，地食人以五味；五气入鼻，藏于心肺，上使五色修明，音声能彰；五味入口，藏于肠胃，味有所藏，以养五气，气和而生，津液相成，神乃自生。"若气味偏胜，久不制化，则内伤脏腑，外损形体，百病丛生。故《素问·至真要大论》云："夫五味入胃，各归所喜攻，酸先入肝，苦先入心，甘先入脾，辛先入肺，咸先入肾，久而增气，物化之常也，气增而久，夭之由也。"

诸经脏中，金木水火土，自相克贼。

【评注】金木水火土，五行相生相克，和则生化，形神俱安。太过者，变而为贼；不及者，引贼觊觎。五脏六腑、十二经脉各有所属，其生克制化，必不出五行之道。

地水火风，复加相乘，水行灭火，土救其母，迭为胜负，脏气不精，此为害道。

【评注】此条引佛家之"地水火风"以证五行生克乘侮致病之道。据前后文义，必为江南诸师之插言。

不知经脉，妄治诸经，使气血错乱，正气受刑，阴阳不和，十死一生。

【评注】十死一生，危之极也。谓不知经脉之所属，妄治伤经，邪气不除，反使气血错乱，正气受伐，阴阳失和，十死一生，为医之过也。

经云：地水火风，合和成人。凡人火气不调，举身蒸热；风气不调，全身强直，诸毛孔闭塞；水气不调，身体浮肿，胀满喘粗；土气不调，四肢不举，言无音声。火去则身冷，风止则气绝，水竭则无血，土败则身裂。

【评注】根据文义，此条必为江南诸师引佛经《金光明经》"地水火风，合和成人"之意，阐明地水火风不调之害，以证愚医妄治之失。

愚医不思脉道，反治其病，使脏中金木水火土互相攻克，如火炽然，重加以油，不可不慎。又使经脉者如流水迅急，能断其源者，此为上也。

【评注】思，解也。愚医不解经脉之道，反常道而治其病，使体内脏腑金木水火土互相愈加克伐无制，如火正猛，重加以油，必过而为灾，不可不慎。又假使经脉气血如流水迅急，则有决堤之虞，能断水源者，其势必衰，此乃治本之法，故为上也。

凡四气合德，四神安和，人一气不调，百一病生，四神动作，四百四病，同时俱起。其有一百一病，不治自愈；一百一病，须治而愈；一百一病，难治难愈；一百一病，真死不治。

【评注】根据文义，此条必为江南诸师引佛经《大智度论》之插注，阐明地水火风四气调和，则木火金水四神安和，一气不调，则百病丛生，以此证"愚医不思脉道，反治其病，使脏中金木水火土互相攻克"之祸害。

问曰：人随土地，得合阴阳，禀食五谷，随时相将，冬得温室，夏遂清凉，消渗调寒暑，四季不遭伤。恐惧畏无时，忽然致不祥，肺魄不能静，肝魂欲飞扬，心神失所养，脾肾亦乖方。六腑彷徨乱，何以致安康。非针药不定，盍自究精详。

【评注】渗（ǐn），水不利也，此指血脉不利。乖方，反常也。非，责难也。人禀天地阴阳之气而生，食五谷之味而长，随四时寒暑而变，冬得室之温以御寒，夏趋清凉之所以避暑，调适寒暑，以消除四时之弊，保持血脉通畅，则四季不受其害。然人有七情，喜怒忧思悲恐惊无时不扰，皆可忽然致病。悲忧伤肺，魄无所主，故魄不能静；过怒伤肝，魂无所主，故魂欲飞扬；过喜伤心，神无所主，故神失所养；过思伤脾，恐惊伤肾，意志无主，故意志亦皆反常；脏腑相通，六神无主，则六腑不安，故彷徨乱也；五脏六腑皆不得宁，又何以使身体安康？此时责怪针药不能定，何不自己穷究精研详审哉！

答曰：肝虚则目暗，其魂自飞扬；肺衰则气上，其魄自掩藏；心虚则不定，诸脏受迍殃；脾肾虚衰至，内结作痈疡；六腑病獧集，诸脉失经常。及时加针药，勿使及沦亡。

【评注】迍（zhūn），困顿也。肝藏魂，主目；肝虚则目无所养，故目暗；魂不守舍，故其魂自飞扬。肺藏魄，主气；肺衰则气无所主，故气促；魄无气以壮，故其魄自掩藏。心藏神，为君主之官；心虚则神无所主，故神不能定；主不明则十二官危，故诸脏受迍殃，脾肾虚衰亦至；心火炽盛，肾水内枯，水不制火，又脾虚不运，湿食不化，热结肉腐，故作痈疡；六腑病亦如毛刺汇集于身，诸脉皆失其常。当及时施加针药，勿令病致沦亡也。

古者，上医相色，中医听声，下医诊脉。

【评注】上中下，此非医诊法之优劣，乃医诊法之次序。即先相色，次听声，后诊脉之谓也。

诊候之法，固是不易。又云：问而知之，别病深浅，命曰巧焉。

【评注】察病候脉之法，熟知固是不易。古有相色、听声、诊脉三法，今又加问诊，更知邪之新旧，病位之深浅，病情之轻重。四诊合参，故为巧也。

上医相色知病者，色脉与身形不得相失，黑乘赤者死，赤乘青者生之类。

【评注】先相色者，观其形与色、色与位、色与态是否相配。黑乘赤者，水强火弱，乘势克伐，肾色见于心位，阴盛阳衰，其病甚，故曰死。赤乘青者，火旺乘木，心色见于肝位，子救其母，其病轻，故曰生。余亦仿此。

中医听声知病者，声合五音；火闻水声，烦闷惊悸；木得金声，恐畏相刑。

【评注】次听声者，声有金、木、水、火、土五音，五音生克制化，听可知之。如心火虚衰者，闻水声则火更怯，故烦闷惊悸。肝木虚弱者，闻金声则木萎，故恐畏莫名。

脾者土也，生育万物，回助四旁，善者不见，恶则归之，太过则四肢不举，不及则九窍不通，六识闭塞，犹如醉人，四季运转，终而复始。

【评注】根据文义，此条应为江南诸师插注之文。六识，佛家眼识、耳识、鼻识、舌识、身识、意识之谓也。脾属土居中，宫音柔和中正浑厚，主四季，以生育万物，资助四脏。中气和者，水火得济，金木得和，故无惊悸恐畏之变；中气不和者，水火金木之变皆归而伤脾。太过则脾弱，四肢肌肉无主，故四肢不举；不及则土壅不运，升降失司，四脏闭塞，故九窍不通，六识闭塞，犹如醉人。四季更替，五音、五色相移，终而复始。《素问·玉机真脏论》："岐伯曰：脾脉者土也，孤脏，以灌四旁者也。帝曰：然则脾善恶可得见之乎？岐伯曰：善者不可得见，恶者可见。帝曰：恶者何如可见？岐伯曰：其来如水之流者，此谓太过，病在外。如鸟之喙者，此谓不及，病在中。帝曰：夫子言脾为孤脏，中央土以灌四旁，其太过与不及，其病皆何如？岐伯曰：太过则令人四肢不举，其不及则令人九窍不通，名曰重强。"《素问》所言与此条旨意相同，然其所论乃脾脉太过不及之顺逆，非论脾土宫音之变，宜归下条诊脉之论。

下医诊脉知病者，源流移转，四时逆顺，相害相生，审知脏腑之微，此为妙也。

【评注】后诊脉者，前声色之彰于外者既明，当候脉以知脏腑内之微变。血脉流动，随四时相生，邪之所在，脉随其变。四时脉得相生者顺，脉见克伐者逆；脏腑得生脉者生，得克脉者害。此脏腑之微，皆见于脉，故为妙也。

夫诊法，常以平旦，阴气未动，阳气未散，饮食未进，经脉未盛，络脉调匀，气血未乱，精取其脉，知其逆顺，必察四难而明告之，然愚医不能如斯。逆四难而生乱阶者，此为误也。

【评注】平旦之时，阴气虽退而尚静，阳气虽长而尚藏，饮食未进，经脉未盛，络脉调匀，气血未乱，精细取脉，详辨逆顺。《素问·玉机真脏论》云："形气相得，谓之可治，色泽以浮，谓之易已；脉从四时，谓之可治；脉弱以滑，是有胃气，命曰易治，取之以时；形气相失，谓之难治；色夭不泽，谓之难已；脉实以坚，谓之益甚；脉逆四时，为不可治。必察四难，而明告之。"愚医所诊不能如此，反其常道，乱其次序，不知逆顺，故为误也。

肝病治肺，心病折肾，其次取俞募，不令流转脏腑。

【评注】此论五脏病之治要。肝病治肺，令肺金勿乘肝木；心病折肾，令肾水勿乘心火。其次取病脏之背俞与募穴，以增脏气，不令五邪流转脏腑之间。五邪者，虚邪、实邪、贼邪、微邪、正邪之谓也。

见肝之病，当泻肺金补肝木，木子火为父报仇，故火克金；子病以母补之，母病以子泻之。盖云：王者不受其邪，而为邪传，以得奸贼之侵，病及于一脏之中，五贼相害，于彼前路，当先断之一脏，不可再伤，精神不中数劳，次取俞募，其令五邪气当散去之。

【评注】以肝病为例，详明五脏病治之理。肝之病，当泻肺金以去贼邪，补肝木以强其本；木旺则子火旺，火克金，制贼以报木恩。子脏病虚，补母脏而得母之生；母脏病实，泻子脏而去母邪。故曰：脏气旺者不受其邪，邪必乘虚而传，侵入虚脏而成奸贼之气；病发于一脏之中，不慎则五贼邪气相继为害，此时，当于其欲传之前，先断其欲传一脏之路，令此脏不可再伤，使脏腑、精气、元神不被反复劳伤；再取其背俞募穴，以实脏气，令五邪气无所停留，自当散去而愈。

凡妇人之病，比之男子，十倍难治。

【评注】此言妇人病与男子病相比，有经、带、胎、产之不同，且多起病隐袭，羞与人言，经年隐忍，易成痼疾，故曰十倍难治。

考诸经言，病本一体，所以难治者，妇人众阴所集，常与湿居；十五以上，阴气浮溢，百想经心，内伤五脏，外损姿容，月水去留，前后交互，瘀血停凝，中路断绝，其中伤隳，不可具论。生熟二脏，虚实交错，恶血内漏，气脉损竭，或饮食无度，损伤非一，或胎疮未愈，而合阴阳，或出行风来便利穴厕之上，风从下入，便成十二痼疾。男子病者，众阳所归，常居于燥，阳气游动，强力施泄，便成劳损，损伤之病，亦众多矣。食草者力，食谷者智，食肉者勇，以金治金，真得其真，以人治人，真得入神。

【评注】此详论妇人病难治之理，当为江南诸师阐释上条之插言。中路，冲任也。隳（huī），同"毁"。妇人属阴，为阴气之所聚，湿性属阴，同类相求，故曰妇人众阴所集，常与湿居。《素问·上古天真论》云："二七天癸至，任脉通，太冲脉盛，月事以时下，故有子。"故女子十五岁以上，阴血充盛而外溢；若思虑过度，则阴血暗耗，内伤五脏，外损姿容；月水去留失度，前后交互，留而不去，则瘀血停凝，冲任不通，经水断绝；月水过多，则阴血亏损，五脏毁伤，不可尽言。"生熟二脏"，为佛家之言，初受纳水谷者为生，胃是也；水谷已腐化者为熟，肠是也。谓水谷入胃，则胃实而肠虚，食下，则肠实而胃虚；若胃肠失调，虚实错乱，气血不生，恶血不去，新血漏泄，则气血亏损，脉道枯竭。又或饮食无度，损伤脾胃；或胎毒未除，而过早房事；或出行如厕，遇风来袭，风邪从下而入，诸邪皆可乘虚客于胞宫，与恶血内结，遂成十二瘤疾。据《备急千金要方》卷四云："赤石脂丸治妇人腹中十二疾，一曰经水不时，二曰经来如清水，三曰经水不通，四曰不周时，五曰生不乳，六曰绝无子，七曰阴阳减少，八曰腹苦痛如刺，九曰阴中寒，十曰子门相引痛，十一曰经来冻如葵汁状，十二曰腰急痛。"言十二瘤疾者，当谓此妇人腹中十二疾日久不愈也。男子属阳，为阳气之所聚，阳盛多燥，故曰男子为众阳所归，常居于燥；阳性多动，故曰阳气游动；若不慎调摄，强力施行，妄泄阳气，便成劳损之疾；其阳损之病，亦众多矣。《大戴礼记·易本命》云："食草者善走而愚，食桑者有丝而蛾，食肉者勇敢而悍，食谷者智慧而巧，食气者神明而寿，不食者不死而神。"故食草者筋强而得力，食谷者气和而有智，食肉者强悍而气勇，以铁打铁，则铁精而纯，因人而治，方合神机。

凡欲和汤合药灸刺之法，宜应精思，必通十二经脉，三百六十孔穴。营卫气行，知病所在，宜治之法，不可不通，汤散丸药，针灸膏摩，一如其法。然愚医不通十二经脉，不知四时之经，或用汤药倒错，针灸失度，顺方治病，更增他疾，惟至灭亡。

【评注】凡欲调和汤药，施灸刺之法，宜应精心详思，必通十二经脉之行，明三百六十孔穴之理。辨营卫气血之行止，知病源之所在，后施宜治之法，不可不通。汤散丸药，针灸膏摩，皆如其法而行。四时之经，四时之常也。愚医不通十二经脉，不知四时常道，或用汤药倒错，或针灸失度，顺方治病，不知常达变，旧病未已，更增他疾，惟至灭亡，此愚医之过也。

故张仲景曰：哀哉烝民，枉死者半，可谓世无良医，为其解释。

【评注】此条"故张仲景曰"五字，必为江南诸师所插入，以突显上条愚医治病之失。

吾常见愚人疾病，有三不治：重财轻命，一不治；服食不节，二不治；信邪贼药，三不治。若主候常存，形色未病，未入腠理，针药及时，服将调节，委以良医，病无不愈，咸共思之。又自非究明医术，素识明堂流注者，则身中荣俞，尚不能知其所在，安能用针药以治疾哉。今列次第，以示后贤，使得传之万世。

【评注】此论愚人患病，有三不治：重财轻命，病不早图，致病甚难治，此一不治也；衣食不节，则寒温失节，饥饱无度，治难奏效，此二不治也；偏信邪道，不信药物，病必不除，此三不治也。主候，脉也。若常脉仍存，形色未病，未入腠理，为邪浅在皮毛，若委以良医，针药及时，衣食将息，调节得当，必皆明思合道，病无不愈。愚医不自究明医术，平素不识明堂流注，则身中荣俞，尚不能知其所在，安能用针药以治疾哉。今列治病之次第，以明示后贤，使得传之万世。仲景拳拳之心，其至矣。

张仲景曰：若欲治疾，当先以汤洗涤五脏六腑，开通经脉，理导阴阳，破散邪气，润泽枯槁，悦人皮肤，益人气血，水能净万物，故用汤也。若四肢病久风冷发动，次当用散，散能逐风湿痹，表里移走，居无常处者，散当平之。次当用丸，丸能逐沉冷，破积聚，消诸坚癥，进饮食，调营卫，能参合而行之者，可谓上工。

【评注】此条"张仲景曰"四字，必为江南诸师插入，以总论汤、散、丸剂治病之先后。若病初发于脏腑、经络、气血、肌肤，欲速除之者，当先以汤药洗涤五脏六腑，开通经脉，理导阴阳，破散邪气，润泽枯槁，悦人皮肤，益人气血，取水能净万物之性，故用汤也，其效最速。若四肢病风冷，发作日久，次当用散，以散能逐表里游走、居无常处之邪风湿痹，故散可平之，其力稍缓。再次当用丸，以丸能起逐沉冷，破除积聚，消诸坚癥，增进饮食，调理营卫，故用丸药，峻药缓图，其力最缓而长久。能参合此三剂之常而行之者，可谓上工。

医者意也，圣道非不妙，愚医不能寻圣意之要妙，怨嗟药石不治者，此为谬也，非圣人之过也。又能寻膏煎摩之者，亦古之例也。虚则补之，实则泻之，寒则散之，热则去之，不虚不实，以经取之。虚者十补，勿一泻之，实者泻之，虚实等者，泻勿太泄，膏煎摩之，勿使复也。若虚者重泻，真气绝；实者补之，重其疾。大热之气，寒以取之；盛热之气，以寒发之；又不须汗下而与汗下之者，此为逆也。

【评注】盖医为圣道之意会者。医理圣道微妙，愚医不能寻医道之要妙，怨叹药石不能治病，此为谬也，非圣人不传也。若又能探寻膏煎按摩之方，防病之复，亦古之法也。凡治病大法，虚则补之，实则泻之，寒则散之，热则去之，不虚不实，以经取之。虚者十补而勿一泻，实者泻之，虚实等者，泻勿太过，膏煎摩之，勿使复也。若虚者重泻，大伤其正，真气必绝；实者补之，则助其邪，其疾必甚。大热之气，寒以折之；盛热之气，以寒散之。又不须汗下而与汗下之者，徒伤其正，必生他变，故此为逆也，当审慎而为。

仲景曰：不须汗而强与汗之者，夺其津液，令人枯竭而死。又须汗而不与汗之者，使诸毛孔闭塞，令人闷绝而死。又不须下而强与下之者，令人开肠洞泄，便溺不禁而死。又须下而不与下之者，令人心内懊憹，胀满烦乱，浮肿而死。又不须灸而强与灸之者，令人火邪入腹，干错五脏，重加其烦而死。又须灸而不与灸之者，使冷结重冰，久而弥固，气上冲心，无地消散，病笃而死。又须珍贵之药，非贫家野居所能立办，由是怨嗟，以为药石无验者，此弗之思也。

【评注】此条"仲景曰"三字，必为江南诸师所插入，以进一步阐释上条之意。邪不在表，不须汗而强与汗之者，夺其津液，令人阴津枯竭而死。又邪在表，须汗而不与汗之者，则诸毛孔闭塞，邪不得从外而解，令人闷热至极而死。又腑无实邪，不须下而强与下之者，令人开肠洞泄，阳气下脱，便溺不禁而死。又腑邪燥实而结，须下而不与下之者，燥结内阻，实热内攻，令人心内懊憹，胀满烦乱，浮肿而死。又无寒邪凝结，不须灸而强与灸之者，火邪内伤入腹，扰乱五脏，重加烦热而死。又寒邪痹阻，须灸而不与灸之者，使冷结重冰，久成沉寒固冷，寒气上冲于心，心阳虚衰，无处消散，病重而死。又病须珍贵之药方可得治，贫家野居者一时难以办齐，因而怨叹，以为药石无效，此皆思虑不周之故也。

问曰：凡和合汤药，治诸草石虫兽，用水升合，消减之法则云何？

【评注】治，处理也。问和合汤药，诸草石虫兽等药物之处理，用水之多少，其加减法则如何？

答曰：凡草木有根茎、枝叶、皮毛、花实，诸石有软硬消走，诸虫有毛羽、甲角、头尾、骨足之属，有须烧炼炮炙，生熟有定，一如后法。顺方是福，逆之者殃。又或须皮去肉，或去皮须肉，或须根去茎，又须花须实，依方拣采，治削极令净洁，然后升合秤两，勿令参差。

【评注】凡药物采收、处理得当，必去其杂质，炮制须如法而行，药量方可准确有效。

药有相生相杀，相恶相反，相畏相得，气力有强有弱，有君臣相理，佐使相持。若不广通诸经，焉知草木好恶，或医自以意加减，更不依方分配，使诸草石，强弱相欺，胜负不顺，入人腹内，不能治病，自相斗争，使人逆乱，力胜刀剑。若调和得宜，虽未去病，犹得利安五脏，令病无至增剧。若合治汤药，当取井花水，极令洁净，升斗勿令多少，煮之调和，一如其法。若合蜜丸，当须看第七卷，令童子杵之，极令细熟，杵数千百下，可至千万，过多益佳，依经文和合调匀。当以四时王相日造合，则所求皆得，禳灾灭恶，病者得瘥，死者更生，表针内药，与之令服，可调千金之药，内消无价之病。

【评注】可调，一作"可谓"。禳（ráng），祛邪除恶之祭也。谓药物配伍，有君臣佐使之分，药性有相生相杀、相恶相反、相畏相得之别。处方用药，当与诸经相合，知草木之归于何经，不得随意加减，否则，方药不和，无益于病，反添诸乱。煎药之水质、水量必须如法而行。若炼蜜丸，当须如《金匮玉函经》第七卷之法，当以四时王相之日造合，因得四时旺气相助，其力宏而效佳。

夫用针刺者，先明其孔穴，补虚泻实，送坚付濡，以急随缓，营卫常行，勿失其理。

【评注】送，遣也。付，与也。坚，实也。濡，虚也。谓针刺之大法，当补虚泻实，缓急有度，勿失营卫气血之理。

行其针者，不乱乎心，口如衔索，目欲内视，消息气血，不得妄行。针入一分，知天地之气；针入二分，知呼吸之气；针入三分，知逆顺之气。针皮毛者，勿伤血脉；针血脉者，勿伤肌肉；针肌肉者，勿伤筋膜；针筋膜者，勿伤骨髓。经曰：东方甲乙木，主人筋膜魂；南方丙丁火，主人血脉神；西方庚辛金，主人皮毛魄；北方壬癸水，主人骨髓志；中央戊己土，主人肌肉智。针伤筋膜者，令人愕视失魂；针伤血脉者，令人烦乱失神；针伤皮毛者，令人上气失魄；针伤骨髓者，令人呻吟失志；针伤肌肉者，令人四肢不举失智。针能杀生人，亦能起死人。

【评注】此引《内经》之论，谓行针之要，当心平气静，凝气定神，心手相应，直达病所，不可妄行。不达者，邪不能去；太过者，病必不除，徒伤他脏之气。故曰针能杀生人，亦能起死人。

凡用针之法，补泻为先，呼吸应江汉，补泻应星斗，经纬有法则，阴阳不相干，震为阳气始，兑为阴气终，坎为太玄华，坤为太阴精。欲补从卯南，欲泻从酉北，针入因日明，针出随月光。夫治阴阳风邪，身热脉大者，以锋针刺之。治诸邪风鬼疰痛处少气，以毛针去之。凡用锋针者，除疾速也，先补五呼，刺入五分，留入十呼，刺入一寸，留二十呼，随师而将息之。刺急者，深内而久留之；刺缓者，浅内而疾发针。刺大者，微出其血；刺滑者，浅内而久留之；刺涩者，必得其脉，随其逆顺，久留之，疾出之，撚穴勿出其血；刺诸小弱者，勿用大针。然气不足，宜调以甘药，余三针者，止中破痈坚、痛结、息肉也。非治人疾也。

【评注】撚（yè），同"擪"，按压也。此略论针刺补泻之行针法要。

夫用灸之法，头身、腹背、肩臂、手足，偃仰侧其上中诸部，皆是阴阳、营卫、经络、俞募孔穴，各有所主。相病正形，随五脏之脉，当取四时相害之脉，如浮沉滑涩，与灸之人，身有大小长短，骨节丰狭，不可以情取之。宜各以其部分尺寸量之，乃必得其正；诸度孔穴，取病人手大拇指第一节横度为一寸，四指为一部，亦言一夫，又以文理缝纵会言者，亦宜审祥。

【评注】此略论人身各部用灸之取穴大法。

凡点灸法，皆取平正身体，不得倾侧、宽纵、缩狭也。若坐点则坐灸之，卧点则卧灸之，立点则立灸之。反此者，不得其穴。

【评注】此略论点灸法之施灸法要。

凡诸言壮数者，皆以中平论也。若其人丁壮，病重者可复一倍；其人老弱，病微者可复减半。然灸数可至二三百也，可复倍加火治之，不然则气不下沉，虽焦而病不愈。又新生小儿，满一蜡以还者，不过一七止，其壮数多少，随病大小也。凡灸须合阴阳九部诸腑，各有孔穴，而有多少。故头背为阳部，参阴而少；臂脚为阳部，亦参阴而少；胸为阴部，参阳而少；腹为阴部，亦参阳而少；此为阴阳营卫经脉事也。行壮多少在数，人病随阴阳而灼灸之。若不知孔穴，勿妄灸之，使病增重。又人体腰以上为上部，腰以下为下部；外为阳部，内为阴部；营卫脏腑周流，名曰经络。是故丈夫四十以上气在腰，妇人四十以上气在乳，以丈夫先衰于下，妇人先衰于上。灸之生熟，亦宜撙节之，法当随病迁转，大法外气务生，内气务熟，其余随宜耳。头者身之元首，人神之所注，气血精明，三百六十五络，皆归于头。头者诸阳之会也，故头病必宜审之，灸其穴，不得乱灸，过多伤神，或阳精玄精阴魄再卒，是以灸头止得满百。背者是体之横梁，五脏之系着，太阳之会合，阴阳动发，冷热成病，灸大过熟，大害人也。臂脚手足者，人之枝干，其神系于五脏六腑，随血脉出，能远近采物，临深履薄，养于诸经，其地狭浅，故灸宜少；过多则内神不得入，精神闭塞，否滞不仁，即手臂不举；故四肢之灸，不宜太熟也。然腹脏之内，性贪五味，无厌成疾，风寒固结，水谷不消，灸当宜熟；若大杼、脊中、肾俞、膀胱、八窌，可至二百壮；心主、手足太阴，可至六七十壮；三里、太溪、太冲、阴阳二泉、上下二廉，可至百壮；腹上、上管、下管、太仓、关元，可至一百壮；若病重者，三复之乃愈耳。若治诸沉结寒冷，必灸之宜熟，量病轻重而攻治之，表针内药，随宜用之，消息将之，与天同心，百年永安，终无横夭。

【评注】朞（jī），同"期"，周年也。撙（zǔn），节省也。八窌，即八髎。此详论人体各部施灸壮数之法理。

此要略说之，非贤勿传，请秘而用之，今以察色诊脉，辨病救疾，可行合宜之法，并方药共成八卷，号为《金匮玉函经》，其篇目次第，列于卷首。

【评注】谓医道至微，非其人勿教，恐愚医不解圣贤之意，贻害后世也。此八卷之数，仅以《金匮玉函经》言之，为八卷；若以《伤寒杂病论》而言，则十六卷也。

脏腑经络先后病脉证第三

【评注】本篇原列《金匮要略》首篇。盖人体之躯，脏腑经络为本，脏腑经络有常，则人体常，脏腑经络有变，则人体变。人之生也，依脏腑经络之常而生，人之病也，因脏腑经络之变而病。论脏腑经络，为知病之基。篇中病由三因、治未病、察面色、听音声、辨气息、辨四时色脉、辨太过不及、辨浮脉前后、辨厥脱、病总、邪论、表里缓急、调食、治随所宜诸论，皆诊治、调适之总纲，故将本篇移于总例之后，诸篇之首。

一、病由三因

夫人禀五常，因风气而生长。风气虽能生万物，亦能害万物，如水能浮舟，亦能覆舟。

【评注】五常，五行也。因，就也。五行化五气，其在天以生寒暑燥湿风，在地以化酸苦辛甘咸，在人以应肝心脾肺肾。风为六气之首，其应于春，为万物生发之时，继则夏之暑、秋之燥、冬之寒，以有生长化收藏，故曰因风气而生长。然风气如常则万物得生，风气太过则万物有灾，故能生万物，亦能害万物。如水能浮舟，亦能覆舟，其理一也。

若五脏元真通畅，人即安和。客气邪风，中人多死。

【评注】元真，元气也。若人五脏元气充盈而通畅，人即五体安和，虽有邪气，不能害也。若人五脏元气空虚，则邪不能御，六淫邪气乘虚而入，内伤脏腑，外损经络，微者亦甚，甚者多死，故曰中人多死。

千般疢难，不越三条：一者，经络受邪入脏腑，为内所因也；二者，四肢九窍，血脉相传，壅塞不通，为外皮肤所中也；三者，房室金刃，虫兽所伤。以此详之，病由都尽。

【评注】疢（chèn），病也。虽病痛有千般不同，然病因亦不出三条：第一，经络受邪即入脏腑者，为脏腑元气空虚在先，则内不胜邪，故为内所因也；第二，四肢九窍，血脉相传，壅塞不通者，为脏腑元气不虚，邪不得入内，而停于外之皮肤经络，故为外皮肤所中也；第三，房室金刃，虫兽所伤者，此意外之伤，非邪中内外，故为不内不外因。病证虽繁，若能以三者细究之，其病由皆不出于此矣。

若人能养慎，不令邪风干忤经络；适中经络，未流传腑脏，即医治之；四肢才觉重滞，即导引吐纳，针灸膏摩，勿令九窍闭塞；更能无犯王法，禽兽灾伤，房室勿令竭乏，服食节其冷热苦酸辛甘，不遣形体有衰，病则无由入其腠理。腠者，三焦通会元真之处，为血气所注。理者，是皮肤脏腑之文理也。

【评注】干忤，触犯也。适，偶也。不遣，不使也。若人能内养元气，外壮形体，慎避外邪，不令邪风触犯经络，未病先防也。若邪偶中经络，尚未流传入脏腑，即医治之，此浅病早治，勿使传变也。若邪凝滞手足，四肢才觉重滞，即与导引吐纳，针灸膏摩，使经络之邪及时疏散，勿令邪盛壅滞，九窍闭塞。更能无犯王法，禽兽灾伤。房室勿令竭乏，衣食适其冷热，苦酸辛甘，五味各得所宜，不令形体有衰，则病无由入其腠理。腠者，肌腠也，即肌肉之纹理，乃三焦通会元真之处，为血气所注。理者，是脏腑在皮肤之纹理也。腠理又是营卫通行之所，皮毛开合之枢，外邪出入之门户。

二、治未病

问曰：上工治未病，何也？

【评注】治未病之义有二：未病先防，一也；已病防变，二也。下之论，言已病防变，良医之所为也。

师曰：夫治未病者，见肝之病，知肝传脾，当先实脾；四季脾王不受邪，即勿补之。中工不晓相传，见肝之病，不解实脾，惟治肝也。

【评注】今以肝病为例，阐明既病防变之理。邪盛于肝，当知肝木必乘脾土，若脾虚，则肝邪必传于脾，当先其时补脾而实土，则邪不能传。若四季脾气旺，虽肝有邪，必不能传脾，则无先补脾之必要。常医不晓五脏病邪相传之理，见肝之病而惟治肝，不知有实不实脾之先也。

夫肝之病，补用酸，助用焦苦，益用甘味之药调之。酸入肝，焦苦入心，甘入脾。脾能伤肾，肾气微弱，则水不行，水不行，则心火气盛，心火气盛，则伤肺。肺被伤，则金气不行，金气不行，则肝气盛，肝气盛，则肝自愈。此治肝补脾之要妙也。肝虚则用此法，实则不用之。经曰：虚虚实实，补不足，损有余。是其义也。余脏准此。

【评注】凡肝虚之病，用酸药补之，酸属木而入肝也；用焦苦药助之，焦苦属火而入心，心益肝，子报其母也；加用甘药调之，甘属土而入脾，中旺以运四季，邪不能传也。土制水，故曰脾能伤肾；肾被制，寒水不能上泛，则心火不被寒水所伤，故心之阳气旺盛；火克金，故心火旺则伤肺；肺金被制，则肝木不受伐，肝气自盛而肝虚自愈，此肝病治肝且补脾之要妙。肝虚之病可用此法，肝实则不可用之。《内经》曰"虚虚实实，补不足，损有余"，即为此意。此言虚虚实实，为明辨虚实真假之意，非虚其虚、实其实之义也。余之四脏，皆以此为准。

三、察面色

问曰：病人有气色见于面部，愿闻其说？师曰：鼻头色青，腹中痛，苦冷者死（一云：腹中冷，苦痛者死）；鼻头色微黑者，有水气；色黄者，胸上有寒；色白者，亡血也，设微赤非时者，死。其目正圆者，痉，不治。又色青为痛，色黑为劳，色赤为风，色黄者便难，色鲜明者有留饮。

【评注】《灵枢·邪气脏腑病形》云："十二经脉，三百六十五络，其血气皆上于面而走空窍。"面有青、赤、黄、白、黑五色，应时而见，似隐似现，润泽者，常也；反之为病，甚者则死。鼻头居中，以察脾胃之气；若鼻头色青，青为木色，主寒主痛，脾虚肝乘，故腹中痛；若更见四肢厥冷，水谷不进者，为中阳衰竭，胃气已败，故死。鼻头色微黑者，为脾虚不能制水，水停于中，故曰有水气。面色黄者，为有寒凝于胸之上，脏腑气血无以上注于面，故色黄。面色白者，为血少，故曰亡血也；若亡血而面反微赤，非时而见，手足厥冷者，为血竭于内，阳越于上，故死。其目正圆如鱼眼，不得合者，为阴血枯竭于内，筋脉干枯于外，故痉，不治。又面色青为急痛；色黑不泽为肾劳精亏；色赤为风为热；色黄者，脾不健运，升降失司，故或便难，或泄泻。面色鲜明，浮肿者，为水饮内停，泛溢肌肤，故有留饮。此为察面部气色及主病之大略。

四、听音声

师曰：病人语声寂然，喜惊呼者，骨节间病；语声喑喑然，不彻者，心膈间病；语声啾啾然，细而长者，头中病（一作痛）。

【评注】喜，易也。喑喑，语声不续也。啾（jiū）啾，细小声也。病人安静少动，寂然不语，忽然惊呼疼痛者，为无意中触及骨节痛处，故知为骨节间病。病人语声不续，言辞不清者，为气息不稳，舌转不利，故知为心膈间病。病人语声细小，语气慢而长，言辞尚清者，此令气勿上冲，冲则头痛，故知为头中病。

五、辨气息

师曰：息摇肩者，心中坚；息引胸中上气者，咳；息张口短气者，肺痿唾沫。

【评注】息，呼吸气也。息摇肩者，为呼气不顺，气窒胸中而喘，心血亦滞，故心中坚。邪入于肺，吸气引动胸中邪气而上逆，故咳。肺叶不举，吸气难而气少，故张口短气；肺不布津，故肺痿唾沫。

师曰：吸而微数，其病在中焦，实也，当下之即愈，虚者不治。在上焦者，其吸促；在下焦者，其吸远，此皆难治。呼吸动摇振振者，不治。

【评注】吸而微数，为吸稍难而微喘，气道通也，此邪遏于胃，气不得降，故知其病在中焦；胃气实者，当下之，则邪去即愈；胃气虚者，不可下，下之则死。病在上焦而吸促者，为肺叶不举，吸气不顺而气少，邪盛而正虚也；病在下焦而吸远者，为气得入而肾不纳也，故此皆难治。呼吸动摇振振者，为三焦不畅，气之出入皆不利，故不治。

六、辨四时色脉

师曰：寸口脉动者，因其王时而动，假令肝王色青，四时各随其色。肝色青而反色白，非其时色脉，皆当病。

【评注】人与天地相参，色脉与四时相应。假令春肝旺而色微青，脉稍弦，常也。若春色当青而反白，脉当弦而反浮，此肝木衰而肺金乘，为非其时色脉，故皆当病。

七、辨太过不及

问曰：有未至而至，有至而不至，有至而不去，有至而太过，何谓也？师曰：冬至之后，甲子夜半，少阳起。少阳之时，阳始生，天得温和。以未得甲子，天因温和，此为未至而至也；以得甲子，而天未温和，此为至而不至也；以得甲子，而天大寒不解，此为至而不去也；以得甲子，而天温如盛夏五六月时，此为至而太过也。

【评注】时之来去，异于常者，有未至而至，有至而不至，有至而不去，有至而太过四种。冬至，夜最长而日最短，为阴极阳生之时。冬至后首个甲子日之子时，少阳之气萌动，阳气开始生长，天气渐渐温和，此为常也。异常者：未至甲子日，天气已经温和，为时未至而气已至，此未至而至，一也；已至甲子日，而天气尚未温和，为时已至而气未至，此至而不至，二也；已至甲子日，而天大寒不解，为时已至而气不去，此至而不去，三也；已至甲子日，而天温如盛夏五六月时，为时虽至而气太过，此至而太过，四也。四时仿此。

八、辨浮脉前后

师曰：病人脉，浮者在前，其病在表；浮者在后，其病在里。腰痛背强不能行，必短气而极也。

【评注】前，关前，寸也。后，关后，尺也。关前为阳，关后为阴。寸脉浮，阳部见表脉，邪在外，故其病在表。尺脉浮，阴部见表脉，必按之无力，为阴虚于内，阳浮于外，故其病在里。肾阴既亏，阳浮于外则里必虚，肾阴阳俱虚，不能主骨生髓，故腰痛背强不能行，必短气而极。极，疲甚也。

九、辨厥脱

问曰：经云：厥阳独行，何谓也？师曰：此为有阳无阴，故称厥阳。

【评注】厥，逆也。阴阳互根互用，当相依而行。今独见阳气逆行者，为阴不制阳，妄行无依，故称厥阳。

问曰：寸脉沉大而滑，沉则为实，滑则为气，实气相抟，血气入脏即死，入腑即愈，此为卒厥，何谓也？师曰：唇口青，身冷，为入脏，即死；如身和，汗自出，为入腑，即愈。

【评注】寸脉，阳部也，寸脉沉大而滑，邪气盛于上也；沉大为血实于里，滑大为气盛而病进；血气相并而上攻，上盛下虚，阴阳无序，故卒厥。若病人卒厥，唇口青，身冷，为邪气入脏，此阳衰于内，邪盛于上，有阴无阳，故即死。如身和，汗自出，为邪气入腑，此邪虽盛于上，阴阳一时不续于内，然脏未虚，又营卫自和，并上之气血，必得还而复，故即愈。《素问·调经论》云："血之与气并走于上，则为大厥，厥则暴死，气复反则生，不反则死。"此其义也。

问曰：脉脱入脏即死，入腑即愈，何谓也？师曰：非为一病，百病皆然。譬如浸淫疮，从口起流向四肢者，可治；从四肢流来入口者，不可治。病在外者可治，入里者即死。

【评注】脉脱，无脉也。若病人脉脱，唇口青，身冷，为邪气入脏，此阳竭于内，阴寒独盛，脉不得行，故即死。如脉脱，身和，汗自出，为邪气入腑，此邪盛闭阻脉道，气血一时不续于内，而里未虚，邪不能入，须臾必自复，营卫自和，邪从外而解，故即愈。非一病如此，百病皆然。譬如浸淫疮，其风、湿、热诸邪漫溢肌肤，从口起流向四肢者，邪从内而行于外，邪渐散也，故可治。从四肢流来入口者，邪从外而攻于内，正不胜邪，邪渐聚也，故不可治。病在外者，病轻浅，故可治。入里者，病深重，故即死。

十、病总

问曰：阳病十八，何谓也？师曰：头痛，项、腰、脊、臂、脚掣痛。阴病十八，何谓也？师曰：咳、上气、喘、哕、咽、肠鸣、胀满、心痛、拘急。五脏病各有十八，合为九十病；人又有六微，微有十八病，合为一百八病。五劳，七伤，六极，妇人三十六病，不在其中。

【评注】微，微邪也。计病之数：头痛，项、腰、脊、臂、脚掣痛，此六者，其病在外，故为阳病；又各有三因，未入脏腑，故合有十八病，一也。咳、上气、喘、哕、咽、肠鸣、胀满、心痛、拘急，此九者，病在内，故属阴病；又各有内外二因，故合有十八病，二也。五脏病有六淫入脏，饮食、七情、劳倦内伤九因，脏又各有虚实，一脏合有十八病，五脏共为九十病，三也。人又有六淫微邪，各由四肢、九窍、血脉相传，三者分而入之，邪浅而病微，又有十八病，四也。另五劳、七伤、六极、妇人三十六病，合有五十四病，五也。总计一百九十八病，亦为大略之数。

十一、邪论

清邪居上，浊邪居下。大邪中表，小邪中里。馨饪之邪，从口入者，宿食也。五邪中人，各有法度：风中于前，寒中于暮，湿伤于下，雾伤于上；风令脉浮，寒令脉急，雾伤皮腠，湿流关节，食伤脾胃。极寒伤经，极热伤络。

【评注】此言邪中人之总则。馨，同"谷"。饪（tuō），饼也。天有雾露清邪，质轻而居上，地有水湿浊邪，质重而居下。邪之中人，必从其类；大邪，阳邪也，阳邪袭表，故大邪中表；小邪，阴邪也，阴邪伤里，故小邪中里。饮食之邪，从口入而不化者，宿食也。五邪，风、寒、湿、雾、宿食也。其中人，各有法度：风盛于晨，故中于午前；寒冽于夜，故中于暮；湿性重浊下趋，故伤于下；雾轻清居上，故伤于上。风性疏泄而伤卫，故令脉浮；寒性收引而伤营，故令脉急；雾轻清而触皮毛，故伤皮腠；湿邪有形，重浊黏腻，易注于骨节之间，故流关节；饮食不节，饥饱无常，直损胃腑，

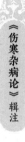

故伤脾胃。经在里属阴，络在表属阳，寒热所伤，各从其类，故极寒伤经，极热伤络。

十二、表里缓急

问曰：病有急当救里救表者，何谓也？师曰：病，医下之，续得下利清谷不止，身体疼痛者，急当救里；后身体疼痛，清便自调者，急当救表也。

【评注】太阳病，医误下之，反虚其内而损其阳，脾胃虚寒已甚，水谷不化，清浊混杂而下，故续得下利清谷不止；身疼痛者，表寒未解也；今内外皆寒，而里寒犹急，故急当救里；宜与四逆汤温阳散寒，以救里逆之急。救里后，仍身疼痛者，表未解也；清便自调者，里寒已散也；此里和而表未解，法当救表，宜与桂枝汤，和其营卫，令表亦解，则表里皆愈矣。

夫病痼疾，加以卒病，当先治其卒病，后乃治其痼疾也。

【评注】原有旧病未愈，缓也；又加新病，急也；当先治新病，后治旧病。若新病亦轻浅者，又当新旧同治也。

十三、调食

师曰：五脏病各有得者愈；五脏病各有所恶，各随其所不喜者为病。病者素不应食，而反暴思之，必发热也。

【评注】五脏各有所属，随五行生克制化而各有好恶。五脏生克得宜，制化有度，则安，反之则病。今五脏既病，或生不足，或泄太过，或克太甚，皆非所喜，源泉枯竭，病必不愈。若得时生旺，得食相宜，得味相滋，得药相调，虽病而皆得所喜，源泉不断，必病愈。病者素不喜食之物，忽而极思食之，此时必有邪气作祟，令脏气不定；嘱不可多食，多食则邪与食结，郁而化热，故必发热也。

十四、治随所宜

夫诸病在脏，欲攻之，当随其所得而攻之，如渴者，与猪苓汤，余皆仿此。

【评注】脏，里也。攻，治也。凡病在里，当随其病之所在，依证而治。如渴而大热、大汗出、脉洪大者，属阳明外热证，与白虎汤之类，其渴即止。若渴饮而小便不利，无阳明证者，为水热互结，与猪苓汤育阴、利水、清热，其渴则愈。其他病证，皆可仿此。

平脉法第四

【评注】前先论脏腑经络，知病本位，此其静也；今论脉法，明气血流注，此其动也；动静相合，知常达变，病必无以遁形。又脉法乃诊病之机要，故列于卷二。平，辨也。平脉，即辨脉也，故仲景"平脉法"和"辨脉法"当为同一篇，原序言"平脉辨证"，即可为据，必后人附会而强分之，今合在卷二之下，使学者知仲景脉法，似有二而实则一也。有以平脉作常脉论者，乃望文生义之误，读篇中原文，有脉论、脉法、缓脉、滑脉、四方四时脉、伏气脉、相乘脉、阳结阴结脉、营血衰脉、亡血脉、阳衰脉、阳绝阴绝脉、五脏绝脉、上中下诊、灾怪脉诸论，可知矣。

一、脉论

问曰：脉有三部，阴阳相乘，荣卫血气，在人体躬，呼吸出入，上下于中，因息游布，津液流通，随时动作，效象形容；春弦秋浮，冬沉夏洪，察色观脉，大小不同。一时之间，变无经常，尺寸参差，或短或长，上下乖错，或存或亡，病辄改易，进退低昂。心迷意惑，动失纪纲，愿为具陈，令得分明。

师曰：子之所问，道之根源。脉有三部，尺寸及关。荣卫流行，不失衡铨。肾沉心洪，肺浮肝弦，此自经常，不失铢分。出入升降，漏刻周旋。水下二刻，一周循环，当复寸口，虚实见焉。变化相乘，阴阳相干。风则浮虚，寒则牢坚，沉潜水滀，支饮急弦，动则为痛，数则热烦。设有不应，知变所缘。三部不同，病各异端。太过可怪，不及亦然，邪不空见，终必有奸。审察表里，三焦别焉。知其所舍，消息诊看；料度脏腑，独见若神。为子条记，传与贤人。

【评注】盖营卫气血，卫气属阳，营血属阴，营行脉中，卫行脉外，呼吸出入，鼓脉流动，一日漏下百刻，行五十周而复大会，此昼夜之行也；二刻循环一周，复见于寸口，此一周之动也；春弦秋浮，冬沉夏洪，此四时之变也；肾沉心洪，肺浮肝弦，此五脏之应也；浮沉浅深，轻重有度，此内外之衡也；从容和缓，上下有次，此脏腑之和也。躬，身也。铨（quán），称也。滀（chù），水聚也。常脉既准，病脉辨焉；风脉浮虚，寒脉牢坚，沉为水滀，支饮脉弦，动脉为痛，数脉热烦。三部九候，寸关尺脉，取浮中沉；上下内外，各应其部；太过不及，病各异端。上下内外，左右表里，皆与穷究；料度吉凶，必若神矣。

师曰：呼吸者，脉之头也。

【评注】头，始也。呼吸者，人之一息也，一呼脉二至，一吸脉亦二至，故一息脉四至，闰以太息，脉五至，皆常人之脉动也。诊脉者依此为始，故为脉之头也。

二、脉法

初持脉，来疾去迟，此出疾入迟，名曰内虚外实也。初持脉，来迟去疾，此出迟入疾，名曰内实外虚也。

【评注】来，脉出外也。去，脉入里也。谓持脉之初，候得脉来疾而脉去迟，此脉出外疾，名为外实；入里迟，名为内虚。若脉来迟而去疾，则出外迟，名为外虚；入里疾，名为内实也。实者，邪实也。虚者，正虚也。此内外虚实诊脉之大法。

假令脉来微去大，故名反，病在里也；脉来头小本大，故名覆，病在表也。上微头小者，则汗出；下微本大者，则为关格不通，不得尿。头无汗者可治，有汗者死。

【评注】常脉来去平均，从容和缓。假令脉来微去大，此反常脉也，故名反脉；脉去主内，去大为里有邪，故病在里也。本，根也。脉来脉体头小根大，脉已失衡，如杯覆状，故名覆脉；脉虽头小根大，亦属来大，脉来主外，来大为外有邪，故病在表也。上，寸脉也。寸脉微弱，脉体头部小且见于寸者，为表虚，故汗出。下，尺脉也。尺脉微弱，脉体根部大且见于尺者，阴盛于内则关，阳盛于外则格，故为关格不通；阴阳不交，水火不济，故不得尿。阳虚阴盛而汗出，则恐有亡阳之变，若头无汗者，阳未脱也，故可治；头有汗者，阳已越脱，故死。

寸口卫气盛名曰高，荣气盛名曰章，高章相搏，名曰纲。卫气弱名曰慄，荣气弱名曰卑，慄卑相搏，名曰损。卫气和名曰缓，荣气和名曰迟，迟缓相搏，名曰沉。

【评注】卫气慓疾滑利，行于脉外，属阳，主外；寸口脉来高，卫气盛也；高，上也，浮也。营气精柔，行于脉中，属阴，主内；脉去章，营气盛也；章，同"彰"，显也。脉来高去章同见，则卫盛营足，内外皆强，为常脉之大纲，故名曰纲。脉来慄，卫气弱也；慄（dié），慌也，乱也。脉去卑，荣气弱也；卑，下也，低也。脉来慄去卑同见，则营卫气弱，内外皆不足，故名曰损。脉来缓，卫气和也；脉去迟，营气和也；迟，缓也。脉来缓去迟同见，则营卫皆和，内外俱安，故名曰沉；沉，稳也。

寸口脉缓而迟，缓则阳气长，其色鲜，其颜光，其声商，毛发长；迟则阴气盛，骨髓生，血满，肌肉紧，薄鲜硬。阴阳相抱，荣卫俱行，刚柔相得，名曰强也。

【评注】寸口脉来缓而去迟，来缓则卫气和，和则生长，故阳气长；阳主外，阳气盛则外盛，故其色鲜明，其颜润泽，毛发长；肺属金居上，外合皮毛，阳气盛则肺气盛，故其声商；商，金音，清脆洪亮也。迟，缓也；去迟则营气和，和则生化，故阴气盛；阴主内，阴气盛则内满，故骨髓生，血满，肌肉紧实。薄，轻柔也；鲜，少也。薄鲜硬，谓肌肉紧实而不僵硬也。阴阳相抱，阳生阴长，荣卫俱行，刚柔相得，内外皆盛，故名曰强也。

师曰：脉，肥人责浮，瘦人责沉。肥人当沉，今反浮，瘦人当浮，今反沉，故责之。

【评注】责，求也。肥人阴气厚而阳气薄，肌肤厚，其脉当沉，今反浮者，此非其常，故当求其因也。瘦人阴气薄而阳气厚，肌肤薄，其脉当浮，今反沉者，此非其常，故亦当求其因也。

问曰：经说脉有三菽、六菽重者，何谓也？师曰：脉，人以指按之，如三菽之重者，肺气也；如六菽之重者，心气也；如九菽之重者，脾气也；如十二菽之重者，肝气也；按之至骨者，肾气也。假令下利，寸口、关上、尺中悉不见脉，然尺中时一小见，脉再举头者，肾气也。若见损脉来，至为难治。

【评注】菽，大豆也。此言持脉时，以指按脉有轻重，三菽之重达皮毛以候肺气，六菽之重达血脉以候心气，九菽之重达肌肉以候脾气，十二菽之重达筋膜以候肝气，重按至骨以候肾气，此论与《难经》无异。《难经·五难》曰："脉有轻重，何谓也？然：初持脉，如三菽之重，与皮毛相得者，肺部也。如六菽之重，与血脉相得者，心部也。如九菽之重，与肌肉相得者，脾部也。如十二菽之重，与筋平者，肝部也。按之至骨，举指来疾者，肾部也。故曰轻重也。"寸关尺三部亦各有所主，左心右肺见于寸，左肝右脾见于关，左肾右命门见于尺。假令下利，寸口、关上、尺中悉不见脉，为无阳而阴寒独盛也；然尺中时见一小脉，一息再举头者，此为损脉，乃肾真脏之气，故至为难治。

寸口脉，浮为在表，沉为在里，数为在腑，迟为在脏。假令脉迟，此为在脏也。

【评注】表里、脏腑之变，必见于寸口。脉浮主表，脉沉主里，脉数属阳属热而应六腑，脉迟属阴属寒而应五脏。假令独见脉迟，此为病在脏也。

问曰：脉有相乘，有纵有横，有逆有顺，何谓也？师曰：水行乘火，金行乘木，名曰纵；火行乘水，木行乘金，名曰横；水行乘金，火行乘木，名曰逆；金行乘水，木行乘火，名曰顺也。

【评注】五行之常也，始于生克，后有生息制化之序；五行之乱也，始于乘侮，遂有纵横逆顺之变。五脏法五行，脏气通于脉，故脉有相乘，有纵有横，有逆有顺，以定吉凶。水行乘火，金行乘木，乘强之势而凌弱，邪盛无制，名曰纵。火行乘水，木行乘金，弱者乘强而反侮，邪弱正虚，名曰横。水行乘金，火行乘木，乘母不济而反欺，正虚邪犯，名曰逆。金行乘水，木行乘火，乘母之盛而相生，正盛御邪，名曰顺也。

三、缓脉

阳脉浮大而濡，阴脉浮大而濡，阴脉与阳脉同等者，名曰缓也。

【评注】左右寸口，寸关尺三部，浮中沉九候，力度之大小，节律之快慢，皆同等而不偏，名曰缓脉，此阴阳调、胃气和之象。

四、滑脉

问曰：翕奄沉，名曰滑，何谓也？师曰：沉为纯阴，翕为正阳，阴阳和合，故令脉滑，关尺自平。阳明脉微沉，食饮自可。少阴脉微滑，滑者，紧之浮名也，此为阴实，其人必股内汗出，阴下湿也。

【评注】此承上条，论寸口三部九候之滑脉。翕，鸟背与翼之表也。奄，忽也。沉，落也。正，纯也。翕奄沉，名曰滑，谓滑脉如水从鸟背忽然落下之状也。沉落之势为纯阴，鸟背之表属正阳，纯阴与正阳和合，气血相生，故令脉滑；高下相济，故关尺自平。阳明，正阳也。阳明脉，关脉也。关脉微沉，阳得阴济，则胃气和，故食饮自可。少阴，纯阴也。少阴脉，尺脉，沉脉也。少阴脉微滑，阴得阳助，则生化无穷，故曰此为阴实；此时之滑，为尺沉之脉快速滑往寸脉且浮，即少阴之滑也。紧，快也。之，往也。浮，寸也，外也。其人必股内汗出，阴下湿，乃阴得阳化，此冬月之常也。

五、四方四时脉

问曰：东方肝脉，其形何似？师曰：肝者木也，名厥阴，其脉微弦，濡弱而长，是肝脉也。肝病自得濡弱者愈也。假令得纯弦脉者死，何以知之？以其脉如弦直，此是肝脏伤，故知死也。

【评注】东方属风木，主春，其气生，应肝，名厥阴，故肝脉必杂风木春气，其脉微弦，濡弱而长，是肝之常脉也。肝病则脉弦急，为太过；若弦脉自得濡弱者，胃气尚和，故可愈也。假令得纯弦不缓，如琴弦端直而急之脉者，肝脏已败伤，全无胃气，生气绝，故死。

问曰：二月得毛浮脉，何以处言至秋当死？师曰：二月之时，脉当濡弱，反得毛浮者，故知至秋死。二月肝用事，肝脉属木，脉应濡弱，反得毛浮脉者，是肺脉也。肺属金，金来克木，故知至秋死，他皆仿此。

【评注】二月春时，肝气旺，脉当微弦，濡弱而长；毛浮金秋肺脉，当见于秋令肺旺之时。今二月得毛浮脉，肝木当旺而不见旺，反肺金时不旺亦能乘之，此肝木已衰甚，至秋肺金气旺之时，肝木必被重伐而死，故知至秋死也。余皆仿此。

南方心脉，其形何似？师曰：心者火也，名少阴。其脉洪大而长，是心脉也。心病自得洪大者，愈也。

【评注】南方属火，主夏，其气长，应心，名少阴，故心脉必杂夏火之气，其脉洪大而濡，是心之常脉也。心病则脉洪大而长盛，为太过；若脉自得洪大而濡者，胃气尚和，故可愈也。假令得洪大长盛无边之脉，为火燎原而无制，心已败伤，胃土焦，必死。

立夏得洪大脉，是其本位，其人病身体苦疼重者，须发其汗。若明日身不疼不重者，不须发汗。若汗濈濈自出者，明日便解矣。何以言之？立夏得洪大脉是其时脉，故使然也。四时仿此。

【评注】立夏日得洪大脉，四时常脉也，故是其本位；此时其人病身体苦疼重者，为邪气在表，故须发其汗。若明日身不疼不重，脉仍洪大者，此外已解，脉洪大为四时常脉，故不须发汗。若其人病身体苦疼重，且汗濈濈自出，脉洪大者，此为夏时脉，故不须发汗，明日便解矣。四时仿此。

西方肺脉，其形何似？师曰：肺者金也，名太阴，其脉毛浮也。肺病自得此脉，若得缓迟者皆愈，若得数者则剧。何以知之？数者南方火，火克西方金，法当痈肿，为难治也。

【评注】西方属金，主秋，其气收，应肺，名太阴，故肺脉必杂金秋之气，其脉毛浮，是肺之常脉也。肺病则脉毛浮而散，为太过；若毛浮脉自得缓迟者，胃气尚和，故可愈也。若得毛浮而数，数属南方火，火克西方金，热盛肉伤，故法当痈肿；热甚无制，故为难治。若脉浮散而数急无根者，肺已败伤，胃土不生肺金，生气已绝，必死。

北方肾脉，其形何似？师曰：肾者水也，其脉沉而石，肾病自得此脉者，愈；若得实大者，则剧；何以知之？实大者，长夏土王，土克北方水，水脏立涸也。

【评注】此条宋本缺，今据桂林古本《伤寒杂病论》辑入。北方属水，主冬，其气藏，应肾，名少阴，故肾脉必杂寒水之气，其脉沉石而缓，是肾之常脉也。肾病则脉沉石而急，为太过；若沉石脉自得和缓者，胃气尚和，故可愈也。若得沉石而实大者，实大属长夏土旺，土克北方水，肾水不生，水脏立涸，故剧。若脉沉石而实大，坚如弹石者，肾已败伤，必死。

六、伏气脉

师曰：伏气之病，以意候之；今月之内，欲有伏气。假令旧有伏气，当须脉之。若脉微弱者，当喉中痛，似伤，非喉痹也。病人云：实咽中痛。虽尔，今复欲下利。

【评注】意，心思也。欲，将也。伏气，邪伏而不发也。谓伏气之病，当用心思虑以诊候之。假令旧有伏气者，今月之内，将有伏气之病发，当须诊脉以知之。其脉微弱，少阴脉也；喉中痛，少阴之火循经上冲也；虽痛似伤之甚，知非伤寒喉痹也。病人虽云确实咽中痛，此乃少阴伏火，此时将复有下利之少阴证也。故仲景所示伏气之病证有三：脉微弱，一也；喉中痛似伤，二也；复欲下利，三也。此三者，皆少阴伏气证也。

七、相乘脉

问曰：何以知乘腑？何以知乘脏？师曰：诸阳浮数为乘腑，诸阴迟涩为乘脏也。

【评注】脏腑有阴阳，腑属阳，脏属阴；脉亦有阴阳，浮数属阳，迟涩属阴。脏腑之气皆通于脉，各从其类，脉浮数则腑病，脉迟涩则脏病，故曰诸阳浮数为乘腑，诸阴迟涩为乘脏也。

问曰：濡弱何以反适十一头？师曰：五脏六腑相乘，故令十一。

【评注】反，逆也。适，恰合也。头，数也。问脉濡弱之逆，何以恰合十一之数？盖五脏有五母子，六腑有六母子；脉濡弱，母虚也；逆，子乘母也；五脏六腑若乘母之虚而逆，五加六，故有十一之数。

问曰：病有洒淅恶寒，而复发热者何？答曰：阴脉不足，阳往从之，阳脉不足，阴往乘之。曰：何谓阳不足？答曰：假令寸口脉微，名曰阳不足，阴气上入阳中，则洒淅恶寒也。曰：何谓阴不足？答曰：尺脉弱，名曰阴不足，阳气下陷于阴中，则发热也。

【评注】此以脉而释寒热之证，阴阳之变。寸微为卫阳虚微，故名曰阳不足；尺弱为营阴不足，故名曰阴不足。脉寸微而尺弱，营卫俱虚，卫微则阴寒袭其位，故洒淅恶寒；营弱则阳热入其中，郁而不散，故复发热也。此营卫虚弱，阴阳寒热乘袭之变也，自与营卫不和，风寒两伤，各从其类者不同。

八、阳结阴结脉

问曰：脉有阳结、阴结者，何以别之？答曰：其脉浮而数，能食，不大便者，此为实，名曰阳结也，期十七日当剧；其脉沉而迟，不能食，身体重，大便反硬，名曰阴结也，期十四日当剧。

【评注】脉有阳结、阴结之谓，乃各随证而得其名。其脉浮而数，为阳热在外；胃气和，故能食；热灼大肠，大便干，故不大便；此为阳热外结之实证，故名曰阳结。若十三日过经而不解，入结阳明腑，则有痞满燥实之证，故不出十七日当剧；若不剧者，过经七日后，至十九日，阴阳渐和，当自愈。其脉沉而迟，为阴寒在里；胃中寒，故不能食；阴寒凝结，津液不行，故身体重，大便反硬；此为里寒实证，故名曰阴结。十三日过经而不解，其病必甚，故期十四日当剧。若不剧者，过经六日后，至十八日，阴阳渐和，当自愈。然上所论日之数，亦为言其大概。

脉蔼蔼如车盖者，名曰阳结也。

【评注】蔼蔼，茂盛貌。脉蔼蔼如车盖者，谓脉浮大而盛实，为阳热外结，故名曰阳结。

脉累累如循长竿者，名曰阴结也。

【评注】累累，疲惫貌。脉累累如循长竿者，谓脉迟涩而长实，为阴寒内结，故名曰阴结。

九、营卫衰脉

阳脉浮，阴脉弱者，则血虚，血虚则筋急也。其脉沉者，荣气微也；其脉浮，而汗出如流珠者，卫气衰也。

【评注】阳，寸脉也。阴，尺脉也。寸脉浮，卫气浮于外也；其脉浮，而汗出如流珠者，为卫气衰，卫外不固也。尺脉弱，阴血虚于内也；其脉沉弱，为营血虚微，筋脉不荣，故筋急。

十、亡血脉

脉绵绵如泻漆之绝者，亡其血也。

【评注】绵绵，连绵而弱貌。泻，倾也。脉绵绵如泻漆之绝者，谓脉如倾泻油漆之状，初则连绵柔弱，继则迟涩，后则微绝，此为营血内泄，故曰亡其血也。

十一、阳衰脉

脉瞥瞥如羹上肥者，阳气微也。

【评注】瞥瞥，飘忽浮动貌。脉瞥瞥如羹上肥者，谓脉如浮脂，散软不定，为卫气衰微，故曰阳气微也。

脉萦萦如蜘蛛丝者，阳气衰也。

【评注】萦萦，缠绕貌。脉萦萦如蜘蛛丝者，谓脉微细如蛛丝，缠绕散乱，此为阳气内虚，故曰阳气衰也。

十二、阳绝阴绝脉

师曰：寸脉下不至关，为阳绝；尺脉上不至关，为阴绝。此皆不治，决死也。若计其余命生死之期，期以月节克之也。

【评注】绝，断也。决，断也。寸关尺三脉，分候人体上中下三部之阴阳气血；阴阳和，气血旺，则左右寸口、寸关尺三部之脉调和平均。若寸脉下不至关，独见于寸，为阳气断于上，不能下降与阴相交，故曰阳绝。尺脉上不至关，独见于尺，为阴气断于下，不能上升与阳相交，故曰阴绝。二者皆阴阳离而不交，升降必止，生化皆灭，故此皆不治，决死也。若计其余命及生死之期，当在月之五行属性克伐病脏之时，能食者可过期，不能食者则不及其期也。

又未知何脏阴阳前绝，若阳气前绝，阴气后竭者，其人死，身色必青；阴气前绝，阳气后竭者，其人死，身色必赤，腋下温，心下热也。

【评注】前，先也。绝，尽也。阳气先尽，阴气后竭者，即上条所言之阴绝，尺脉上不至关也；阳尽而阴独留，故其人死，身色必青黑。阴气先尽，阳气后竭者，即上条所言之阳绝，寸脉下不至关也；阴尽而阳独留，故其人死，身色必赤，腋下温，心下热也。

师曰：脉病人不病，名曰行尸。以无王气，卒眩仆，不识人者，短命则死。人病脉不病，名曰内虚。以无谷神，虽困无害。

【评注】脉病，即上言"寸脉下不至关""尺脉上不至关"之意。人不病，谓形体尚不见病。阴阳既离，魂魄不附，神明内灭，或内之余气未尽，或得时之生旺，形尚不死，故名曰行尸。待余气耗尽，生旺气过，被时令克伐，则卒眩仆，不识人，必短命而死。人病，形羸疲弱也。脉不病，六脉和也。以谷气不充，胃中空虚，胃气无济，故名曰内虚。待纳谷得充，胃气即复，人必安和，故曰虽困无害。

十三、五脏绝脉

又未知何脏先受其灾，若汗出发润，喘不休者，此为肺先绝也。

【评注】肺主气，司呼吸，外合皮毛。故若脉病而汗出发润，喘不休者，此为肺先绝也。

脉浮而洪，身汗如油，喘而不休，水浆不下，形体不仁，乍静乍乱，此为命绝也。

【评注】脉浮而洪，见寸而下不至关，身汗如油，喘而不休，为心肺皆绝也。水浆不下，胃气已绝也。形体不仁，营卫不行也。乍静乍乱，阳越神散也。此阳越于外，气脱于上，其死必速，故曰此为命绝也。

阳反独留，形体如烟熏，直视摇头者，此心绝也。

【评注】心属火，下降则水得温化；肾属水，上升则火得所制。水枯于下，火独留无制，故形体如烟熏；神越于上，故直视摇头。火越神离于上，故曰此心绝也。

唇吻反青，四肢漐习者，此为肝绝也。

【评注】漐（zhí）习，震颤汗出貌。唇、四肢，脾之所主，唇吻反青，四肢漐习者，为肝独盛而脾不支，风木无制，故曰此为肝绝也。

环口黧黑，柔汗发黄者，此为脾绝也。

【评注】柔，软弱也。环口黧黑，土位见水色，为脾败；四肢软弱不收，脾失所主也；汗出，气脱于外也；发黄，土真色已现，故曰此为脾绝也。

溲便遗失，狂言，目反直视者，此为肾绝也。

【评注】肾藏志，司二阴开合。肾气下脱，故溲便遗失；志越不守，故狂言；水绝木枯，故目反直视。肾窍大开，志乱精绝，故曰此为肾绝也。

十四、上中下诊

问曰：上工望而知之，中工问而知之，下工脉而知之，愿闻其说。师曰：病家人请云，病人苦发热，身体疼。病人自卧，师到诊其脉，沉而迟者，知其瘥也，何以知之？若表有病者，脉当浮大，今脉反沉迟，故知愈也。

【评注】工，诊也。望闻问切，皆可通神，四诊合参，务必详尽。望而知之，观其形色，知精气神，故为上也。问而知之，详其病情，知病因由，故为中也。脉而知之，审察邪正，知病微甚，故为下也。此上中下者，乃诊之次序，非诊之优劣也。若病人自卧家中，家人来请，云病人苦发热，身体疼；师到见病人安卧，诊其脉沉而迟，知其发热身疼已除，病已瘥也。所以然者，发热，身体疼，为热在表，脉当浮大，今脉反沉迟，为表邪已去，又热退、体和、神安，故知愈也。

假令病人云：腹内卒痛。病人自坐，师到脉之，浮而大者，知其瘥也，何以知之？若里有病者，脉当沉而细，今脉浮大，故知愈也。

【评注】假令病家人云，病人腹内卒痛。师到见病人安坐，诊其脉浮而大，知其腹痛已除，病已瘥也。所以然者，腹内卒痛，为寒卒中于里，脉当沉而细，今脉浮大，为里寒已去，又痛止、体和、神安，故知愈也。

师曰：病家人来请云：病人发热烦极。明日师到，病人向壁卧，此热已去也。设令脉不和，处言已愈。

【评注】和，对应也。若病家人来请云：病人发热烦极。明日师到，见病人向壁卧，设诊其脉沉迟，脉与热不对应，此热已去而烦除，故处言已愈。

假令向壁卧，闻师到，不惊起而盼视，若三言三止，脉之咽唾者，此诈病也。假令脉自和，处言此病大重，当须服吐、下药，针灸数十百处乃愈。

【评注】诈病者，心必虚，言辞闪烁，故其人向壁卧，闻师到，不惊起而盼视，三言三止，脉之咽唾，脉自和。其本无病，处言此病大重，当须服吐下药，针灸数十百处乃愈者，欲惊吓之，以醒其神，必不药而愈。

师持脉，病人欠者，无病也。脉之呻者，病也。言迟者，风也。摇头言者，里痛也。行迟者，表强也。坐而伏者，短气也。坐而下一脚者，腰痛也。里实护腹，如怀卵物者，心痛也。

【评注】病者，多赖医之治而安；若师持脉之时，病人哈欠而厌烦者，此无病之人也。诊脉之时呻吟而有痛苦之状者，为有病之人也。言迟语謇者，内中于风也。言则气动，气动而痛甚，以摇头代言者，为里痛也。行迟者，筋骨不舒，故曰表强也。坐而伏者，为气不足，故曰短气也。坐而侧身，使一脚下，一脚踞高者，为腰痛也。胸腹翳压闷实，双手护腹，如怀中有鸡卵之物，小心翼翼者，为心痛也。

问曰：人恐怖者，其脉何状？师曰：脉形如循丝累累然，其面白脱色也。

【评注】恐怖，恐惧惊慌也。累累然，丝乱貌。易惊恐者，胆气本怯也；惊恐之时，惊则气乱，故脉形如循丝累累然；恐则气下，血亦随之，故其面白脱色也。

问曰：人不饮，其脉何类？师曰：脉自涩，唇口干燥也。

【评注】饮水不足，则胃中干，唇口不润，脉道不充，故脉自涩，唇口干燥也。

问曰：人愧者，其脉何类？师曰：脉浮，而面色乍白乍赤。

【评注】惭愧之人，气浮溢而不定，血亦随之，故脉浮，而面色乍白乍赤。

十五、灾怪脉

问曰：脉有灾怪，何谓也？师曰：假令人病，脉得太阳，与形证相应，因为作汤，比还送汤如食顷，病人乃大吐，若下利，腹中痛。师曰：我前来不见此证，今乃变异，是名灾怪。又问曰：何缘作此吐利？答曰：或有旧时服药，今乃发作，故名灾怪耳。

【评注】灾，害也。怪，责也。灾怪，谓其害另有因可责，不知其因则怪，知则不怪也。假令人病，诊得太阳脉，且与形证对应，因作相应之汤药与服，及服汤后如食顷，病人乃大吐，下利，腹中痛。为我来诊治前不见此证，诊时脉证相应，治之药证相符，病当愈，今反见此变异，或为旧时服药，今乃发作，故名灾怪耳。由此观之，四诊合参，不可或缺也。

辨脉法第五

【评注】《金匮玉函经》有"辨脉"篇而无"平脉法"篇，其原文比《伤寒论·辨脉法》原文多六条，今将此六条亦辑入篇中，并加以说明。仲景辨脉，有人迎、寸口、趺阳、少阴等部，而在本篇，则论阴脉阳脉、残贼脉、和脉，及寸口、趺阳、少阴诸脉，以候脏腑气血之多少，辨邪气正气之盛衰。

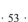

一、阴脉阳脉

问曰：脉有阴阳，何谓也？答曰：凡脉大、浮、数、动、滑，此名阳也；脉沉、涩、弱、弦、微，此名阴也。凡阴病见阳脉者生，阳病见阴脉者死。

【评注】辨脉之阴阳，判病之死生。凡脉大、浮、数、动、滑，其势或向外，或上升，或行速，其性属阳，故此名阳也。脉沉、涩、弱、弦、微，其势或下降，或内收，或行迟，或形虚，其性属阴，故此名阴也。阴病，外形证属阴寒之病也。凡阴病见阳脉者，为阴盛于外，阳盛于内，内得阳和，阴寒必散，故曰生。阳病，外形证属阳热之病也。阳病见阴脉者，为阳浮于外，阴凝于内，阴阳不济，阳必外散，故曰死。

二、残贼脉

问曰：脉有残贼，何谓也？师曰：脉有弦、紧、浮、滑、沉、涩。此六脉名曰残贼，能为诸脉作病也。

【评注】不仁为贼，不义为残。残贼，言被邪虐伤也。弦、紧、浮、滑、沉、涩六脉，皆为邪气作祟而起，故脉之各部见此六脉者，皆邪之为患也。

三、和脉

若脉和，其人大烦，目重脸，内际黄者，此欲解也。

【评注】脸，为"睑"字之误。脉和者，气血和。重（zhòng）睑，睑下垂，欲寐也。内际，睑内缘也。睑属脾所主，内际微黄润泽者，脾胃气和，后天不竭也。其人大烦者，正邪争，虽大烦而欲静，必正胜邪退，故曰此欲解也。

问曰：脉病欲知愈未愈者，何以别之？答曰：寸口、关上、尺中三处，大小、浮沉、迟数同等，虽有寒热不解者，此脉阴阳为和平，虽剧当愈。

【评注】脉病，脉与病也。此问病之当愈与未愈，诊脉何以别之？寸口、关上、尺中三部，分候上、中、下三焦脏腑之气血，其大小、浮沉、迟数同等者，则三焦脏腑气血调和，故曰此脉阴阳为和平。虽外有寒热之邪不解，甚或病剧，然正气内守，邪不能伤也，故曰当愈。

病六七日，手足三部脉皆至，大烦而口噤不能言，其人躁扰者，必欲解也。

【评注】三部，人之上中下三部也。至，飞鸟从高而下及地状，谓脉浮而有根也。太阳病六七日，其病或传或愈，其脉不当浮，今手足三部脉皆浮者，乃邪不传不去，郁于一身之表，所以然者，人之正气不虚，邪气亦盛，正邪平均也。忽见大烦而口噤不能言，其人躁扰者，为正气攻邪，邪气负隅之象，必战汗而邪出，故曰必欲解也。

四、辨寸口脉

【评注】寸口属肺经动脉，然五脏六腑之气血，皆变见于寸口。仲景寸口辨脉，有病解脉、浮脉、阴阳俱紧脉、弦脉、结脉、促脉、代脉、动脉、芤脉、革脉、微脉、濡脉、弱脉、散脉、虚脉诸论，今分而辑之，以明其要。

（一）病解脉

问曰：伤寒三日，脉浮数而微，病人身凉和者何也？答曰：此为欲解也。解以夜半，脉浮而解者，濈然汗出也；脉数而解者，必能食也；脉微而解者，必大汗出也。

【评注】濈然，和之貌。伤寒三日，脉浮数而微者，乃邪在表而渐退也；病人身凉和者，营卫和，故曰此为欲解也。夜半阴至盛，热病得和之时也，故曰解以夜半。其解有三征：脉浮，濈然汗出者，营卫自和，邪向外而解，一也。脉数，病属阳，易伤津，必能食者，胃气和，津液得返，故解，二也。脉微者，表气虚，邪气微；必大汗出者，表虽不固，然营阴未伤，无邪来犯，得阴阳自和，故解，三也。

问曰：凡病欲知何时得，何时愈？答曰：假令夜半得病者，明日日中愈。日中得病者，夜半愈。何以言之？日中得病，夜半愈者，以阳得阴则解也。夜半得病，明日日中愈者，以阴得阳则解也。

【评注】此欲知病之何时而起？何时而愈？故问。凡病之所得，皆因阴阳偏胜而起；夜半阴气极，此时得病，多因阴寒之气所感；日中阳气隆，此时得病，多因阳热之邪所伤。病之所除，莫不以阴阳平复而愈；故日中因阳热之邪所伤而得病者，至夜半阴气盛极则愈，此阳得阴则解也；夜半因阴寒之气所感而得病者，至明日日中阳气隆则愈，此阴得阳则解也。

脉浮而迟，面热赤而战惕者，六七日当汗出而解，反发热者瘥迟，迟为无阳，不能作汗，其身必痒也。

【评注】脉浮而迟，浮主表，迟主寒主虚；表邪怫郁，故面热赤；正邪相争，故战惕；至六七日，正气当来复，自汗出者，营卫自和，正胜邪退，故曰当汗出而解；今反发热者，邪未衰也，故瘥迟；其人脉迟，为表阳虚象，表虚不能自作汗，微邪怫郁肌腠，故其身必痒也。

问曰：病有战而汗出，因得解者何也？答曰：脉浮而紧，按之反芤，此为本虚，故当战而汗出也。其人本虚，是以发战，以脉浮，故当汗出而解也。

若脉浮而数，按之不芤，此人本不虚，若欲自解，但汗出耳，不发战也。

问曰：病有不战而汗出解者何也？答曰：脉大而浮数，故知不战汗出而解也。

问曰：病有不战、不汗出而解者何也？答曰：其脉自微，此以曾发汗，若吐、若下、若亡血，以内无津液，此阴阳自和，必自愈，故不战不汗出而解也。

【评注】此谓病有本虚邪实、本不虚邪浅、正邪俱衰三种，其病解亦有三途。脉浮而紧，表邪实也；按之反芤，此为本虚，本虚邪实，邪难去也；今正气来复，邪与正争，正胜邪退，故当战而汗出也；邪在表，汗出则营卫自和，故当汗出而解，此一也。脉浮大而数，邪仍在表也；按之不芤，本不虚也；正盛邪浅，正胜邪退，邪不能与正争，故不发战也；邪在表，自汗出则营卫自和，故知不战汗出而解，此二也。曾发汗，若吐、若下、若亡血者，皆损津耗气，故曰因内无津液也；其脉自微者，邪正俱衰，不生逆证，得阴阳自和，故不发战不汗出而解，此三也。

（二）浮脉

脉浮而紧，浮则为风，紧则为寒，风则伤卫，寒则伤荣。荣卫俱病，骨节烦疼，当发其汗而不可下也。

【评注】烦疼，热痛也。脉浮而紧，浮脉主表，主风，故曰浮则为风；紧脉主寒，故曰紧则为寒；风从其类则伤卫，寒从其类则伤荣；风寒两伤，则荣卫俱病，故骨节烦疼也；此邪在太阳，故当发其汗而不可下也。

寸口脉浮而大，浮为虚，大为实，在尺为关，在寸为格，关则不得小便，格则吐逆。

【评注】寸口脉浮而大，为正不胜邪之脉；浮为正气内虚，大为邪气盛实。浮大在尺，为正虚于上，邪实于下，邪闭下焦，水道不通则不得小便，故为关；关，闭也。浮大在寸，为正虚于下，邪实于上，邪阻上焦，气不得降，胃不得纳则吐逆，故为格；格，阻隔也。

脉浮而大，浮为风虚，大为气强。风气相搏，必成瘾疹。身体为痒，痒者名泄风，久久为痂癞。

【评注】脉浮而大，邪在表也；浮为风中卫而表虚，大为邪气强；强，盛也。表虚而强风乘袭，故必成瘾疹。身体为痒，痒者，风走窜于皮毛，风性疏泄，故名泄风；日久不愈，可成痂癞顽疾。痂，皮厚瘙痒脱屑之病；癞，厉风恶疾也。

脉浮而大，心下反硬，有热，属脏者攻之，不令发汗；属腑者不令溲数。溲数则大便硬，汗多则热愈，汗少则便难，脉迟尚未可攻。

【评注】脏，里也。腑，外也。脉浮而大，浮为太阳表脉，大属阳明外热；心下反硬，胃中实也；此邪已转属阳明，且里热成实也，必见汗出，小便数等证，故可攻之，不宜发汗也。若热在表，当见脉浮，发热恶寒，而无阳明里实，故病不令溲数，治当先解其外；又无渴饮，小便不利之太阳蓄水证，故治不宜利小便也。阳明病溲数，则津液不能返还胃中，胃中干燥，故大便硬；汗多则里热愈甚，迫津外泄，此时可攻之，已救其阴也。汗少则里热未盛，胃中虽干而燥实不甚，故便难；脉迟，太阴脉也，主里虚有寒，乃里热实证未成，故曰尚未可攻。

寸口脉浮大，而医反下之，此为大逆。浮则无血，大则为寒，寒气相搏，则为肠鸣。医乃不知，而反饮冷水，令汗大出，水得寒气，冷必相搏，其人即饲。

【评注】"反饮冷水"当在"令汗大出"之下，文义始属。寸口脉浮大，浮主太阳表，大主阳明热，皆无可下之证，而医反下之，误也；下后脉浮而芤，乃误下血脉空虚，故曰浮则无血；脉大而迟，乃误下伤阳，胃中寒冷，故曰大则为寒；虚寒相搏，中焦不运，寒饮内聚，则为肠鸣；此误下已内伤中阳，外伤血脉，故为大逆。医仍不知大逆之变，见脉浮而与发汗，令汗大出，致外更伤阳，内更损阴，故必口干渴；医见脉大，渴饮，误作阳明热盛，而反饮冷水，水得寒气，必入与里之虚寒相搏，胃不得受纳，故其人即饲。饲同噎，饭窒也。

脉浮而滑，浮为阳，滑为实，阳实相搏，其脉数疾，卫气失度。浮滑之脉数疾，发热汗出者，此为不治。

【评注】脉浮而滑，表热脉也；浮属表为阳，滑为邪热实；两阳相搏，表热益甚，卫气行失常度，故其脉数疾。若脉浮滑而转数疾，发热汗出者，此为表热不治，邪悉内传，里热炽盛，此时再治，其难可知。

脉浮而数，浮为风，数为虚，风为热，虚为寒，风虚相搏，则洒淅恶寒也。

【评注】脉浮而数，表热脉也；风伤卫则脉浮，故浮为风；浮数为热犯表，腠理开泄，卫外不固，故曰数为虚；风、卫皆阳，重阳则热，故为热；风热犯表，腠理开泄，表虚不耐风寒，故洒淅恶寒也。

诸脉浮数，当发热而洒淅恶寒，若有痛处，饮食如常者，蓄积有脓也。

【评注】左右三部脉皆浮数，为风热犯表之脉，当有发热而洒淅恶寒之表证；若有肿痛处，则为热结酿脓之所，故曰蓄积有脓也；热不在里，胃气和，故饮食如常。

（三）阴阳俱紧脉

问曰：曾为人所难，紧脉从何而来？师曰：假令亡汗若吐，以肺里寒，故令脉紧也；假令咳者，坐饮冷水，故令脉紧也；假令下利，以胃中虚冷，故令脉紧也。

【评注】脉紧为寒，其来之途有三：亡汗而亡卫，一也；吐而虚其上，二也；下利而虚其中，三也。有此三虚，或因外感寒，或因饮冷水，或里虚寒凝，正不能御，寒伤于外则表寒，寒袭于上则肺里寒，阴寒内凝则胃中虚冷，寒性收引，故皆令脉紧也。

寸口脉阴阳俱紧者，法当清邪中于上焦，浊邪中于下焦，清邪中上，名曰洁也；浊邪中下，名曰浑也。

阴中于邪，必内栗也，表气微虚，里气不守，故使邪中于阴也。阳中于邪，必发热头痛，项强颈挛，腰痛胫酸，所谓阳中雾露之气，故曰清邪中上，浊邪中下。阴气为栗，足膝逆冷，便溺妄出，表气微虚，里气微急，三焦相溷，内外不通。

上焦怫郁，脏气相熏，口烂食龂也。中焦不治，胃气上冲，脾气不转，胃中为浊，荣卫不通，血凝不流。若卫气前通者，小便赤黄，与热相抟，因热作使，游于经络，出入脏腑，热气所过，则为痈脓。若阴气前通者，阳气厥微，阴无所使，客气内入，嚏而出之，声嗢咽塞，寒厥相追，为热所拥，血凝自下，状如豚肝，阴阳俱厥，脾气孤弱，五液注下，下焦不阖，清便下重，令便数难，脐筑湫痛，命将难全。

【评注】阴阳，浮沉也。清邪，阳邪也，为雾露之气，属阳中之阴。浊邪，阴邪也，为阴寒之气，属阴中之阴。寸口脉浮沉俱紧者，表里皆寒之脉也，法当清邪中于上焦，阳邪中于上，从其类也；其邪从天而降，洁白质轻，故名曰洁也。浊邪中于下焦，阴邪中于下，从其类也；其邪从地而凝，浑厚质重，故名曰浑也。

阴，里也。表气虚微，里气不守，邪乘虚入里而化寒，故必内栗也。阳，表也。邪中于表，太阳经气不舒，故必发热头痛，项强颈挛，腰痛胫酸。阴寒中于下焦，少阴内冷，故为栗，足膝逆冷，便溺妄出。溷，同"混"。表里气虚，内寒里急，上下受邪，则三焦相混，升降失司，内外不通。

上焦怫郁，阳气不宣，阳热内熏，故口烂蚀龈也。中焦不治，升降失司，胃气上冲，脾气不转，胃中水谷不化，气血不生，营卫不通，血凝不流。前，先也。若得卫气先通者，则上焦通，津液得下，故小便赤黄；卫气与郁热相抟，因热随卫气游于经络，出入脏腑，热气所过，肉腐成脓，故发为痈脓。若得营气先通者，则中焦得行，清浊得分，虽阳气厥微，阴无所使，寒气入内，然可嚏而出之，则上焦得通；声嚘咽塞，寒凝待去也；寒厥随营气与上焦郁热相拥，血凝遂得自下，状如豚肝。若内外厥冷，脾气孤弱，五液注下，下焦不阖，清便下重，令便数而难，脐筑动冷痛，此为无阳而阴独存，胃气已败，清浊不分，精气下脱，生气皆灭，故曰命将难全。

脉阴阳俱紧者，口中气出，唇口干燥，蜷卧足冷，鼻中涕出，舌上苔滑，勿妄治也。到七日以来，其人微发热，手足温者，此为欲解；或到八日以上，反大发热者，此为难治。设使恶寒者，必欲呕也；腹内痛者，必欲利也。

【评注】脉阴阳俱紧者，伤寒脉也；口中气出，唇口干燥，上热证也；蜷卧足冷，下寒证也；鼻中涕出，邪在外在表也；舌上苔滑，里无热也；证见多端，治宜缜密，故曰勿妄治也。到七日以后，其人微发热，手足温者，阳气来复，阴寒渐散，故此为欲解。或到八日以上，反大发热者，阳复太过，正不胜邪，故此为难治。设使七八日不发热而恶寒者，寒邪入里，胃气不和，故必欲呕也；腹内痛者，阴寒凝结，内攻下迫，故必欲利也。

脉阴阳俱紧，至于吐利，其脉独不解；紧去入安，此为欲解。若脉迟至六七日不欲食，此为晚发，水停故也，为未解；食自可者为欲解。

【评注】入，进也，得也。脉阴阳俱紧，伤寒脉也；遂至于吐利，为寒入里，上攻下迫；寒不随吐利而去，故其脉独不解。若脉紧渐去而趋安和，吐利自止，为寒已散而胃气和，故此为欲解。若见脉迟，里寒盛也；至六七日不欲食，为里寒不解，胃气不和，故为未解；所以然者，寒邪入里，不即时吐利，而与水饮结于胃中，至六七日寒仍不解，故曰此为晚发，水停故也。食自可者，为邪去而胃气复，故为欲解。

（四）弦脉

脉浮而紧者，名曰弦也。弦者，状如弓弦，按之不移也。脉紧者，如转索无常也。

【评注】浮，悬也。脉浮而紧，谓脉悬于中而紧急。脉弦者，状如弓弦之细滑而急，按之不移也。脉紧者，如转索之急，转动弹指而无常也。

（五）结脉促脉代脉

脉来缓，时一止复来者，名曰结；脉来数，时一止复来者，名曰促，阳盛则促，阴盛则结，此皆病脉。

【评注】脉来和缓，一息四至，时一止即复来者，名曰结脉。脉来数急，一息六至，时一止即复来者，名曰促脉。阳盛热结，脉气不续，故脉促；阴盛寒结，脉气不续，故脉结；此或为阴胜而结，或为阳胜而促，故曰皆病脉。

脉按之来缓，时一止复来者，名曰结；又脉来动而中止，更来小数，中有还者反动，名曰结，阴也。脉来动而中止，不能自还，因而复动者，名曰代，阴也。得此脉者必难治。（178）

【评注】脉按之来缓，时一止复来者，名曰结，上条已述。反，同"返"。又脉来如豆，动摇不定而中一止，中有还者亦如豆之动摇，更来脉小而数，此邪结在里，故名曰结阴也。脉来如豆，动摇不定而中一止，不能自还，因而复动如豆者，此为阴精内虚，以阳气代之，故名曰代阴也；得此脉者，脏气必虚，故必难治。

（六）动脉

若数脉见于关上，上下无头尾，如豆大，厥厥动摇者，名曰动也。

【评注】若数脉见于关上，上下无头尾，如豆大，厥厥动摇者，名曰动脉也。厥厥，有力貌。

阴阳相搏，名曰动。阳动则汗出，阴动则发热，形冷恶寒者，此三焦伤也。

【评注】阴阳相搏而不和，营卫动摇不定，名曰动脉。阳动，谓卫被营动摇，则卫气不固，故汗出；阴动，谓营被卫动摇，则卫强营弱，故发热；形冷恶寒而脉动者，为阳衰于外，阴损于内，心肾不能济，真元不得布，脏腑皆动摇不安，故曰此三焦伤也。

（七）芤脉革脉

脉弦而大，弦则为减，大则为芤；减则为寒，芤则为虚。寒虚相抟，此名为革。妇人则半产漏下，男子则亡血失精。

【评注】芤，葱也。脉急似弦而大，按之则弦急减退，体虽大而按之如葱；弦急虽减，其形仍坚如革，此寒凝之象，故为寒。芤脉按如葱管，中空而外软，主里虚不足，故为虚。寒虚相抟，脉形外坚韧而中空，如鼓之革状，故此名为革脉。妇人得革脉，有半产漏下之虞，男子得革脉，有亡血失精之患。

（八）微脉濡脉

寸口诸微亡阳，诸濡亡血，诸弱发热，诸紧为寒，诸乘寒者则为厥。郁冒不仁，以胃无谷气，脾涩不通，口急不能言，战而栗也。

【评注】寸口诸脉微，为无卫气，故曰亡阳；诸脉濡，谓脉道松软，搏动无劲，为血气内泄，故曰亡血；诸脉弱，为营阴内虚，卫气外浮，故发热；诸脉紧，为寒作祟，寒性收引之故也。诸脉微、濡、弱者，正气虚于内，又胃中无谷气以充，脾无所运，干涩不通，气血无源以生，遇寒乘袭，正不能御，阴寒肆虐，在外则为厥、不仁、战而栗；在上则郁冒神昏，口急不能言也。

寸口脉微，尺脉紧，其人虚损多汗，知阴常在，绝不见阳也。

【评注】寸口脉微，阳亡于外也，故其人虚损多汗；尺脉紧，寒盛于内也，故知其阴寒常在，绝不见阳；绝，独也。

师曰：病人脉微而涩者，此为医所病也。大发其汗，又数大下之，其人亡血，病当恶寒，后乃发热，无休止时。夏月盛热，欲着复衣；冬月盛寒，欲裸其身。所以然者，阳微则恶寒，阴弱则发热。此医发其汗，使阳气微，又大下之，令阴气弱。五月之时，阳气在表，胃中虚冷，以阳气内微，不能胜冷，故欲着复衣。十一月之时，阳气在里，胃中烦热，以阴气内弱，不能胜热，故欲裸其身。又阴脉迟涩，故知血亡也。

【评注】病人脉微而涩者，谓寸微而尺涩，此为医与汗、下太过所致之病也。大发其汗，亡其阳而生外寒，故恶寒；又数大下之，夺其阴而生内热，故发热。其人亡阴血而失阳气，日久不复，阳微则恶寒，阴弱则发热，故病恶寒发热，无休止时。虽当夏五月之时，天气盛热，阳气出表，然胃中虚冷，阳气内微，不能胜冷，故欲着复衣。虽逢冬十一月之时，天气寒冷，然阳气藏里，胃中烦热，阴气内弱，不能胜热，故欲裸其身。寸脉微细，故知无阳气，又尺脉迟涩，故知阴血亡也。

寸口脉微而缓，微者卫气疏，疏则其肤空；缓则胃气实，实则谷消而水化也。谷入于胃，脉道乃行，水入于经，其血乃成。荣盛则其肤必疏，三焦绝经，名曰血崩。

【评注】胃为水谷之海。水谷入胃，化生精微，清者为营，灌注于脉，化而为血，行于脉中，以荣养全身；浊者为卫，其气慓疾滑利，布于皮肤之中，分肉之间，行于脉外，以温分肉、充皮肤、肥腠理、司开合；故营卫调者，则血脉自和。今寸口脉微而缓，脉微为卫气疏而不密，卫气不密则肌肤空而不固；脉缓则胃气充实，胃气充实则消化水谷强劲；水谷入胃越多，脉中营血愈盛，卫气不能与营血共长，则脉管固摄愈弱，故曰荣盛则其肤必疏。三焦为一身经脉之所过，以通元气，化水谷，行津液，今卫不和营，气不摄血，脉道破裂，血涌脉外，故三焦绝经，名曰血崩；绝，决也。

寸口脉微而涩，微者卫气不行，涩者荣气不逮，荣卫不能相将，三焦无所仰，身体痹不仁，荣气不足，则烦疼口难言，卫气虚，则恶寒数欠，三焦不归其部，上焦不归者，噫而酢吞；中焦不归者，不能消谷引食；下焦不归者，则遗溲。

【评注】逮，及也。将，助也。仰，恃也，赖也。寸口脉微而涩，微为卫气虚而不行，涩为营气枯而不及，营卫不能相助于脉，三焦生养无所依赖，故身体痹而不仁。营气不足，身心失养，则身烦疼、口难言；卫气虚，表不固，神不振，则恶寒、数欠；三焦升降不归其位，上焦不归者，浊气不降也，故噫气而酢吞；酢，醋也；酢吞，吞酸也；中焦不归者，水谷不化也，故不能消谷引食；下焦不归者，清气不升，阴精下泄则遗溲。

寸口脉微而涩，微者卫气衰，涩者荣气不足。卫气衰，面色黄；荣气不足，面色青。荣为根，卫为叶，荣卫俱微，则根叶枯槁，而寒栗咳逆，唾腥吐涎沫也。

【评注】寸口脉微而涩，微为卫气衰微，涩为营气不足。营卫衰弱，肤失温养，故面色青黄。营在内，为养身之本，如树之根；卫在外，为护身之用，如树之枝叶。肺主气，司呼吸，主宣发肃降，外合于皮毛，营卫俱微，内外俱损，则根叶枯槁，遂成肺痿而寒栗咳逆，唾腥吐涎沫也。

荣气微者，加烧针，则血留不行，更发热而躁烦也。

【评注】微，弱也。营气弱者，误加烧针迫其汗，则更耗营血，阴血枯涩，故留而不行；火气内迫，故更发热而躁烦也。

脉微而弱，微即为寒，弱即发热，当骨节疼痛，烦而极出汗。

【评注】此条据《金匮玉函经·辨脉》辑入。脉微而弱，为阴阳俱虚，阳虚则脉微而生寒，阴虚则脉弱而发热，寒凝故当骨节疼痛；热扰故烦；热迫营阴，表虚不固，故极出汗。

寸口脉濡而弱，濡即恶寒，弱即发热，濡弱相搏，脏气衰微，胸中苦烦，此非结热，而反劫之，居水渍布，冷铫贴之，阳气遂微。诸腑无所依，阴脉凝聚，结在心下，而不肯移。胃中虚冷，水谷不化，小便纵通，复不能多。微则可救，聚寒在心下，当奈何？

【评注】此条据《金匮玉函经·辨脉》辑入。寸口脉濡而弱，气阴不足也；气虚则脉濡而表虚，故恶寒；阴虚则脉弱而生内热，故发热；气虚脏腑失荣，故脏气衰微；阴亏虚热内扰，故胸中苦烦；此非实热内结之证，而反攻其实而夺其正；以水渍布冷铫贴之，去其热而伤其阳，遂致阳气衰微；铫（yaò），大锄也，此指大铁块。阴阳俱虚，故脏腑无所依；阳虚寒凝，故血脉凝聚；阴寒乘虚入胃，结在心下而不肯移。胃中虚冷，水谷不化，津液不生，故小便纵通，亦复不能多。病尚微者，与理中汤、附子汤等温中散寒，其寒可去，而阴阳得复，则可救；甚者，聚寒在心下而不去，阻隔于中，升降不行，上下格拒，药食不进，无奈何也。

（九）弱脉

寸口脉弱而迟，弱者卫气微，迟者营中寒。营为血，血寒则发热；卫为气，气微者，心内饥，饥而虚满，不能食也。

【评注】寸口脉弱而迟，弱为卫气微，迟为营中寒；中，伤也。营为阴血，营伤寒则血寒，卫阳被遏，正邪相争，则恶寒发热。卫为阳气，阳气微者，心内空虚，故心内饥；火衰中寒，不能化谷，故饥而虚满，不能食也。

寸口脉弱而缓，弱者阳气不足，缓者胃气有余，噫而吞酸，食卒不下，气填于膈上也。

【评注】寸口脉弱而缓，弱为阳气不足，阳虚则脾弱不运；缓为胃气有余，胃强则能食；食入不化，浊气不降，故噫而吞酸，食卒不下，气填于膈上也。

（十）散脉

脉聂聂如吹榆荚者，名曰散也。

【评注】此条据《金匮玉函经·辨脉》辑入。聂聂，轻浮无力貌。谓散脉之状，如风吹榆荚，轻飘不定也。

伤寒咳逆上气，其脉散者死。谓其形损故也。

【评注】《脉经》云："散脉，大而散。散者，气实血虚，有表无里。"形损，消瘦也。伤寒损其形者，外之伤已甚；又咳逆上气，脉散者，为脏气内竭，空虚无根，气脱上越之象，故死。

（十一）虚脉

脉虚者，不可吐下发汗，其面反有热色为欲解。不能汗出，其身必痒。

【评注】此条据《金匮玉函经·辨脉》辑入。伤寒脉虚者，不可泰然吐下发汗，恐伤其正；其面反有热色，为阳气来复，正胜则邪退，必自汗出而解，故为欲解。不能汗出，则风无出路，郁于皮毛而不去，故其身必痒。

五、辨跌阳脉

跌阳脉浮，浮则为虚，浮虚相抟，故令气噎，言胃气虚竭也。脉滑则为哕，此为医咎，责虚取实，守空迫血。脉浮，鼻中燥者，必衄血也。

【评注】跌阳脉，胃经足背动脉也。气噎，气息哽噎，言语不能出也。今跌阳脉浮而无力，浮为邪在阳明外，无力为胃气虚于内；胃虚与阳明经邪相合，邪乘虚入结于中，致胃气虚甚而竭，故令气噎也。跌阳脉滑则为阳明积热，胃热内雍，胃气不降，故哕。病既本虚邪实，本虚者，当责其虚，邪实者，当取其实，虚者补而守之，热者，清而泻之；反之，则为医咎。咎，过也。空，虚也。迫血，泄热也。鼻窍为阳明经所过，脉浮，鼻中燥者，乃阳明经热，血热动经，故必衄血也。

跌阳脉迟而缓，胃气如经也。跌阳脉浮而数，浮则伤胃，数则动脾。

此非本病，医特下之所为也。荣卫内陷，其数先微，脉反但浮，其人必大便硬，气噫而除。何以言之？本以数脉动脾，其数先微，故知脾气不治，大便硬，气噫而除，今脉反浮，其数改微，邪气独留，心中则饥，邪热不杀谷，潮热发渴。数脉当迟缓，脉因前后度数如法，病者则饥；数脉不时，则生恶疮也。

【评注】趺阳脉迟而缓，胃气如经而行，至此，足阳明之降已尽，故为平脉；如，从随也。趺阳脉浮而数，浮则胃气失常，故曰伤胃；数则胃中热，胃热则能食，食入不化则动脾；动，劳也。此病本非如此，乃医特下之所致也。下之则荣卫之邪内陷于胃，胃中热故脉数；误下伤脾，脾气虚弱，故脉数而微细；胃热不去，故脉反但浮，其人必大便硬；气噫则胃气暂舒，故证得减。所以然者，脉本当以迟缓为平，今下之而热陷于胃，故脉数；胃热纳谷，食入不得化，故动脾；误下伤脾，其数脉变微细，故知脾弱不运也；胃热宿食夹杂，故大便硬，气噫而证减；今脉反浮，其脉细数，为胃热不去，故曰邪气独留；热能消谷，故心中则饥；脾弱则食入而不化，邪热宿食结于胃中，故潮热发渴。循脉前后度数如法不变，若数脉归迟缓者，则胃气已复，病者知饥欲食，脉平证消而安。若数脉不止，为热盛正伤，腐肉酿脓，则生恶疮也。

前后度数如法，趺阳脉浮而涩，少阴脉如经者，其病在脾，法当下利。何以知之？若脉浮大者，气实血虚也，今趺阳脉浮而涩，故知脾气不足，胃气虚也；以少阴脉弦而浮才见，此为调脉，故称如经也。若反滑而数者，故知当屎脓也。

【评注】循脉前后度数如法不变，趺阳脉浮而涩，胃气失常也；少阴脉，太溪脉也；太溪脉如常者，病不在少阴，而在太阴脾也；脾不健运，清浊不分，故法当下利。所以然者，趺阳脉浮大，为足阳明邪气盛实，故曰气实；食而不化，营血不生，故血虚；今趺阳脉浮而涩，为足阳明气血虚少，故知脾气不足，胃气虚也。少阴肾脉，本以沉而缓为平，然太溪为候少阴精气初升之处；脉弦而浮才见，谓微弦微浮也，以肾水能生肝木，得随经升发，此为和调脉，故称如经也。若太溪脉反滑而数者，为热结下焦，酿脓伤阴，故知当屎脓也。

趺阳脉伏而涩，伏则吐逆，水谷不化，涩则食不得入，名曰关格。

【评注】趺阳脉伏而涩，伏为邪伏于胃，中焦不运，则水谷不化；涩为枢机不利，升降失司。邪阻于中，在上则吐逆，食不得入；在下则二便不通，故名曰关格。

趺阳脉滑而紧，滑者胃气实，紧者脾气强，持实击强，痛还自伤，以手把刃，坐作疮也。

【评注】趺阳脉滑而紧，滑为宿食在胃，故胃气实；紧主痛，为脾气强与邪争而急痛；胃中宿食既实，脾气强而与之争，如以手握刃，手反自伤；脾胃既伤，则腹中痛，坐作疮疡；坐，因也。

趺阳脉沉而数，沉为实，数消谷。紧者，病难治。

【评注】趺阳脉沉而数，沉为阳明里实，数主热，热能消谷，胃气未伤也。若趺阳脉沉而紧者，为阳明里寒，脾胃已伤，故病难治。

趺阳脉大而紧者，当即下利，为难治。

【评注】趺阳脉大而紧，大为阳明邪气盛，紧为脾胃伤而急痛；中焦不运，邪气下迫，故当即下利；邪盛正虚，故为难治。

趺阳脉微而紧，紧则为寒，微则为虚，微紧相搏，则为短气。

【评注】趺阳脉微而紧，紧为寒凝，微为阳虚，脾胃虚寒，气血无源以生，则为短气。

趺阳脉不出，脾不上下，身冷肤硬。

【评注】趺阳脉不出，为胃阳虚微，中焦不运，脾不散精于上下，营卫不行，故身冷肤硬。

趺阳脉浮而芤，浮者卫气衰，芤者荣气伤，其身体瘦，肌肉甲错。浮芤相搏，宗气衰微，四属断绝。

【评注】阳明为多气多血之经，趺阳脉以迟缓为平，今浮而芤，浮为卫气衰，芤为荣血伤，营卫俱衰，身失所养，故其身体瘦，肌肉甲错。营卫虚微，外不荣体，内不养脏，久则宗气衰微，四肢经脉失养，必痿而不用，故四属断绝；四属，四肢也。

趺阳脉紧而浮，浮为气，紧为寒；浮为腹满，紧为绞痛；浮紧相搏，肠鸣而转，转即气动，膈气乃下，少阴脉不出，其阴肿大而虚也。

【评注】趺阳脉紧而浮，浮为胃气虚，中焦不运，故腹满；紧为腹中寒，寒性收引，故绞痛；虚寒相合，寒气随虚而行，故肠鸣而转；肠转即寒气动，膈中寒气随虚而下泄，寒气不传少阴，故少阴脉不见其邪；邪不得泄而传厥阴，厥阴经绕阴器，故其阴肿大；寒气为无形之邪，故阴肿大而虚也。

跌阳脉数微涩，少阴反坚，微即下逆，涩即躁烦。少阴坚者，便即为难。汗出在头，谷气为下。便难者令微溏，不令汗出，甚者遂不得便，烦逆鼻鸣，上竭下虚，不得复还。

【评注】此条据《金匮玉函经·辨脉》辑入。跌阳脉数，阳明热也；脉微，胃土虚也；脉涩，胃热而阴血伤也；少阴经太渊脉反坚，寒水盛于少阴也；跌阳脉微，为土虚而在下之寒水上泛也，故曰下逆；跌阳脉涩为热伤阴血，神不得安，故躁烦。少阴坚者，阴寒凝于下；胃热伤阴化燥，故便即为难。热蒸于上，故汗出在头；胃热消谷，故谷气得下。便难者，胃热微结，可轻下之，令大便微溏而下，不可发汗，更伤津液也。胃热燥结甚者，遂不得大便；邪热上攻，故烦逆鼻鸣；阴竭于上，阳虚于下，故上竭下虚；阴阳相隔而不相交，故上竭下虚，不得复还也。

跌阳脉浮而微，浮即为虚，微即汗出。

【评注】此条据《金匮玉函经·辨脉》辑入。跌阳脉当以中取和缓有力为平，今脉浮而微，此为胃气虚弱，表气不固，气不摄津，故汗出。

六、辨少阴脉

少阴脉弱而涩，弱者微烦，涩者厥逆。

【评注】少阴脉，肾经太溪动脉也。少阴脉弱而涩，弱为肾水不足，水不制火，虚火上扰，故微烦；涩为肾阳不振，火不济水，阴寒内盛，脉道不利，故厥逆。

少阴脉不至，肾气微，少精血，奔气促迫，上入胸膈，宗气反聚，血结心下；阳气退下，热归阴股，与阴相动，令身不仁，此为尸厥。当刺期门、巨阙。

【评注】少阴脉不至，为肾中阳气微，少精血也；下焦阳衰阴盛，肾水上乘心火，故奔气促迫，上入胸膈；心肺被寒水所凝，宗气不布，心血不行，故宗气反聚，血结心下。在上之虚阳被阴寒所迫而退于下，结于厥阴，故热归阴股；阴阳无序，不循其道，故曰与阴相动；下元衰微，营卫不行，故令身不仁；阴阳逆乱，神无所主，魂魄不守，猝然昏仆，此为尸厥。急当刺厥阴肝经之募穴期门，调阴血以还其魂，刺巨阙调宗气，开心肺以守神定魄，继则固本培元，扶阳和阴，不可或缺也。

少阴负趺阳者，为顺也。（**362 下**）

【评注】此条亦见本书《呕吐哕下利病脉证并治》篇中。少阴，肾水也，趺阳，胃土也，水不能胜土，故少阴负趺阳者，为顺也；负，弱小也。

辨太阳病脉证并治第六

【评注】盖人之生，阴阳一，形神备，此其常也。仲景立三阴三阳以统形体，连经络，属脏腑。太阳主一身之大表，营卫之所布，行藩篱之职。营卫者，水谷之气所生，清者为营，血之精粹也；浊者为卫，气之剽悍者也；其体为气血，其用为营卫。及邪之来也，必先伤皮毛，犯及太阳之经，此太阳之表也；若邪不去而入，必至太阳之腑，此太阳之里也；若其变者，可累五脏六腑，则病证亦殊，此太阳失治误治，各随正气强弱而病必异也。故仲景辨太阳病，有太阳病论、太阳病传、太阳病解、太阳病诫、太阳表病证治、太阳里病证治、太阳变病证治等七论，今分而辑注之。又《金匮玉函经·辨太阳病形证治》篇中有二条原文，应属本篇，而未见《伤寒论·辨太阳病脉证并治》篇中，今亦辑入，并加说明。

一、太阳病论

太阳之为病，脉浮，头项强痛而恶寒。（1）

【评注】太阳病必见三证：一脉浮，二头项强痛，三恶寒。此三者，太阳病之纲也。盖营行脉中而属阴，卫行脉外而属阳。风寒易袭，各从其类，故恶寒也。邪入其部，脉应其变，故脉浮。太阳经有膀胱、小肠二经。膀胱经上额交颠，入络脑，还出别下项，连风府。小肠经起手小指外侧端，循臂外后廉上肩解，绕肩胛，与诸阳经会于大椎；其支者出缺盆，循颈上面颊，至目锐眦，却入耳中；又一支出面颊，至目眶下，抵鼻旁，至目内眦，与膀胱经接；故邪客其经，必令头项强痛也。

太阳病，发热，汗出，恶风，脉缓者，名为中风。（2）

【评注】太阳中风，其证有五：一太阳病三证，二发热，三汗出，四恶风，五脉缓。此五者，太阳中风之纲也。盖卫气剽悍，行脉外而属阳，风善行亦属阳；两阳从类相重，阳胜则热，故发热亦速；风性疏泄，卫表不固，阳热迫津，故汗出；风邪为患，故恶之；风性质柔，脉应其象，故脉浮而缓。

太阳中风，发热而恶寒。

【评注】此条据《金匮玉函经·辨太阳病形证治》篇辑入。上条有"太阳病，发热，汗出，恶风，脉缓者，名为中风"之文，今言发热而恶寒，而省略他证者，特显中风必属太阳病证也。

太阳病，或已发热，或未发热，必恶寒，体痛，呕逆，脉阴阳俱紧者，名曰伤寒。(3)

【评注】太阳伤寒，其证有六：一太阳病三证，二或已发热，三或未发热，四体痛，五呕逆，六脉阴阳俱紧。此六者，太阳伤寒之纲也。盖营者，谷气之清者也，行脉中而属阴，寒性收引而凝，亦属阴；两阴从类相重，阴胜则寒，故必恶寒，而发热则不必也；寒伤营，太阳经气凝滞，故体痛；寒邪束表，内遏肌腠，肌肉内属脾胃，胃气失和，故呕逆；寒既入营，营行脉中，则脉道之内外皆寒，故脉阴阳俱紧也。

太阳病，三四日不吐下，见芤乃汗之。

【评注】此条据《金匮玉函经·辨太阳病形证治》篇辑入。太阳病，邪在表也；三四日不吐下，里未虚也；见脉芤者，为邪在外，尚未入里，此芤非血脉空虚之象，故乃汗之而解。

病有发热恶寒者，发于阳也；无热恶寒者，发于阴也。发于阳者七日愈，发于阴者六日愈，以阳数七、阴数六故也。(7)

【评注】病，太阳病也。阳，阳热之邪也。阴，阴寒之邪也。谓太阳病初即发热恶寒者，由感风热阳邪而发，阳邪袭阳位，重阳热盛，故热速；初病无热恶寒者，由感阴寒之邪而发，故无热也。然太阳病必脉浮，头项强痛，不可不辨；若脉微细，无热畏寒，欲寐者，少阴阳虚内寒之证，切不可混。病既在表，六七日而不传他经者，他经不虚也，纵有风寒、风热之邪，皆当自去，故曰愈。所以然者，天地阴阳奇偶之数，阳数始成于七，阴数始成于六；天地阴阳之数既成，人应之而阴阳亦当自和也。

二、太阳病传

伤寒一日，太阳受之，脉若静者，为不传；颇欲吐，若躁烦，脉数急者，为传也。(4)

【评注】病之传，皆顺经而传也，或传里，或传外；传里者，或邪盛，或正虚，皆邪无制而病深；传外者，或正盛，或邪衰，皆邪欲去而病浅。静，不变也。伤寒一日，太阳受之者，伤寒之始也，必具上之太阳伤寒六证；脉若静者，谓脉浮紧不变也。证虽稍变，脉不变者，邪仍在表，故曰为不传。颇欲吐，言欲吐之甚，为少阳证；躁烦者，内热盛也，为阳明证；脉数急者，脉已变，热甚病进也；虽伤寒一日，证变脉亦变者，乃邪盛入里，故曰为传也。

伤寒二三日，阳明少阳证不见者，为不传也。(5)

【评注】伤寒二三日，无阳明里证，亦无少阳半表半里证，邪仍在表，故曰为不传也。此仲景示人：伤寒之始，即有传变者，伤寒多日，亦有不传变者；伤寒之传与不传，非断于时日，而必求于脉证，此医者之当知也。

三、太阳病解

太阳病，头痛至七日以上自愈者，以行其经尽故也。若欲作再经者，针足阳明，使经不传则愈。(8)

【评注】每日一经，非邪每日传一经，乃气血每日偏盛一经也。今太阳病头痛，邪在太阳，每日之盛经，邪固不能传，且反衰邪之势，然余之五经不盛，亦不见传，知邪不甚，正不虚。七日以上，六经皆以次而盛，邪气尽折，故自愈也。若邪不去，欲再传他经者，太阳邪气盛也；足阳明经为多气多血之经，针足阳明可鼓动气血，或泄热，或散寒，固其正而泄其邪，使邪不传经，则病愈可期。

太阳病欲解时，从巳至未上。(9)

【评注】凡病之解，必正能御邪，正胜邪退而解；凡病之愈，必邪去正安，阴阳自和乃愈。太阳病，其邪在表，欲解之，必从表而解。《素问·生气通天论》云："故阳气者，一日而主外，平旦人气生，日中而阳气隆，日西而阳气已虚，气门乃闭。"从巳至未上，日中之时也，阳气正隆，行于大表，气门大开，此时若得麻、桂等药相助，太阳之邪去之最速，故为欲解之时也。

风家表解而不了了者，十二日愈。（10）

【评注】风家，太阳中风、伤寒也。不了了，不尽除也。十二日，三阴三阳两周之数也。谓太阳中风、伤寒之证，表邪已去而表证稍存，此邪已去而正未复，不必治之，至十二日，三阴三阳皆调，营卫自和则愈。

太阳病，十日以去，脉浮细而嗜卧者，外已解也。设胸满胁痛者，与小柴胡汤；脉但浮者，与麻黄汤。（37）

【评注】太阳病十日以上，虽失治而无他变，但脉浮细而嗜卧者，邪已从外解而正得安，不须治也，故曰外已解。设见胸满胁痛等证者，乃外邪未解，已转属少阳，故与小柴胡汤和解之。脉但浮而不细，伤寒证不去者，当从太阳伤寒治之，故与麻黄汤汗解之也。此仲景示人：遣方用药，当求脉证，不拘病之日数也。

脉浮数者，法当汗出而愈，若下之，身重心悸者，不可发汗，当自汗出乃解。所以然者，尺中脉微，此里虚，须表里实，津液自和，便自汗出愈。（49）

【评注】脉浮数者，邪在表，当发汗乃解，故曰法当汗出而愈。若下之者，误也；表必不解，故身重；反虚其里，故心悸，尺脉微；表邪不甚，里虚尚轻，不致于逆也，故不可发汗，亦不必发汗矣；当谨慎调养，待表里、营卫充实，津液自和，便自汗出者，正胜邪去，营卫已调，故愈也。

凡病，若发汗、若吐、若下、若亡血、若亡津液，阴阳自和者，必自愈。（58）

【评注】凡病，纵有诸失，然得阴阳自和者，病当自去，故曰必自愈。

太阳病，先下而不愈，因复发汗，以此表里俱虚，其人因致冒，冒家汗出自愈。所以然者，汗出表和故也，得里未和，然后复下之。（93）

【评注】冒，若人头有覆帽也。冒家，昏冒之人也。太阳病，邪在表，当以汗解，今先下之，误也，故不愈，且虚其里；此时可与桂枝汤，解肌发表，调和营卫则愈。因复发汗，亦误也，徒虚其表；以此表里俱虚，营卫不调，清阳不升，清窍不明，故其人因致冒也；冒家汗自出者，营卫自和也，故自愈。不自汗出者，可与桂枝汤，令汗出表和则愈。得自下利者，里自和也，故亦自愈；得里未和者，然后与调胃承气汤复下之，令胃气和则愈矣。

太阳病未解，脉阴阳俱停，必先振栗，汗出而解，但阳脉微者，先汗出而解，但阴脉微者，下之而解，若欲下之，宜调胃承气汤。（94）

【评注】阴阳，沉浮也。停，定也。微，弱也。太阳病未解，邪仍在表也；脉阴阳俱停者，谓脉之浮沉不变，邪不传也。但脉浮弱者，邪不甚，表未和也，当正与邪争，正胜邪退，故曰必先振栗，汗出而解；不自汗出者，与服桂枝汤，令营卫和则愈。但脉沉弱者，邪不甚，里未和也，得自下利者，胃气自和，故下之而解；未自下利者，与调胃承气汤下之，令胃气和则愈也。

伤寒，腹满谵语，寸口脉浮而紧，此肝乘脾也，名曰纵，刺期门。（108）

【评注】此条与下109条按文义应为同一条。伤寒腹满，太阴脾病也；谵语，阳明热盛也。脉浮，邪未悉入里也；脉紧弦，主寒，主肝，主饮，主痛也。此为素体肝旺，又伤寒入里，内传太阴、阳明，木邪乘强而凌弱土，邪盛无制之象，故曰此肝乘脾也。此为居高临下之克伐，其势猛，名曰纵。此时，解表固属不宜，攻里亦无腑实，故刺肝经募穴期门，以折肝木盛邪。据下109条，若自汗出，小便利者，为营卫调，津液复，此表里自和，故其病欲解。

伤寒发热，啬啬恶寒，大渴欲饮水，其腹必满，自汗出，小便利，其病欲解，此肝乘肺也，名曰横，刺期门。（109）

【评注】承上108条，根据文义，"此肝乘肺也，名曰横，刺期门"当在"其腹必满"之下。伤寒发热，啬啬恶寒，为表虚而邪入皮毛，内合于肺也；大渴欲饮水，邪入阳明经也；其腹必满，邪传太阴也。其脉必浮而弦，此为肝乘肺之弱而侮，邪不盛而表亦虚，故曰此肝乘肺也。此为反其道之克伐，其势弱，名曰横。此时，解表固属不宜，攻里亦无腑实，故刺肝经募穴期门，以泄木邪。若自汗出，小便利者，为营卫调，津液复，此表里自和，故其病欲解。

太阳病二日，反躁，反熨其背，而大汗出，大热入胃，胃中水竭，躁烦，必发谵语，十余日，振栗自下利者，此为欲解也。故其汗从腰以下不得汗，欲小便不得，反呕欲失溲，足下恶风，大便硬，小便当数而反不数，及多，大便已，头卓然而痛，其人足心必热，谷气下流故也。（110）

【评注】熨，火疗也。卓然，突然也。谷气，胃气也。太阳病二日，反躁，乃外有风寒，里有郁热也，当与大青龙汤主之。今反熨其背，火热太过，内迫营阴，故大汗出；津液大伤，又火热内入阳明，更劫胃津，故胃中水竭；火热内扰，胃中燥热，故躁烦，必发谵语；此时未见内实诸证，经十余日将息，无见他变，且正气得振，欲与邪争，故振栗；津液来复，胃中水液得充，胃气得降，故自下利；正胜邪退，故曰此为欲解也。所以然者，火热熨其背，虽大汗出，乃腰以上大汗出，其人从腰以下不得汗，阳热虽盛不能下济，阴液枯少不能内充，故大便硬；膀胱不气化，故欲小便不得；膀胱失约，故欲失溲；下寒上逆，故反呕、足下恶风；此与阳明燥实之水不能返入胃中而下趋，致小便数及多不同。自大便已，乃津液得复，胃气得下，在上之盛阳下济少阴，此时其上顿虚，故头卓然而痛，其人足心必热也。

欲自解者，必当先烦，烦乃有汗而解，何以知之？脉浮，故知汗出解也。（116下）

【评注】烦，闷也。风伤于卫，欲自解者，正胜邪退，卫必胜风。然邪欲去而毛孔未开，风郁于表尚不能去，故烦而脉浮。有汗自出者，营阴调也。毛孔开，风随汗出，营卫自调，故解也。

大下之后，复发汗，小便不利者，亡津液故也，勿治之，得小便利，必自愈。（59）

【评注】大下之后，复发汗，重劫其津液，源泉枯竭，而小便不利也。虽小便不利，勿与药利其小便，可少少与饮，待津液复，则小便自利，必自愈也。

四、太阳病诫

桂枝本为解肌，若其人脉浮紧，发热，汗不出者，不可与也。常须识此，勿令误也。（16下）

【评注】太阳中风、伤寒证治不同。见发热、汗出、恶风、脉缓者，中风表虚也，当发汗解肌，调和营卫，桂枝汤主之。若其人脉浮紧，发热，汗不出者，伤寒表实也，当发汗散寒，麻黄汤主之。伤寒非桂枝汤之所宜，中风非麻黄汤之可沾，反之，病不除而徒伤正，变证丛生，故常须识此，勿令误也。

若酒客病，不可与桂枝汤。得之则呕，以酒客不喜甘故也。（17）

【评注】酒客，嗜酒之人也。酒客病，酒客饮酒过多之所病也。酒之一物，味甘、苦、辛，性温热，有毒，乃五谷之所酿，集五谷剽悍辛烈之气而成。酒入口胃，其剽悍之气直走于卫，辛热之性外发肌表，内迫营阴，故汗出、似发热；酒气一衰，卫表不固，故恶风；此似桂枝汤证而实非也，故不可与桂枝汤。桂枝汤辛温，与酒之辛烈温热相重，太过而胃不受纳，故得之则呕。甘味和缓，原可补中和胃，以和酒客过酒所伤之胃气。然酒客既嗜酒之辛烈，则不喜甘味之和缓，非甘禁于酒客也；反之，辛热之品尤慎于酒客，恐其太过也。由此观之，原文似有节略。

凡服桂枝汤吐者，其后必吐脓血也。（19）

【评注】病人胃热素盛，服桂枝汤，辛温复助其热，胃不耐其热而吐之，热去者，吐后得安；热不去者，吐后胃阴被劫，热更伤胃络而肉腐成脓，故曰必吐脓血也。

本发汗而复下之，此为逆也；若先发汗，治不为逆。本先下之，而反汗之，为逆；若先下之，治不为逆。（90）

【评注】病有表里，治有汗下，各取所宜，不致逆也。然表里同病者，证有标本缓急，治当有汗下先后，易误而致逆也。故表急而里缓，当先发汗而治其表；若里急而表轻，法当先下而救里；反之则逆。又有表里皆急，则宜表里同治；表里俱缓，则或治或不治，当斟酌而行；且宜汗者，发汗不伤其阳；宜下者，攻下不损其阴，则万全矣。

太阳病吐之，但太阳病当恶寒，今反不恶寒，不欲近衣，此为吐之内烦也。（121）

【评注】太阳病吐之，误也，徒虚其里；但太阳病当恶寒，今反不恶寒，不欲近衣，内烦者，乃表邪悉入于里，内热已甚，上扰而神躁，故曰此皆误吐之故也。治宜白虎加人参汤，以清热泻火，生津止渴，养心安神；或竹叶石膏汤益气养阴，清热除烦。

太阳病，当恶寒发热，今自汗出，反不恶寒发热，关上脉细数者，以医吐之过也。一二日吐之者，腹中饥，口不能食；三四日吐之者，不喜糜粥，欲食冷食，朝食暮吐。以医吐之所致也，此为小逆。（120）

【评注】太阳病，当恶寒发热，今自汗出，反不恶寒发热者，太阳表邪悉传阳明也；其脉当洪大而数，今关上脉细数者，此胃气已虚，乃太阳病医误吐之过也。病一二日误吐之而传阳明者，胃中空虚，故腹中饥；里热未盛，食则欲吐，故口不能食。病三四日误吐之而传阳明者，胃中空虚，里热已盛，故不喜热糜粥，欲食冷食；食入而谷不化，故朝食暮吐。此乃医误吐之所致也，虽已伤中，病仍在阳明，尚无阴阳逆变，谨慎调治，尚可愈也，故曰此为小逆。

病发于阳，而反下之，热入因作结胸；病发于阴，而反下之，因作痞。所以成结胸者，以下之太早故也。（131上）

【评注】阳，阳热之邪也。阴，阴寒之邪也。此为互文。谓病或感于阳热之邪、或感于阴寒之邪而发者，邪既在表，皆当汗解；今反下之，误下虚其内，寒热之邪乘虚内陷，或结于胸膈、或结于心下，其成实者则作结胸，不成实者则作痞。所以然者，皆因邪尚未入里成实，下之太早故也，反之，则此患少矣。

太阳病，二三日，不能卧，但欲起，心下必结。脉微弱者，此本有寒分也。反下之，若利止，必作结胸；未止者，四日复下之，此作协热利也。（139）

【评注】止，留而不去也。不能卧、但欲起者，为不能平卧之意。谓太阳病二三日，即见不能平卧而无发热，且脉微弱者，其人必素体阳虚有寒，又太阳表寒乘虚入中，与内寒结于心下，上迫心肺之象。此时外邪尚未得解，里虚寒结已成，当先解其外，后温其内。医反下之，误也；若下利后心下之结仍留而不去者，为误下外邪悉陷于中，故必作结胸。若下后心下之结已去，此里已和而表不解；至四日，表邪欲传之时，医复下之，外邪必协热陷于下焦，故作协热利也。

太阳病，下之，其脉促不结胸者，此为欲解也。脉浮者必结胸，脉紧者必咽痛，脉弦者必两胁拘急，脉细数者头痛未止，脉沉紧者必欲呕，脉沉滑者协热利，脉浮滑者必下血。（140）

【评注】此谓太阳病误下，其变有八：下后脉促不结胸者，为正邪相争，正能胜邪，邪仍在外；所以然者，或其人壮，或其邪微，皆不致逆，故此为欲解，一也。脉浮者，为风在表，误下邪陷而结于上，故必结胸；即上131条"病发于阳，而反下之，热入因作结胸"之义，二也。脉紧者，为风寒在表，误下邪陷而结于咽喉，故咽痛，三也。脉弦者，误下邪入少阳，足少阳经布两胁，故必两胁拘急，四也。脉细数者，为误下阴津已伤，太阳之邪仍不解，故头痛未止，五也。脉沉紧者，为误下寒邪内陷中焦，胃气上逆，故必欲呕，六也。脉沉滑者，为误下协热陷于下焦，脾失运化，故协热利，七也。脉浮滑者，为误下表热未去，里热已盛，灼伤阴络，故必下血，八也。

五、太阳表病证治

【评注】太阳有内外，外者为表，皮毛是也。六淫皆可外袭，然以风寒最多，故仲景太阳表病，有中风、伤寒、风寒两伤三者，乃太阳病之本证；亦有颈项强、表寒里水、喘、衄、利、风湿相抟六者，乃太阳表病之兼证者。分中风表虚证二方、伤寒表实证一方、风寒两伤证四方、项背强病二方、表寒里水证一方、喘病一方、衄病论治二方、下利病一方、风湿相抟证三方等九论，今辑而注之。

（一）中风表虚证二方

【评注】仲景治太阳病中风表虚证，有桂枝汤、桂枝加附子汤二方，今辑注于下。

1. 桂枝汤

太阳中风，阳浮而阴弱，阳浮者热自发，阴弱者汗自出，啬啬恶寒，淅淅恶风，翕翕发热，鼻鸣，干呕者，桂枝汤主之。（12）

【评注】言太阳中风，自当中风五证已备。阳，卫之部，皮毛之浅也；阴，营之部，血脉之稍深也。阳浮阴弱者，谓营卫皆浮而营弱于卫，营卫不和也。啬啬，怯而缩貌；淅淅，水洒身貌；翕翕，柔和貌。诸状皆随风阳之性，柔而缓也。皮毛内合于肺，风邪袭于皮毛，肺气壅而不宣，则鼻鸣；鼻鸣者，鼻塞之轻者也。风属木，木邪乘土，胃气上逆而为干呕；干呕者，呕之轻者也，皆风性使然。当与桂枝汤解肌发表，调和营卫。

桂枝汤方

桂枝（去皮）三两　芍药三两　甘草（炙）二两　生姜（切）三两　大枣（擘）十二枚

上五味，㕮咀三味，以水七升，微火煮取三升，去滓，适寒温，服一升。服已须臾，啜热稀粥一升余，以助药力。温覆令一时许，遍身漐漐，微似有汗者益佳，不可令如水流漓，病必不除。若一服汗出，病瘥，停后服，不必尽剂；若不汗，更服，依前法；又不汗，后服，当小促其间，半日许，令三服尽。若病重者，一日一夜周时观之。服一剂尽，病证犹在者，更作服，若汗不出者，乃服至二三剂。禁生冷、黏滑、肉面、五辛、酒酪、臭恶等物。

【评注】桂枝去皮，谓刮去老枝最表之黑皮，黑属水，不利发散，故去之，非去整皮也。㕮咀，以口碎药也。啜，大口喝也。漐漐，微汗不止貌。周时，一昼夜也。五辛，韭、薤、蒜、芸薹、胡荽也。

方义：方中桂枝辛、甘、温，归心、肺、膀胱经，解肌表，通卫阳，散风寒为君；芍药酸、苦、微寒，归肝经、脾经，敛阴和营为臣。桂芍相合，调和营卫，相须为用。生姜辛温，助桂枝解肌，又和胃止呕。大枣甘平，佐芍药既益气和中，又养脾生津。姜枣相合，可升脾胃后天之气而调和营卫；炙甘草佐桂枝，辛甘化阳，以解肌调卫；佐芍药，酸甘化阴，以敛阴和营，共为佐药。甘草又调和诸药为使。更啜热稀粥，水谷内充，酿汗有源，使表邪易去；又水谷携药气，其速者，直通于卫，其精者，直入于营，药食相助而力彰。且温覆，令遍身漐漐汗出，不可令如水流漓，使邪去而不伤正；诸食亦有所禁，恐邪去不尽也。

太阳病，头痛，发热，汗出，恶风，桂枝汤主之。（13）

【评注】头痛，太阳证也；发热、汗出、恶风，太阳中风证也。与解肌发表，调和营卫则愈，故与桂枝汤主之。

太阳病，初服桂枝汤，反烦不解者，先刺风池、风府，却与桂枝汤则愈。（24）

【评注】却，退后也。太阳中风，服桂枝汤即愈，此其常也。今见不愈而烦者，此其变也，故曰反。盖风为阳邪，风甚则阳盛生热，又服桂枝之辛温，重热内扰，故烦。风池、风府，皆为风邪易聚之所，其高者，居于风府，其低者，居于风池。风邪过盛，故先刺风池、风府两穴，直泄风邪，捣其巢穴也。后与桂枝汤和其营卫，故愈。

太阳病，外证未解，脉浮弱者，当以汗解，宜桂枝汤。（42）

【评注】太阳病，外证未解者，邪仍在表；脉浮弱者，表虚脉也；表证法当汗解，然表虚非麻黄汤所宜，宜桂枝汤发汗解肌，调和营卫也。

太阳病，外证未解，不可下也，下之为逆，欲解外者，宜桂枝汤。（44）

【评注】太阳病，外证未解，此时发汗解表，正治也，与桂枝汤为宜。虽里有实邪，外证未解者，不可下也；下之表邪内陷，反增其病，故为逆。常须识此，勿令误也。

太阳病，先发汗不解，而复下之，脉浮者不愈。浮为在外，而反下之，故令不愈。今脉浮，故知在外，当须解外则愈，宜桂枝汤。（45）

【评注】太阳病，先发汗而表不解，汗不得法也，仍当汗解。今医复下之，邪在表而治其里，误也，故病不愈。脉浮者不愈，盖以脉浮，邪在外而反下之，故令不愈也。今脉仍浮，知邪尚在外，虽误而未成大过，故仍当须解外则愈，宜桂枝汤。

病人脏无他病，时发热自汗出而不愈者，此卫气不和也。先其时发汗则愈，宜桂枝汤。（54）

【评注】他病，外来之邪也。谓病人脏腑无外邪传入，时发热自汗出而不愈者，为风伤卫，即卫强也。自汗出者，非热迫津外泄，乃营和而卫强，故曰卫气不和也。先其热、汗之时，与桂枝汤发汗解肌，邪去卫和则愈。

病常自汗出者，此为荣气和，荣气和者，外不谐，以卫气不共荣气谐和故尔，以荣行脉中，卫行脉外，复发其汗，荣卫和则愈，宜桂枝汤。（53）

【评注】承上条之义，谓病常自汗出，或发热，或不发热者，此营和而卫强，卫气不共荣气谐和之故也。荣行脉中，卫行脉外，各行其道而不和，亦与桂枝汤发汗解肌，抑卫之强，令营卫谐和则愈矣。

伤寒发汗已解，半日许复烦，脉浮数者，可更发汗，宜桂枝汤。（57）

【评注】伤寒与麻黄汤发汗，此其正治，故汗出而寒热得解。今虽已汗解，半日许复烦，脉浮数者，表热未尽也，法仍当发汗；然前已汗解，虽邪复聚，已非表实证，非麻黄汤所宜也，宜桂枝汤发汗解肌，调和营卫。

太阳病，发热汗出者，此为荣弱卫强，故使汗出。欲救邪风者，宜桂枝汤。（95）

【评注】强，实也。救，止也。风入于卫，因邪而实，故曰卫强。风泄营阴，汗出而伤营，故曰营弱。欲止邪风之患，当和营卫，此桂枝汤之所宜也。

2. 桂枝加附子汤

太阳病，发汗，遂漏不止，其人恶风，小便难，四肢微急，难以屈伸者，桂枝加附子汤主之。（20）

【评注】太阳病，脉浮，头项强痛而恶寒也，与发汗，正治也。然见汗漏不止者，此表虚而用麻黄，或病者平素少阴阳虚也。过汗伤阳，损及少阴之表；汗多津枯，伤及太阳之里，内不濡养膀胱，外不温充腠理、肌肉，故恶风，小便难，四肢微急，难以屈伸。与桂枝加附子汤和外而温内则愈。

桂枝加附子汤方

于桂枝汤方内，加附子一枚，余依桂枝汤法。

【评注】桂枝加附子汤中，附子味辛、甘，性大热，有毒，归心、肾、脾经，有回阳救逆，补火助阳，散寒除湿之功，合桂枝以大补太阳、少阴阳气，桂枝汤调营卫而和表，则漏汗止，恶风罢，津液复，小便利，四肢柔矣。

（二）伤寒表实证一方

麻黄汤

太阳病，头痛发热，身疼腰痛，骨节疼痛，恶风无汗而喘者，麻黄汤主之。（35）

【评注】太阳病，知太阳病三证以备。头痛发热、身疼腰痛、骨节疼痛、恶风，伤寒证也。寒束肌腠，皮毛闭密，表实汗不得出也。肺合皮毛，寒束皮毛，肺气失宣，肺气上逆，故喘。与麻黄汤主之，以发汗解表，散寒，宣肺平喘。

麻黄汤方

麻黄（去节）三两　桂枝（去皮）二两　甘草（炙）一两　杏仁（汤浸，去皮、尖）七十个

上四味，以水九升，先煮麻黄，减二升，去上沫，内诸药，煮取二升半，去渣，温服八合，覆取微似汗，不须啜粥，余如桂枝法将息。

【评注】方中麻黄辛、微苦，温，归肺、膀胱经，以发汗解表、宣肺平喘、行散寒开闭之力为君。桂枝辛、甘，温，归心、肺、膀胱经，以发汗解表，温经通阳，助麻黄之升散为臣。杏仁苦，微温，归肺、大肠经，以降气平喘，济麻、桂散邪降逆为佐。甘草甘平和缓，调和诸药为使。诸药合奏发汗解表，宣肺平喘之效。麻黄先煮去上沫者，其沫轻浮升逆，使人烦也。服汤后，温覆取微似汗者，但去其邪而不伤正。伤寒乃表实，非中风表虚之可比，故不须啜粥之助。

脉浮者，病在表，可发汗，宜麻黄汤。（51）

脉浮而数者，可发汗，宜麻黄汤。（52）

【评注】脉浮者，病在表，此其常也。邪既在表，当辨其有汗无汗，无汗者表实，故宜麻黄汤发汗。表实，脉当浮而无濡弱之象，至于数或不数，则非中风、伤寒之必辨，其意明矣。

（三）风寒两伤证四方

【评注】仲景治太阳病风寒两伤证，有大青龙汤、桂枝麻黄各半汤、桂枝二麻黄一汤、桂枝二越婢一汤四证，今分辑于下。

1. 大青龙汤

太阳中风，脉浮紧，发热恶寒，身疼痛，不汗出而烦躁者，大青龙汤主之。若脉微弱，汗出恶风者，不可服，服之则厥逆，筋惕肉瞤，此为逆也。（38）

【评注】太阳中风，脉当浮缓，汗出；今脉浮紧，发热恶寒，身疼痛，不汗出者，太阳伤寒脉证也；寒为阴邪，寒束于外，故无汗、脉浮紧、身痛；风为阳邪，热闭于内，故烦躁；此风寒两伤，营卫同病，故与大青龙汤主之，以风寒两解，营卫同治。若脉微弱，汗出恶风者，为表里俱虚，故曰不可服也；服之必汗出不止，阴阳俱亡，经络干涸，筋肉失荣，故厥逆，筋

惕肉𥆧。此为大青龙汤之禁也，误必致逆也。

　　伤寒脉浮缓，身不疼，但重，乍有轻时，无少阴证者，大青龙汤发之。（39）

　　【评注】太阳伤寒，脉当浮紧，无汗，身痛；今脉浮缓，身不疼，太阳中风脉证也；风寒之邪郁于肌腠，太阳经气不利，故身重，且烦躁也；风善行而数变，故乍有轻时；少阴证乃大青龙汤之禁，故无少阴证者，方可与大青龙汤发之。

　　大青龙汤方

　　麻黄（去节）六两　桂枝二两　甘草（炙）二两　杏仁（去皮，尖）四十枚　生姜（切）三两　大枣（擘）十二枚　石膏（碎，绵裹）如鸡子大

　　上七味，以水九升，先煮麻黄，减二升，去上沫，内诸药，煮取三升，去滓，温服一升，取微似汗，汗出多者，温粉扑之。一服汗者，停后服。若复服，汗多亡阳，遂虚，恶风，烦躁不得眠也。

　　【评注】方中用麻黄、桂枝、生姜皆辛温发汗，以外散风寒，热亦随汗得泄；杏仁配麻黄，一收一散，利肺达邪；石膏甘寒，以清热除烦；甘草、大枣甘温，以补中养营，益汗之源；合奏发汗解表、清热除烦之功。取微汗为度，汗多必亡阳，遂虚，致恶风，烦躁不得眠之逆。

　　2. 桂枝麻黄各半汤

　　太阳病，得之八九日，如疟状，发热恶寒，热多寒少，其人不呕，清便欲自可，一日二三度发，脉微缓者，为欲愈也；脉微而恶寒者，此阴阳俱虚，不可更发汗，更下更吐也；面色反有热色者，未欲解也，以其不能得小汗出，身必痒，宜桂枝麻黄各半汤。（23）

　　【评注】太阳病，得之八九日而不治，仍如疟状，发热恶寒，热多寒少者，知风寒在表而邪不甚也；其人不呕，知不在少阳；清便欲自可，知不在阳明；一日二三度发，知邪轻也；脉微缓者，知邪微正渐复，故为欲愈也。脉微而恶寒面白者，此阴阳俱虚，谓表里俱虚也，故不可更发汗，更下更吐，宜与四逆辈；脉微恶寒而面色反有热色者，此邪郁于表，故曰未欲解也；余邪不能得小汗而出，风寒微邪怫郁于表，故面赤身必痒，宜桂枝麻黄各半汤，以小发其汗，令营卫和则愈。

桂枝麻黄各半汤方

桂枝一两十六铢　芍药一两　生姜一两　甘草（炙）一两　麻黄（去节）一两　大枣（擘）四枚　杏仁（去皮、尖）二十四枚

上七味，以水五升，先煮麻黄一二沸，去上沫，内诸药，煮取一升八合，去滓，温服六合。

【评注】方由桂枝汤一份，麻黄汤一份而成。桂枝汤、麻黄汤各三分之一量，合而用之，以疏达肌腠，轻解表邪，调和营卫也。

3. 桂枝二麻黄一汤

服桂枝汤，大汗出，脉洪大者，与桂枝汤如前法。若形似疟，一日再发者，汗出必解，宜桂枝二麻黄一汤。（25）

【评注】太阳病服桂枝汤，大汗出，乃汗不得法，表邪必不能除；脉洪大者，阳明热证之脉也，然无大热、大渴，知邪不入阳明，仍在表也，故与桂枝汤如前法。疟，寒热休作也。谓服桂枝汤后仍不解，若形似疟，一日再发者，此风寒在表，邪微证轻也，当微发其汗，故曰汗出必解；宜桂枝二麻黄一汤，以再解肌而微开表也。

桂枝二麻黄一汤方

桂枝一两十七铢　芍药一两六铢　麻黄（去节）十六铢　甘草一两二铢　杏仁（去皮、尖）十六枚　生姜（切）一两六铢　大枣（擘）五枚

上七味，以水五升，先煮麻黄一二沸，去上沫，内诸药，煮取二升，去滓，温服一升，日再服。

【评注】方由桂枝汤二份，麻黄汤一份而成。桂枝汤取十二分之五量，麻黄汤取九分之二量，合而用之，以轻解营卫之邪，微发营卫之汗也。

4. 桂枝二越婢一汤

太阳病，发热恶寒，热多寒少，脉微弱者，此无阳也，不可更汗，宜桂枝二越婢一汤。（27）

【评注】微，轻微也。无阳，谓无表实也。太阳病，发热恶寒，热多寒少，此风寒表证，脉当浮数或浮紧；今脉稍弱者，表虚脉也，故此无表实证；不可与大青龙汤更发汗，宜桂枝二越婢一汤，以解肌表，和营卫，轻宣发，清微热。

桂枝二越婢一汤方

桂枝十八铢　芍药十八铢　甘草（炙）十八铢　石膏（碎，绵裹）二十四铢　麻黄（去节）十八铢　大枣（擘）四枚　生姜一两二铢

上七味，以水五升，煮麻黄一二沸，去上沫，内诸药，煮取二升，去滓，温服一升。本方当裁为越婢汤、桂枝汤合之，饮一升。今合为一方，乃桂枝汤二分，越婢汤一分。

【评注】方由桂枝汤二份、越婢汤一份而成。桂枝汤取四分之一量，以解肌表，和营卫；越婢汤取八分之一量，以轻宣发，清微热；合而用之，以微汗解表，兼清里热。

（四）项背强病二方

【评注】仲景治项背强病，有桂枝加葛根汤、葛根汤二方，今分辑注于下。

1. 桂枝加葛根汤

太阳病，项背强几几，反汗出恶风者，桂枝加葛根汤主之。（14）

【评注】强（jiāng），硬也。几几（jǐjǐ），为几许，少许之义，今有读（shūshū）者，非也。此论风邪外袭太阳之项背强病证治。风邪外袭，太阳经气不舒，故项背强几几；风邪束表，风性疏泄，故汗出恶风。亦属柔痉之证，与桂枝加葛根汤主之，以解肌和表，生津柔筋。

桂枝加葛根汤方

于桂枝汤内，加葛根三两，余依桂枝汤法。

方义：方由桂枝汤加葛根而成。方中桂枝汤以发汗解肌，调和营卫；葛根甘辛凉，以解肌发表，升阳生津；诸药合用，共奏解肌和表、生津柔筋之功。

2. 葛根汤

太阳病，项背强几几，无汗恶风，葛根汤主之。（31）

【评注】此论风寒外袭太阳之项背强病证治。风寒外袭，太阳经脉不利，故项背少许强硬；风寒束表，故无汗恶风。亦属刚痉之证，与葛根汤主之，以解肌发表，生津养筋。

葛根汤方

葛根四两　麻黄（去节）三两　桂枝二两　芍药二两　甘草（炙）二两　生姜（切）三两　大枣（擘）十二枚

上七味，哎咀，以水一斗，先煮麻黄葛根，减二升，去沫，内诸药，煮取三升，温服一升，覆取微似汗，不须啜粥，余如桂枝法将息及禁忌。

【评注】葛根汤由桂枝汤加葛根、麻黄而成。桂枝汤以解肌发表，调和营卫。葛根甘辛凉，以解肌发表，且升阳舒经，助桂枝汤则解肌发表之功倍。麻黄辛温，发汗解表，助桂枝汤以去表实。诸药合用，共奏发汗解肌、生津液、舒项背之功。

（五）表寒里水证一方

小青龙汤

伤寒表不解，心下有水气，干呕发热而咳，或渴、或利、或噎、或小便不利，少腹满，或喘者，小青龙汤主之。（40）

【评注】伤寒表不解，知恶寒发热、无汗、头身痛、脉浮紧等证仍在；且心下有水气，其为病变化多端。水饮中阻，胃失和降，胃气上逆，故干呕、或噎；水饮上干肺气，故咳、或喘；饮不化津，故或渴；水饮下趋大肠，故或利；水蓄膀胱，故或小便不利，少腹满；与小青龙汤主之，以外散风寒，内化水饮也。

小青龙汤方

麻黄（去节）三两　芍药三两　五味子半升　干姜二两　甘草（炙）三两　半夏（洗）半升　桂枝三两　细辛三两

上八味，以水一斗，先煮麻黄、减二升，去上沫，内诸药，煮取三升，去滓，温服一升。

加减法：若渴，去半夏加瓜蒌根三两。若噎者，去麻黄加附子一枚（炮）。若小便不利，少腹满，去麻黄加茯苓四两。若喘，去麻黄加杏仁半升（去皮尖）。若微利，去麻黄加芫花如一鸡子，熬令赤色。

【评注】方中麻黄辛温，以发汗散寒解表，且宣肺平喘止咳，为君。桂枝、干姜、细辛辛温，以通阳化气，温肺化饮，并助麻黄解表散邪，共为臣。五味子敛肺止咳，芍药养血和营，半夏燥湿化痰，和胃降逆，共为佐。

甘草益气和中，调和诸药，为使。合奏散风寒、化水饮之功。加减之法：若渴者，去半夏之辛燥，加花粉之甘寒，以生津止渴；若噎者，为里寒甚，故去麻黄，加附子以散里寒，则噎可止；若小便不利，少腹满，为饮停于里，故去麻黄，加茯苓四两，以利水消饮；若表虚而喘者，去麻黄之散而加杏仁，以平喘止咳。若微下利，里不虚者，为水饮内盛也，故去麻黄加荛花，以泻水逐饮。荛花味辛苦，性寒，有泻水逐饮之功，主治痰饮、咳逆上气、水肿等证；然其性有毒，方中加如一鸡子大，恐用量过多，当以一钱上下为宜。

伤寒，心中有水气，咳而微喘，发热不渴，服汤已，渴者，此寒去欲解也，小青龙汤主之。（41）

【评注】伤寒，心中有水气，咳而微喘，发热不渴者，乃外有伤寒，内有寒饮之证，此小青龙汤之本证也，故与小青龙汤主之。服汤后，渴者，为汗出寒解饮去，津液稍损之故，当与水少少饮之，令胃气和则愈。

（六）喘病一方

桂枝加厚朴杏子汤

太阳病下之，微喘者，表未解故也，桂枝加厚朴杏子汤主之。（43）

【评注】太阳病当汗而下之，表邪不得解，且内干于肺，肺失宣肃，故微喘。故与桂枝汤解表，加厚朴、杏仁以行气降逆平喘。此亦表里同治之法也。

喘家作，桂枝汤加厚朴杏子佳。（18）

【评注】喘家，平素病喘之人也。其肺素虚，每感于邪则喘，解外者，宜桂枝汤，恐麻黄汤之过汗也；加厚朴、杏仁以降逆定喘。故喘家作喘之时，与桂枝加厚朴杏子汤，较独用桂枝汤效更佳也。

桂枝加厚朴杏子汤方

于桂枝汤方内，加厚朴二两，杏仁五十个，余依桂枝汤方。

【评注】方中桂枝汤以解肌发表，调和营卫。加厚朴之苦辛温，以燥湿行气，消积平喘；杏仁之苦温，以降气平喘。合奏解肌和表、下气平喘之功。

（七）衄病论治二方

【评注】此仲景论治衄病，有衄病论，有麻黄汤、桂枝汤二方，今分辑于下。

1. 衄病论

太阳病，脉浮紧，发热身无汗，自衄者愈。（47）

【评注】太阳病，脉浮紧，发热身无汗者，太阳伤寒也。衄者，血汗也。今自衄者，乃寒邪外束，热闭营血，又营血自得充盛，逐邪于上，衄则邪随之而去，故愈。

2. 麻黄汤

太阳病，脉浮紧，无汗，发热，身疼痛，八九日不解，表证仍在，此当发其汗。服药已，微除，其人发烦目瞑；剧者，必衄，衄乃解。所以然者，阳气重故也。麻黄汤主之。（46）

【评注】"麻黄汤主之"当在"此当发其汗"之下。谓太阳病，脉浮紧，无汗，发热，身疼痛，太阳伤寒也。八九日不解，表证仍在者，谓虽伤寒日久，脉证不变，表实证仍在，与麻黄汤发汗，正治也。然服药后，证虽稍减，又见其人发烦目瞑者，乃寒闭于外，热郁于内，麻黄汤鼓动营卫，正与邪争也。剧者，内热甚也；热迫营血，逐邪从上而出，故必衄；衄则邪去，故衄乃解。所以然者，伤寒日久，表热久闭，阳邪居阳位，此一重也；麻黄汤亦辛温助热之剂，此再重也，故曰阳气重也。

伤寒脉浮紧，不发汗，因致衄者，麻黄汤主之。（55）

【评注】谓伤寒脉浮紧，当发汗而不发汗，寒邪外束，热闭营血，因致衄而不解者，与麻黄汤发汗则愈。若自衄而解者，邪随衄去，则不药而愈也。

3. 桂枝汤

伤寒不大便六七日，头痛有热者，与承气汤。其小便清者，知不在里，仍在表也，当须发汗。若头痛者，必衄，宜桂枝汤。（56）

【评注】伤寒失治，见不大便六七日，头痛有热，无恶寒，亦无潮热，无汗出，似邪传阳明之里实证，与承气汤者，仍未确也。若其小便清者，热尚未入里，故知不在里；里无热而头痛有热者，知仍在表也；邪既在表，故当须发汗，宜桂枝汤。服桂枝汤，表得解者，则热去痛止；若仍头痛者，乃伤寒当汗而不汗，寒邪外束于上，故头痛难除；热闭于内，且桂枝汤辛温散邪，助热上迫营血，逐邪从上而出，故必衄。若衄而解者，邪随衄去，则愈矣；若衄而不解者，仍与桂枝汤发汗则愈。

（八）下利病一方

桂枝人参汤

太阳病，外证未除，而数下之，遂协热而利；利下不止，心下痞硬，表里不解者，桂枝人参汤主之。（163）

【评注】太阳病外证未除，当发汗而解，误下则为逆。今数下之，误之甚也，必虚其内，外邪乘虚协热内陷于中，脾失运化，故利。里虚寒结，脾阳耗损，故利下不止，心下痞硬，脉必微弱；若表仍不解者，法当解表温中，表里同治，故与桂枝人参汤温中健脾，并解表也。

桂枝人参汤方

桂枝四两　甘草（炙）四两　白术三两　人参三两　干姜三两

上五味，以水九升，先煮四味，取五升，内桂更煮，取三升，去滓，温服一升，日再服，夜一服。

【评注】桂枝人参汤由人参汤加桂枝而成。方中人参、白术、干姜、炙甘草以益气温中健脾；桂枝解表，合干姜而温中力倍，合甘草则辛甘化阳。全方合则表里两解，痞利自止矣。

（九）风湿相抟证三方

【评注】此仲景治风湿相抟证，有桂枝附子汤、桂枝附子去桂枝加白术汤、甘草附子汤三方，今辑注于下。

1.桂枝附子汤、去桂枝加白术汤

伤寒八九日，风湿相抟，身体疼烦，不能自转侧，不呕不渴，脉浮虚而涩者，桂枝附子汤主之。若其人大便硬，小便自利者，去桂枝加白术汤主之。（174）

【评注】伤寒八九日而无太阳伤寒证；不呕，邪不在少阳；不渴，邪不在阳明。平素湿盛，阳气既虚，又感风寒，风湿相抟，困于肌表，故身体疼；不能自转侧，故烦；邪在肌表，故脉浮；阳虚湿阻，故脉虚而涩。此风寒湿困阻肌表之证，故与桂枝附子汤主之，以温经散寒，祛风除湿。若其人大便硬，小便自利者，乃寒湿中阻，土不制水，水液不化，脾不行津也，故去桂枝之辛散发表，白芍之酸收敛阴；加白术以补脾利湿。

桂枝附子汤方

桂枝（去皮）四两　附子（炮，去皮，破）三枚　生姜（切）三两大枣（擘）十二枚　甘草（炙）二两

上五味，以水六升，煮取二升，去滓，分温三服。

去桂枝加白术汤方

附子（炮，去皮，破）三枚　白术四两　生姜（切）三两　大枣（擘）十二枚　甘草（炙）二两

上五味，以水六升，煮取二升，去滓，分温三服。初一服，其人身如痹，半日许，复服之，三服都尽，其人如冒状，勿怪。此以附子、术，并走皮肉，逐水气未得除，故使之耳，法当加桂四两。此本一方二法，以大便硬、小便自利去桂也。以大便不硬、小便不利，当加桂。附子三枚，恐多也。虚弱家及产妇，宜减服之。

【评注】桂枝附子汤与桂枝去芍药加附子汤，药同而名异。此方桂枝增至四两，附子增至三枚，其方证治已变，故易其名。方中重用桂枝，以祛风发表，通经散寒；犹重用附子，以温经助阳，散寒除湿；生姜、大枣、甘草补中气，调营卫，和诸药。五药合用，共奏温经散寒、祛风除湿之功。若其人大便硬，小便自利者，乃寒湿中阻，土不制水，故去桂枝之辛散发表，白芍之酸收敛阴，加白术以补脾利湿。服汤后，其人如昏冒状者，此为附子、白术之力，使水气并走皮肉而未得除之故。《尚书·说命》曰"药不瞑眩，厥疾勿瘳"，故勿怪。若大便不硬，小便不利者，法当加桂四两，使皮肉之水从表而解，则愈。方中附子辛甘大热，有毒，三枚量大，宜久煎，分服；虚弱家及产妇减服之。

2. 甘草附子汤

风湿相抟，骨节疼烦，掣痛不得屈伸，近之则痛剧，汗出短气，小便不利，恶风不欲去衣，或身微肿者，甘草附子汤主之。（175）

【评注】风湿相抟，骨节疼烦，风湿证也；掣痛不得屈伸，近之则痛

剧，风邪甚也；汗出短气，恶风不欲去衣，乃风邪伤于外，阳气衰于内也；水湿不化而内停，故小便不利，或身微肿。此风湿相抟，表里俱虚之证，当表里同治，故与甘草附子汤主之，以温经散寒，祛风除湿，补虚固表。

甘草附子汤方

甘草（炙）二两　附子（炮，去皮，破）二枚　桂枝四两　白术二两

上四味，以水六升，煮取三升，去滓，温服一升，日三服。初服得微汗则解，能食。汗止复烦者，服五合。恐一升多者，宜服六七合为妙。

【评注】方由桂枝附子汤去姜、枣，加白术而成。去生姜，恐其辛散助汗也；去大枣，恐甘缓多而滞其湿也。加白术，以补气健脾，燥湿利水，止汗也。若初服得微汗者，风湿俱去也；能食者，里亦和，此邪去正复，必自愈，止后服。汗止复烦者，为未尽解，当减量服之，自可愈也。

六、太阳里病证治

【评注】太阳之里，有手足太阳二腑。膀胱藏津液而行气化，小肠受盛化物而分清浊，故仲景论太阳之里，有蓄水、蓄血两证，有论治蓄水证五方、蓄血证三方，今分辑注之。

（一）蓄水证论治五方

【评注】仲景论治太阳蓄水证，有蓄水证论，有桂枝汤去桂加茯苓白术汤、五苓散、茯苓甘草汤、文蛤散、芍药散五方，今分辑注于下。

1. 蓄水证论

发汗后，饮水多必喘，以水灌之亦喘。（**75 下**）

【评注】灌，浇也。水乃阴邪，多由阳虚为患。其人太阴素有虚寒，太阴者，在上为肺，在中为脾。发汗伤津，故饮水多。汗多伤阳，水多不化，泛于上焦，火衰金浸，内伤心肺，心阳不振，肺失宣肃，故喘。肺外合皮毛，水浇皮肤，鬼门不开，肺气不宣，水液不布，外伤肺之部，故亦喘。

太阳病，小便利者，以饮水多，必心下悸；小便少者，必苦里急也。（**127**）

【评注】心下，胃脘也。悸，动也。里急，小腹硬满也。太阳病，小便

利者，无太阳腑证，知邪在太阳经，必无消渴欲饮水之证。今饮水多者，欲传里也。然太阳腑既不受邪，亦无发热，汗出，脉洪大等证，知不传阳明。见心下悸者，知邪在中焦。中焦者，非阳明即太阴也。盖其人素有太阴虚寒，胃虽纳水，脾不运化，水停心下，反侮脾土，故心下悸也。小便少者，邪入太阳腑，水停膀胱，故必苦里急也。

2. 桂枝汤去桂加茯苓白术汤

服桂枝汤，或下之，仍头项强痛，翕翕发热，无汗，心下满，微痛，小便不利者，桂枝汤去桂加茯苓白术汤主之。（28）

【评注】头项强痛，翕翕发热，无汗者，邪束于太阳表也；心下满，微痛，小便不利者，水蕴于太阳腑也。服桂枝汤，或下之，皆不可去其邪，反损其阴液，故其证仍在。与桂枝汤去桂加茯苓白术汤主之，以和阴利水，水去则内外皆和而愈。

桂枝去桂加茯苓白术汤方

于桂枝汤方内去桂，加茯苓、白术各三两，余依桂枝汤法煎服。小便利则愈。

【评注】方由桂枝汤去桂枝加茯苓、白术而成。方中桂枝汤去桂枝之辛散，以和营养阴。加茯苓之甘平淡渗，以健脾利水；白术之甘温，以补气健脾，燥湿利水。合奏和阴利水之功。小便利则内外皆和，故愈。

3. 五苓散

太阳病，发汗后，大汗出，胃中干，烦躁不得眠，欲得饮水者，少少与饮之，令胃气和则愈。若脉浮，小便不利，微热，消渴者，五苓散主之。（71）

【评注】太阳病，发汗过多，邪去而津伤，阳明腑液枯少，故胃中干。血汗同源，津枯血燥，心神失养，故烦躁不得眠。胃干渴而引饮，与水少少饮之，以润胃燥，得胃气和者则愈。若大汗出后，太阳表邪未除，虽渴与饮，胃气不和，病必不愈。脉浮、微热者，太阳脉证也；小便不利者，水蓄太阳腑，膀胱气化不行也；消渴者，津伤液少，复邪热劫津，虽饮水而不化津，渴不减也。与五苓散，使膀胱气化，水饮得行，小便得利，则津生、渴止、热除矣。

发汗已，脉浮数，烦渴者，五苓散主之。（72）

【评注】发汗已，谓太阳病发汗已过，汗出已止也。脉浮数者，邪仍在表也。烦渴者，渴得饮水而渴不解也；无大热、汗出、脉洪大，故非阳明热甚之烦渴也。乃邪入太阳腑，水蓄膀胱，水入不化之烦渴也。与五苓散主之，以解表邪，利膀胱也。盖水蓄膀胱，若烦渴得饮而小便不利者，其证确矣。若小便尚利，但不数而烦渴者，当观其有无伤津，仍津伤者，当与水少少饮之，以和其胃气，不可利也；若无伤津，仍烦渴者，水不化津，蓄在膀胱，当与五苓散也。

中风发热，六七日不解而烦者，有表里证，渴欲饮水，水入则吐者，名曰水逆，五苓散主之。（74）

【评注】表，太阳经也。里，太阳腑也。太阳中风，六七日仍发热不解而烦，若脉浮，无他证者，自汗出则愈。今有表里证，既有太阳经之表证，亦有太阳腑之里证，故不能自愈也。太阳腑，膀胱也。《素问·灵兰秘典论》曰："膀胱者，州都之官，津液藏焉，气化则能出矣。"渴欲饮水、水入则吐者，此水停膀胱，水不化津，必小便不利，水入则拒，逆而吐也，名曰水逆。与五苓散外发其汗，里化水饮，通利小便，则表解里和矣。

五苓散方

猪苓（去黑皮）十八铢　茯苓十八铢　泽泻一两六铢　白术十八铢
桂枝（去皮）半两

上五味为散，更于臼中杵之，白饮和方寸匕服之，日三服，多饮暖水，汗出愈。

【评注】太阳经腑俱病，表微而里急，以无形邪热在表为次，有形水饮蓄于膀胱为主。五苓散重用甘淡寒之泽泻，直入膀胱，以利水渗湿，为君；以甘淡平之猪苓、茯苓，助泽泻利水渗湿之功，为臣；以辛甘微苦而温之白术，健脾祛湿，为佐；以辛甘温之桂枝，通阳化气，合白术之温化，共为使药。五药相合，以利膀胱蓄水为主，兼散表邪，又多饮暖水以助汗，则表里两解，经腑同和，故愈。

4. 茯苓甘草汤

伤寒汗出而渴者，五苓散主之；不渴者，茯苓甘草汤主之。（73）

【评注】伤寒汗出者，表虚也。若又见渴，无阳明证者，邪仍在太阳，水入不化，蓄于膀胱也，故与五苓散化气利水和表。若不渴者，气虽化津而不尽，水仍蓄于太阳也，故与茯苓甘草汤解表行水。盖太阳水蓄之证，有蓄于经，有蓄于腑。脉浮，小便不利，微热消渴者，此膀胱蓄水之常证也；发热不解而烦，有表里证，渴欲饮水，水入则吐者，名曰水逆，此膀胱蓄水之甚也；水蓄于经，脉浮，无发热，小便利或不利，渴或不渴，有汗或无汗者，此太阳蓄水之轻者也。其证或轻或重，然其太阳表里之水液必过多，水能化者则轻，水不化者则重也。

茯苓甘草汤方

茯苓二两　桂枝（去皮）二两　生姜（切）三两　甘草（炙）一两。

上四味，以水四升，煮取三升，去滓，分温三服。

【评注】方由桂枝汤去芍药、大枣加茯苓而成。方中桂枝、生姜辛温发散，以去表之水；茯苓淡渗，以利里之水；甘草和之。此太阳蓄水之轻证，故小制其服也。

5. 文蛤散

病在阳，应以汗解之，反以冷水潠之，若灌之，其热被却不得去，弥更益烦，肉上粟起，意欲饮水，反不渴者，服文蛤散；若不瘥者，与五苓散。（141 上）

【评注】潠（xùn），喷水也。若，似也。灌，浇水也。却，退缩也。病在阳，病在表而发热也；邪在表，故应以汗解之。今反以冷水喷洒之，恶寒似水浇洒状，为寒束肌表，故肉上粟起；热被寒闭不得去，邪热内扰，故益烦；意欲饮水，反不渴者，热尚未入里，仍在表也，故服文蛤散，以发汗解表，除烦。若不瘥者，恐为饮水多而不消，水蓄太阳腑，必小便不利，故与五苓散，以解表利水。

文蛤散方

文蛤五两

上一味，为散，沸汤和一钱匕服，汤用五合。

【评注】方中独文蛤一味，咸平，无毒，归肺肾经，有滋阴清热，利湿化痰，软坚散结之功。沸汤下，则有以汤取汗之妙。

文蛤散中文蛤咸平，不发汗，唯沸汤下以取汗，则发表除烦之力有所不足。《呕吐哕下利病脉证并治》篇云："吐后渴欲得水而贪饮者，文蛤汤主之。兼主微风，脉紧头痛。"谓吐后渴欲得水，当少少与饮，以和胃气。今贪饮者，水入不化，新饮必生，与文蛤汤主之，以散饮止渴。兼微感风寒，脉紧头痛者，文蛤汤亦主之，以发汗解表，散饮止渴。

文蛤汤方（《呕吐哕下利病脉证并治》）

文蛤五两　麻黄　甘草　生姜各三两　石膏五两　杏仁五十个　大枣十二枚

上七味，以水六升，煮取二升，温服一升，汗出即愈。

【评注】文蛤汤由大青龙汤去桂枝，减麻黄，加文蛤而成。方中大青龙汤以发汗解表，清热除烦；去桂枝，减麻黄，其发汗之力则大缓。文蛤咸平，以滋阴清热，利水化痰，软坚散结。合则发汗解表，清里除烦，方证契合，故汗出即愈也。

6. 芍药散

身热皮粟不解，欲引衣自覆者；若水以潠之洗之，益令热被却不得出，当汗而不汗则烦。假令汗出已，腹中痛，与芍药三两如上法。（**141 中**）

【评注】此条"身热皮粟不解，欲引衣自覆者；若水以潠之洗之，益令热被却不得出，当汗而不汗则烦"，为插注解释上条"病在阳，应以汗解之，反以冷水潠之，若灌之，其热被却不得去，弥更益烦"之理。假令服文蛤散发汗后，腹中痛者，为表已解而里未和也，与芍药三两，以和中缓急，则愈。此仲景不详方药，据文义，当为芍药散。

芍药散方

芍药三两

上一味，为散，沸汤和一钱匕服，汤用五合。

【评注】方中独芍药一味，苦、酸、微寒，归肝、脾经。有养血敛阴，柔肝止痛之功。沸汤下，则有散寒缓急之妙。

（二）蓄血证三方

【评注】仲景治太阳蓄血证，有桃核承气汤、抵当汤、抵当丸三方，今分辑注于下。

1. 桃核承气汤

太阳病不解，热结膀胱，其人如狂，血自下，下者愈。其外不解者，尚未可攻，当先解其外；外解已，但少腹急结者，乃可攻之，宜桃核承气

汤。（106）

【评注】膀胱，谓膀胱之部也。太阳病失治而不解，寒邪外束，热闭营血，邪热既不传阳明经，亦不传阳明腑，而循血脉内结于少腹膀胱部位；心主血脉，血结则血脉结，心无所主；心藏神，瘀热扰心，则神乱不明；瘀热尚未甚而证轻，故其人如狂，甚必发狂；血自下者，营血自得充盛，逐邪从下而出，血下则邪去，故曰下者愈。血不自下，当攻下也；然其外不解者，当先解其外，宜桂枝汤；若外解已，但少腹急结者，谓但见瘀热实邪结于少腹，而无里虚证，乃可攻之也；宜桃核承气汤攻下泻热，活血逐瘀，血下则瘀热去而愈。

桃核承气汤方

桃核（去皮、尖）五十个　桂枝（去皮）三两　大黄四两　芒硝二两
甘草（炙）二两

上五味，以水七升，煮取二升半，去滓，内芒硝，更上火微沸，下火，先食温服五合，日三服，当微利。

【评注】方由调胃承气汤加桃核、桂枝而成。方中桃仁苦甘平，以活血破瘀；大黄苦寒，以逐瘀泻热；二者合则瘀热并治，同为君。芒硝咸寒，泻热软坚，助大黄逐瘀泻热，为臣。桂枝辛甘温，通行血脉，助桃核活血化瘀，且防硝、黄寒凝之弊，为佐。甘草补中，缓和诸药，为使。诸药合，共奏逐瘀泻热之功。以少量多次温服，取微利为度。

2. 抵当汤

太阳病六七日，表证仍在，脉微而沉，反不结胸，其人发狂者，以热在下焦，少腹当硬满，而小便自利者，下血乃愈。所以然者，以太阳随经瘀热在里故也。宜下之以抵当汤。（124）

【评注】太阳病六七日，失治，邪不得去，故表证仍在；表证脉当浮，今脉微而沉者，微主虚，沉主里，少阴脉也；无邪陷胸膈、心下，水热互结之结胸证，故曰反不结胸；其人发狂者，乃太阳邪热，不传阳明，而随太阳经之营血内传里腑，瘀热结于下焦，故少腹当硬满；瘀热在下焦血分，而不在膀胱气分，故小便自利；宜与抵当汤下之，以泻下逐瘀，血下则瘀热随之而去，故曰下血乃愈。

抵当汤方

水蛭（熬）三十个　虻虫（熬，去头、足）三十个　大黄（去皮，破六片）三两　桃核（去皮、尖）二十个

上四味，以水五升，煮取三升，去滓，温服一升。不下者更服。

【评注】方中桃仁苦甘平，以活血破瘀；大黄苦寒，以逐瘀泻热；水蛭咸苦平，虻虫苦微寒，以破血逐瘀。此乃破血逐瘀至峻之剂，以下为度。

太阳病，身黄，脉沉结，少腹硬满，小便不利者，为无血也；小便自利，其人如狂者，血证谛，属抵当汤。（125）

【评注】太阳病，身黄，湿热发黄也；脉沉结，沉主在里，结主阴凝，为水热结于太阳腑，故少腹硬满；膀胱不得气化，故小便不利；此为太阳蓄水证，非下焦蓄血证，故曰为无血也。小便自利者，为无膀胱蓄水证。其人如狂者，乃邪热不传阳明，而循经脉内结于少腹；心主血脉，血结则血脉结，心无所主，又心藏神，瘀热扰心，则神乱不明，故曰血证谛也。谛，审也。谓蓄血证必见小便自利，其人如狂。下焦蓄血既确，故属抵当汤之所治。

3. 抵当丸

伤寒有热，少腹满，应小便不利，今反利者，为有血也，当下之，宜抵当丸。（126）

【评注】伤寒有热，表不解也；少腹满，邪入结少腹膀胱也；邪结气分，气不化津，水热蓄于膀胱，膀胱气化不利，故应小便不利，五苓散主之。今反利者，则非膀胱蓄水，为邪随太阳经之营血内传里腑，瘀热结于下焦少腹，故曰为有血也；下焦蓄血，治当下之，宜抵当汤。然其人无狂，但见有热、少腹满之证，知其蓄血不甚，故抵当汤减量为丸，徐服缓图，以下血为度。

抵当丸方

水蛭（熬）二十个　虻虫（熬，去翅、足）二十个　桃核（去皮、尖）二十五个　大黄三两

上四味，捣筛为四丸，以水一升，煮一丸，取七合，服之。晬时当下血，若不下者更服。

【评注】此方与抵当汤药同，唯水蛭、虻虫减量三分之一，桃核稍减，

捣筛为四丸；每煮一丸，服三分之二。此峻药徐服缓图，以下血为度。晬时，一整天也。

七、太阳变病证治

【评注】太阳表病，或发汗解表，或调和营卫，使邪从表而解，则愈。若失治误治，则易生他变，累及五脏六腑，甚者变为坏病。故仲景论治太阳变病，有烦病论治五方、喘汗病二方、气上冲病四方、结胸病论治四方、脏结病论、痞病论治九方、烦躁病二方、悸病四方、脉促胸满证二方、脉沉身痛证二方、虚证论治一方，今分而辑注之。

（一）烦病论治五方

【评注】此仲景论治烦病，有栀子豉汤、栀子甘草豉汤、栀子生姜豉汤、栀子厚朴汤、栀子干姜汤五方，有栀子汤诫，今辑注于下。

1. 栀子豉汤

发汗，若下之而烦热、胸中窒者，栀子豉汤主之。（77）

【评注】邪在表，当发汗；若下之，则邪不除而反虚其里，邪乘虚入里化热聚于胸膈，里无实邪，唯见热雍，故烦热，胸中窒也。与栀子豉汤主之，以清热除烦。

栀子豉汤方

栀子（擘）十四枚　香豉（绵裹）四合

上二味，以水四升，先煮栀子，得二升半，内豉煮取一升半，去滓，分为二服，温进一服，得吐者，止后服。

【评注】方中栀子苦寒，归心、肺、胃、三焦经，以清热泻火，凉血除烦，为君；反佐淡豆豉之辛微温，以散邪除烦；合则热去而烦止。温进一服，即得吐者，为热结已散，从上而解，故止后服。若得吐而病不解者，为里素虚寒，非栀子汤之所宜，故亦当止其后服。

下利后更烦，按之心下濡者，为虚烦也，宜栀子豉汤。（375）

【评注】此条亦见《呕吐哕下利病脉证并治》篇中。下利，误下之故也。下利后里虚，无实邪内结，唯邪热内雍加甚，故更烦，按之心下濡，为虚烦也。仍宜栀子豉汤，以清热除烦。

伤寒五六日，大下之后，身热不去，心中结痛者，未欲解也，栀子豉汤主之。(78)

【评注】伤寒五六日，无传里内实之证，而大下之，误也。大下之后，身热不去，无恶寒，亦无汗出恶热者，热已入里，去表不远也；误下邪热内陷于胸膈，里无实邪，而心中气结，故心中结痛也。邪热留连不去，故未欲解也。与栀子豉汤主之，以清热散邪解结。

2.栀子甘草豉汤、栀子生姜豉汤

发汗吐下后，虚烦不得眠，若剧者，必反复颠倒，心中懊憹，栀子豉汤主之；若少气者，栀子甘草豉汤主之；若呕者，栀子生姜豉汤主之。(76 下)

【评注】反复颠倒，谓反复多变，莫以名状也。发汗吐下后，里虚也；邪热乘虚化热内聚于胸，热扰胸膈，心神不安，而无实邪内结，故虚烦不得眠；若剧者，热甚内灼，神不得稍安，故必反复颠倒，心中懊憹；与栀子豉汤主之，以清热除烦。若又见少气者，为中气不足，故加甘草以补中益气。若又见呕者，为胃中有饮而饮热未结，故加生姜以和胃化饮。

栀子甘草豉汤方

于栀子豉汤方内，加入甘草二两，余依前法，得吐，止后服。

【评注】方由栀子豉汤加甘草而成。方中栀子豉汤以清热除烦；加甘草之甘平，以补脾益气，调和药性；合奏清热除烦、补中益气之功。即得吐者，热已从上而解，故曰止后服。

栀子生姜豉汤方

于栀子豉汤方内，加生姜五两。余依前法，得吐，止后服。

【评注】方由栀子豉汤加生姜而成。方中栀子豉汤以清热除烦；加生姜之辛温，以降逆和中；合奏清热除烦、降逆止呕之功。即得吐者，为汗吐下里虚，不耐栀子之苦寒，非邪热内聚也，故曰止后服。

3.栀子厚朴汤

伤寒下后，心烦腹满，卧起不安者，栀子厚朴汤主之。(79)

【评注】伤寒下之，误也；下后邪乘虚入里化热，热扰于上，故心烦；热雍于中，气结于腹，故腹满；心烦腹满甚，故卧起不安。与栀子厚朴汤主之，以清热除烦，行气除满。

栀子厚朴汤方

栀子（擘）十四枚　厚朴（姜炙）四两　枳实（去穰，炒）四两

以上三味，以水三升半，煮取一升半，去滓，分三服，温进一服，得吐，止后服。

【评注】方中栀子苦寒，以清热泻火，除烦，为君；佐以厚朴苦辛温，行气除满，下气消积；枳实苦辛微寒，破气消积除痞；合奏清热除烦、行气消满之功。得吐则邪去，故止后服。

4. 栀子干姜汤

伤寒，医以丸药大下之，身热不去，微烦者，栀子干姜汤主之。（80）

【评注】丸药，峻下之药也。伤寒当汗，医以丸药大下之，误甚。身热不去者，谓仍发热；亦无汗出恶热，又无恶寒者，为热已入里，而去表不远。此为大下伤中阳，寒其内而热不甚，故微烦；与栀子干姜汤主之，以清热温中除烦。

栀子干姜汤方

栀子（擘）十四枚　干姜二两

上二味，以水三升半，煮取一升半，去滓，分二服，温进一服，得吐者，止后服。

【评注】方中栀子苦寒，以清热除烦，为君；佐干姜之辛热，以温中散寒；合奏清热温中除烦之功。温进一服，即得吐者，邪从上而解，故止后服。

5. 栀子汤诫

凡用栀子汤，病人旧微溏者，不可与服之。（81）

【评注】旧，久也。微溏，大便稍烂也。栀子苦寒，能泻三焦热壅。今病人旧微溏者，乃其人虚寒日久，太阴脾土不运，非苦寒之栀子诸汤所宜，故不可与服之。

（二）喘汗病二方

【评注】此仲景治喘汗病，有麻黄杏仁甘草石膏汤、葛根黄芩黄连汤二方，今辑注于下。

1. 麻黄杏仁甘草石膏汤

发汗后，不可更行桂枝汤，汗出而喘，无大热者，可与麻黄杏仁甘草石膏汤。（63）

【评注】"不可更行桂枝汤"当在"无大热者"之下义理方达。谓太阳病发汗后，汗出而喘，无大热者，已无恶风寒之证，邪不在表，故不可更行桂枝汤。无大热，不渴，虽有汗出，亦不属阳明外热证。盖肺合皮毛，邪不外解，化热入里，热甚不循经传，而以体合内传于肺，外蒸肌腠，内雍肺气，肺失宣肃，故汗出而喘。汗出，非因于发汗也，乃内热蒸津液也；汗出热减，故无大热。与麻黄杏仁甘草石膏汤，以清肺散邪，则喘汗自除。

麻黄杏仁甘草石膏汤方

麻黄（去节）四两　杏仁（去皮尖）五十枚　甘草（炙）二两　石膏（绵裹，碎）半斤

上四味以水七升，先煮麻黄减二升，去白沫，内诸药，煮取三升，去滓，温服一升。

【评注】方中麻黄辛、微苦，温，归肺、膀胱经，以散邪平喘，有外开鬼门、中宣肺气、下通水道之功，则内外通达，邪热不能闭。石膏辛、甘，大寒，归肺、胃经，重用则清热泻火、除烦止渴之力倍，使热不伤其津。杏仁苦，微温，有小毒，归肺、大肠经，能降气平咳喘而质润。甘草甘平，以补中健脾，调和药性。四药合用，共奏辛凉宣泄、清肺平喘之功。

下后不可更行桂枝汤，若汗出而喘，无大热者，可与麻黄杏仁甘草石膏汤。（162）

【评注】太阳病下之，非其治也。误治致邪不外解，化热入里，热甚不循经传，而以体合内传于肺，外蒸肌腠，内雍肺气，肺失宣肃，故汗、喘同见。治亦可与麻黄杏仁甘草石膏汤，其理明矣。

2. 葛根黄芩黄连汤

太阳病，桂枝证，医反下之，利遂不止。脉促者，表未解也；喘而汗出者，葛根黄芩黄连汤主之。（34）

【评注】太阳病，桂枝证，太阳中风也，与桂枝汤则愈。今医下之，误也。邪协表热内陷于中，脾不得运，故利遂不止。脉促者，为脉行速而间复常，后复疾行，乃正与邪争，正不胜邪之象；今协热盛而内陷，脉道不畅，

脉气不能续，邪尚留阳明之表，未尽入于里，故曰表未解也。邪热外蒸肌腠，上迫肺气，下陷大肠，故利不止、喘而汗出。与葛根黄芩黄连汤以解阳明之肌表，清肺胃之里热；此又含表里两解之法。

葛根黄芩黄连汤方

葛根半斤　黄芩三两　黄连三两　甘草（炙）二两

上四味，以水八升，先煮葛根，减二升，内诸药，煮取二升，去滓，分温再服。

【评注】方中葛根甘、辛，凉，归肺、胃经，以发表透邪解肌，升阳止泻，生津止渴。合黄芩、黄连之苦寒，以清热燥湿，泻火解毒；加甘草以补中调和。诸药配合，外以解肌达邪，升阳举陷，止泻生津；内以清解，直泄里热；四药合用，共奏表里两解之功。

（三）气上冲病四方

【评注】此仲景治气上冲病，有桂枝汤、茯苓桂枝甘草大枣汤、茯苓桂枝白术甘草汤、瓜蒂散四方，今辑注于下。

1. 桂枝汤

太阳病，下之后，其气上冲者，可与桂枝汤，方用前法。若不上冲者，不可与之。（15）

【评注】太阳病，当汗而反下之，其气上冲者，邪不致下陷，仍在表也；所以然者，以其人不虚，虽误下，尚不致逆。故仍与桂枝汤解表，用如前法。若不上冲，当辨邪之内陷与否？表证仍存与否？里虚与否？此时，不可泰然与服桂枝汤，故曰若不上冲者，不可与之。

2. 茯苓桂枝甘草大枣汤

发汗后，其人脐下悸者，欲作奔豚，茯苓桂枝甘草大枣汤主之。（65）

【评注】脐下，下焦水之位也。下焦之水，阴水也，宜静，得阳则气化而上济，余者向下而出，此其常也。今发汗伤阳，脐上阳虚，脐下寒水欲乘虚上泛，故脐下悸，欲作奔豚也。与茯苓桂枝甘草大枣汤主之，以温阳补中利水，则脐下之悸可以自平。

茯苓桂枝甘草大枣汤方

茯苓半斤　桂枝（去皮）四两　甘草（炙）一两　大枣（擘）十五枚

上四味，以甘澜水一斗，先煮茯苓，减二升，内诸药，煮取三升，去滓，温服一升，日三服。

作甘澜水法：取水二斗，置大盆内，以勺扬之，水上有珠子五六千颗相逐，取用之。

【评注】方中茯苓淡渗，重用以健脾利水。桂枝、甘草、大枣等辛甘化阳。桂枝温阳通经，化气利水；甘草、大枣补土制水。合则温阳补中，利水降冲，奔豚自不能作矣。以甘澜水者，取其水中注入阳气，使之不与阴水同类也。

3. 茯苓桂枝白术甘草汤

伤寒若吐若下后，心下逆满，气上冲胸，起则头眩，脉沉紧，发汗则动经，身为振振摇者，茯苓桂枝白术甘草汤主之。（67）

【评注】伤寒当以汗解，若吐下，皆误也；吐则虚其上，下则虚其下，邪乘虚内陷于中，故心下逆满；邪乘虚上冲于胸，则气上冲胸；上冲于头，故起则头眩；脉沉紧，沉主里，紧主寒，里寒脉也。此时邪已内陷，阳气内虚，若发汗，亦误也，反重伤阳而劫阴津，经脉空虚，寒饮乘虚上冲外扰，故曰动经，身为振振摇也。与茯苓桂枝白术甘草汤主之，以温阳化饮，健脾利水。

茯苓桂枝白术甘草汤方

茯苓四两　桂枝（去皮）三两　白术二两　甘草（炙）二两

上四味，以水六升，煮取三升，去滓，分温三服。

【评注】方中桂枝辛温，补阳降冲，化气利水；佐以茯苓、白术、甘草，以补中益气，健脾制水。四药合用，共奏温阳利水、健脾化饮之功。

4. 瓜蒂散

病如桂枝证，头不痛，项不强，寸脉微浮，胸中痞硬，气上冲咽喉不得息者，此为胸有寒也，当吐之，宜瓜蒂散。（166）

【评注】桂枝证，发热、汗出、恶风、脉浮缓、头项强痛也。今病如桂枝证，而头不痛，项不强者，邪不在太阳经，非桂枝证，乃其人素有寒饮在胸，故曰此为胸有寒也。寒饮化热，外蒸肌腠，故发热、汗出，如桂枝证也。寸脉微浮者，病位在上，尚未入深也。邪结于胸，故胸中痞硬。气上冲咽喉不得息者，其人未虚，正欲去邪，从上而去之也。治宜因势利导，故当吐之，与瓜蒂散，涌而去其邪。

瓜蒂散方

瓜蒂（熬黄）一分　赤小豆一分

上二味，各别捣筛，为散已，合治之，取一钱匕，以香豉一合，用热汤七合，煮作稀糜，去滓，取汁和散，温顿服之。不吐者，少少加服，得快吐乃止。诸亡血虚家，不可与瓜蒂散。

【评注】方中瓜蒂苦寒，有毒，乃催吐至专之药。赤小豆甘酸平，以利水饮，排邪毒。更与香豉，用热汤煮作稀糜，和散顿服，以护胃气，且清解除烦，宣郁达邪。此为仲景吐邪第一方，力专而效宏。然极易伤正，故少少服之，中病即止。体虚者，自当禁之，恐重虚而增寒，故曰诸亡血虚家，不可与瓜蒂散。

（四）结胸病论治四方

【评注】仲景论治结胸病，有结胸病论，有大陷胸汤、大陷胸丸、小陷胸汤、三物白散四方，今辑注于下。

1. 结胸病论

问曰：病有结胸，有脏结，其状何如？答曰：按之痛，寸脉浮，关脉沉，名曰结胸也。（128）

【评注】此问结胸与脏结二病，其病状何如？寸脉浮，为邪在上在外；关脉沉，主邪在中在里。知病始于上于外，或误下，或失治，邪内陷于中于里，结在胸膈、心下诸腑，腑气不通，故胃不纳，不大便，按之痛也，此病名曰结胸。

结胸证，其脉浮大者，不可下，下之则死。（132）

【评注】结胸证俱，脉当沉紧；今脉浮大者，浮则在表，大则未结，又大而无力者，虚也。盖结胸病，多因太阳病误下，邪陷内结得之；今表邪未去，里结未实，正气已虚，故不可下。下之则治再误，正更虚，病更逆，故死。

结胸证悉具，烦躁者亦死。（133）

【评注】结胸证悉具，谓脉沉而紧，不大便，舌上燥而渴，日晡所潮热，从心下至少腹硬满而痛，不可近者也。此为结胸极重之证，法当与大陷胸汤急攻其里，或有生机。今又见烦躁者，为邪盛极，盘踞于三焦，心神无主；阴竭于下，阳越于上，进退皆失，故亦死。

2. 大陷胸汤

太阳病，脉浮而动数，浮则为风，数则为热，动则为痛，数则为虚，头痛发热，微盗汗出，而反恶寒者，表未解也。医反下之，动数变迟，膈内拒痛，胃中空虚，客气动膈，短气躁烦，心中懊憹，阳气内陷，心下因硬，则为结胸，大陷胸汤主之。若不结胸，但头汗出，余处无汗，剂颈而还，小便不利，身必发黄。(134)

【评注】太阳病，脉浮而动数，浮为风在表，数为热正盛，动为阴阳相搏而不定，故为痛。数者，热盛伤阴，故为虚；浮而动数者，为表邪欲传变之兆。谓太阳病，脉浮而动数，头痛发热者，表热盛也；微盗汗出者，风热之邪在表，营阴外泄也；里热盛者，当不恶寒而反恶热，今反恶寒者，邪尚未传里，故曰表未解也。表未解当以发汗，而医反下之，直伤胃阳，水寒不化，故脉变迟。外邪乘虚内陷，扰动胸膈，故短气躁烦，心中懊憹。若表热邪气尽陷胸膈、心下，与寒水搏结而成实，则心下因硬而为结胸。此时邪悉结在里，故与大陷胸汤主之，以直泻其邪，邪去则安。若不结胸者，内陷之邪热不与寒水搏结，而各自为患；邪热不得泄而上冒，故但头汗出，余处无汗，剂颈而还。寒水不化，膀胱不能分消，故小便不利。水湿内停，湿热熏蒸，故身必发黄。

大陷胸汤方

大黄（去皮）六两　芒硝一升　甘遂（另碾）一钱

上三味，以水六升，先煮大黄，取二升，去滓，内芒硝，煮一两沸，内甘遂末，温服一升，得快利，止后服。

【评注】方中甘遂苦寒，以泻水逐饮，散结为君。大黄苦寒，以泻下破积；量虽重而先煎，峻药缓图为臣。芒硝咸寒，以泻下软坚为佐。三药合用，其寒下之力甚峻，故中病即止，恐其伤正。然热实结胸已成，非此方不能取效，故又当勿失机宜，恐留祸患也。

伤寒六七日，结胸热实，脉沉而紧，心下痛，按之石硬者，大陷胸汤主之。(135)

【评注】紧，坚实也。伤寒六七日，无下之误，而有失治之过，表邪化热内陷，热结成实，停于胸膈、心下，壅塞不通，故成热实结胸，而见脉沉而坚实有力、心下痛、按之石硬诸证。此时结胸里实已甚，故与大陷胸汤主之，以急泻其邪。

伤寒十余日，热结在里，复往来寒热者，与大柴胡汤。但结胸无大热者，此为水结在胸胁也，但头微汗出者，大陷胸汤主之。（136）

【评注】伤寒十余日而不治，表邪化热入里，结而成实，当发热而不恶寒，或汗出渴饮，或腹满、不大便；今复往来寒热者，为邪在少阳之半里，未尽入阳明之里，知此非结胸证，故与大柴胡汤，以解少阳半里之邪。结胸者，结在胸胁、心下，故必有胸胁、心下硬满而痛，发热等证。今结胸无大热者，乃热结在里，渴引饮而饮水过多，水不能消而与热结胸胁，故曰此为水结在胸胁也。里热不甚，上蒸于头，故但头微汗出。水热互结于里，结胸证具，故与大陷胸汤主之，以泄热逐水散结也。

太阳病，重发汗而复下之，不大便五六日，舌上燥而渴，日晡所小有潮热，从心下至少腹硬满而痛，不可近者，大陷胸汤主之。（137）

【评注】日晡，申时也。所，大约也。太阳病重发汗，过汗也；复下之，重伤津液也。燥热内结阳明腑，日久不复，故不大便五六日，舌上燥而渴也。申时前后，阳明气盛，小有潮热者，内热随阳明气血如时而至，且热未甚也。从心下至少腹硬满而痛，不可近者，此三焦皆实且甚，拒按至极也。当急攻其实，与大陷胸汤主之。

3. 大陷胸丸

结胸者，项亦强，如柔痉状，下之则和，宜大陷胸丸。（131下）

【评注】结胸者，水热结在胸胁、心下，故必有胸胁、心下硬满而痛，发热等证；若并见项强、汗出，则有似柔痉之证，故曰项亦强，如柔痉状。结胸水热内结，发热、汗出则伤津，水津不布，津枯于上，筋脉失养，筋失其柔，故项强；此非太阳经受邪之柔痉项强也。结胸法当下，故下之则和。然上之津液已枯，恐急下重劫其津，故宜大陷胸丸主之。

大陷胸丸方

大黄半斤　葶苈子（熬）半升　芒硝半升　杏仁（去皮尖，熬黑）半升

上四味，捣筛二味，内杏仁、芒硝，合研如脂，和散。取如弹丸一枚，

别捣甘遂末一钱匕，白蜜二合，水二升，煮取一升，温顿服之，一宿乃下。如不下，更服，取下为效。禁如药法。

【评注】方中甘遂苦寒，泻水逐饮；大黄苦寒，泻下破积；芒硝咸寒，泻下软坚；葶苈子苦辛，大寒，泻肺利水；杏仁苦，微温，降气润肠；白蜜甘润和缓。峻药制丸，取如弹丸一枚，量轻图缓，取下为效。

4. 小陷胸汤

小结胸，病正在心下，按之则痛，脉浮滑者，小陷胸汤主之。（138）

【评注】小结胸，结胸之轻浅者也。邪仅结心下，按之方痛，不按则不痛。脉浮滑者，浮则病在上，虽已入里而去表不远；滑则热在里，热亦不甚也。与小陷胸汤主之，以宽胸开结，涤痰泄热。

小陷胸汤方

黄连一两　半夏（洗）半斤　瓜蒌实（大者）一枚

上三味，以水六升，先煮瓜蒌，取三升，去滓，内诸药，煮取二升，去滓，分温三服。

【评注】方中瓜蒌甘寒，归肺、胃、大肠经，以清热除痰，利气宽胸，通便散结。黄连苦寒，归心、胃、大肠经，以泻火燥湿。半夏辛温，归脾、胃、肺经，以燥湿化痰，降逆消痞散结。三药合用，能共奏宽胸开结、涤痰泄热之功。此方之制，较大陷胸汤大缓，然药证相任，从小而图。此因小而有成，妄大则必败。

5. 三物白散

寒实结胸，无热证者，与三物小陷胸汤，白散亦可服。（141下）

【评注】此"小陷胸汤"四字当为衍文。《金匮玉函经·辨太阳病形证治下》云："寒实结胸，无热证者，与三物小白散。"其义理尤达。寒实结胸，既是结胸，当有心下硬满而痛，拒按；既是寒实，脉当沉紧，沉主里，紧主寒主痛。无热证者，无潮热、汗出、渴饮也。法当温攻寒实，涤痰破结，与三物白散主之。

三物白散方

桔梗三分　巴豆（去皮心，熬黑，研如脂）一分　贝母三分

上件二味为末，内巴豆，更于白中杵之，以白饮和服，强人半钱匕，羸者减之。病在膈上必吐，在膈下必利。不利，进热粥一杯；利过不止，进

冷粥一杯。

【评注】方中巴豆大辛、大热、大毒，以攻下冷积，逐水祛痰，为君。桔梗苦辛平，以宣肺开胸为臣。反佐贝母之苦寒，以化痰散结。三药合用，共奏攻寒、逐水、破积之功。然此病之除，在膈上者必吐而去之，在膈下者必利而去之，皆随邪之上下，各从近道而去，故病虽甚而去亦速。羸者减量服之。热能助巴豆之力，故不利，进热粥一杯；冷能减巴豆之峻，故利过不止，进冷粥一杯。粥者，谷气厚而汤多，食之可调汗、吐、下等攻伐之失度，而滋化源也。

（五）脏结病论

何谓脏结？答曰：如结胸状，饮食如故，时时下利，寸脉浮，关脉小细沉紧，名曰脏结。舌上白苔滑者，难治。（129）

【评注】脏结如结胸之状者，寸脉浮，阳浮于上也；关脉小细主里虚，沉紧为内寒；知病始于伤寒，或误治，或失治，致里虚寒凝，邪陷而结于诸脏，故此非结胸，而名曰脏结。腑气尚通，故必按之不痛；胃仍得受纳，故饮食如故；食而不化，故时时下利；舌上白苔滑者，为脏结里寒之常，与四逆汤类，或尚可治；舌上黄燥者，脏结已变，法必难定，故难治。反之，结胸舌上黄燥者为常，与大陷胸汤，攻邪即可；舌上白滑者，为结胸已变，与大陷胸汤，则难堪，故亦难治。

脏结无阳证，不往来寒热，其人反静，舌上苔滑者，不可攻也。（130）

【评注】脏结本为脏虚而阴寒内结，乃纯阴之证，故曰无阳证；又不往来寒热，故无少阳半里证；其人反静，亦无阳明腑实或结胸病；舌上苔滑者，无寒邪化热之象。此皆内虚寒凝之征，法当温阳散寒，下之则逆，逆则死，故曰不可攻也。

病胁下素有痞，连在脐旁，痛引少腹，入阴筋者，此名脏结，死。（167）

【评注】病，脏结也。痞，结块而痛也。痞证，结痛在心下也。胁下，在脏为肝，在腑为胆，在经为足少阳。脐旁，属足阳明。少腹、阴筋，属足厥阴。今胁下素有痞块，连在脐旁，痛引少腹，入阴筋者，非痞病也，乃脏结日久，由肝及胆，由足少阳蔓至足阳明，继入足厥阴，病日进，中下二焦尽结，故死。

（六）痞病论治九方

【评注】仲景论治痞病，有痞病论，有大黄黄连泻心汤、附子泻心汤、半夏泻心汤、甘草泻心汤、生姜泻心汤、五苓散、十枣汤、赤石脂禹余粮汤、旋覆代赭石汤九方，今分辑注于下。

1. 痞病论

脉浮而紧，而复下之，紧反入里，则作痞，按之自濡，但气痞耳。（151）

【评注】脉浮紧，伤寒表脉也，当与汗解，而复下之，误也。误下而虚其里，表寒乘虚入中，故曰紧反入里，即脉沉紧之谓也。寒邪内陷，气结不通，升降失司，则作痞。虽寒气结，而无实邪，又无硬痛之证，为气不通行上下，故曰按之自濡，但气痞耳。

2. 大黄黄连泻心汤

心下痞，按之濡，其脉关上浮者，大黄黄连泻心汤主之。（154）

【评注】心下痞，按之濡者，气痞证也；气痞之脉当沉紧，今其脉关上浮者，非气痞也，乃邪入里，其人气有余而化热，为热浅痞轻，升降失司之热痞，故与大黄黄连泻心汤主之，以泻热消痞也。

伤寒大下后，复发汗，心下痞，恶寒者，表未解也，不可攻痞，当先解表，表解乃可攻痞。解表宜桂枝汤，攻痞宜大黄黄连泻心汤。（164）

【评注】痞，气隔不通也。伤寒大下后，大虚其里；复发汗，又虚其表；心下痞者，表邪乘虚内陷，结于心下，气隔不通也。恶寒、脉浮者，为表未解，当与桂枝汤先解其表。表解而里未和，热结气郁，升降不行，仍心下痞满者，乃可攻痞，与大黄黄连泻心汤，以泻热消痞，则升降自复。

大黄黄连泻心汤方

大黄二两　黄连一两

上二味，以麻沸汤二升渍之，须臾绞去滓，分温再服。

【评注】方中大黄、黄连苦寒，以泻下攻积，清热泻火。妙在麻沸汤浸渍之，而非煎煮，为多取其气，少取其味也。热痞无内实燥结，得其气则药走气，而热泻痞消于无形；得其味则药走形，而苦泄大寒伤中，非所宜也。

3. 附子泻心汤

心下痞，而复恶寒汗出者，附子泻心汤主之。（155）

【注】心下痞者，谓气结心下，气有余化热作痞也；热痞不应恶寒，而复恶寒汗出者，为表阳已虚，故知其人素虚也。与附子泻心汤主之，以温阳固表，泻热消痞。

附子泻心汤方

大黄二两　黄连一两　黄芩一两　附子（炮，去皮，破，别煮取汁）一枚

上四味，切三味，以麻沸汤二升渍之，须臾绞去滓；内附子汁，分温再服。

【评注】方中附子辛热，以温阳固表，而补恶寒汗出之虚；大黄、黄连、黄芩之苦寒，以麻沸汤浸渍，取其味薄气多，走气不伤形，以清泄中上焦之热，而消心下痞结之证。四药合用，共奏温经回阳、泻热消痞之功。

4. 半夏泻心汤

伤寒五六日，呕而发热者，柴胡汤证具，而以他药下之，柴胡证仍在者，复与柴胡汤。此虽已下之不为逆，必蒸蒸而振，却发热汗出而解。若心下满而硬痛者，此为结胸也，大陷胸汤主之。但满而不痛者，此为痞，柴胡不中与之，宜半夏泻心汤。（149）

【评注】伤寒五六日，呕而发热者，邪在少阳半表半里，当与小柴胡汤和而解之，故曰柴胡汤证具。而以他药下之，误也；柴胡证仍在者，虽误而证不变，治亦不变，故复与柴胡汤。所以然者，虽已误下，其人体实，尚不致逆，必蒸蒸而振，却发热汗出而解者，此柴胡汤和解少阳之功也。若心下满而硬痛者，此为误下虚其里，少阳之邪乘虚内陷于胸膈，水热互结而成结胸病，当与大陷胸汤主之，以攻下泄热逐饮。但满而不痛者，少阳之邪内陷于里，升降枢塞，其里已虚，暂无实邪搏结，故为痞病。非柴胡汤之所宜，宜与半夏泻心汤，以补虚和中，散寒泄热，开结除痞，则升降自调。

半夏泻心汤方

半夏（洗）半升　黄芩三两　干姜三两　人参三两　黄连一两　甘草（炙）三两　大枣（擘）十二枚

上七味，以水一斗，煮取六升，去滓再煮，取三升，温服一升，日

三服。

【评注】方中半夏辛温，以降气除痞；干姜辛热，以散寒、温中、开痞；人参、甘草、大枣，以益气补中，调和药性；黄芩、黄连苦寒，以泄热消痞。诸药合用，共奏辛开苦泄、补虚消痞、寒热并除之功。

5. 甘草泻心汤

伤寒中风，医反下之，其人下利，日数十行，谷不化，腹中雷鸣，心中痞硬而满，干呕，心烦不得安。医见心下痞，谓病不尽，复下之，其痞益甚。此非结热，但以胃中虚，客气上逆，故使硬也，甘草泻心汤主之。（158）

【评注】伤寒中风，为邪在太阳表；医反下之，则误下伤中，中虚邪陷，壅结成痞，上下不济，下寒上热也。下寒虚冷，不化水谷，故其人下利，日数十行，谷不化；中痞内壅，邪气上逆，故腹中雷鸣，心中痞硬而满，干呕；上热扰心，故心烦不得安。医见心下痞，谓病不尽，复下之，其痞益甚者，为重下更虚而痞甚也。中虚邪陷，上下不济，邪气上逆，非热结成痞，乃虚痞作祟。与甘草泻心汤主之，以补中缓急，调和上下；加人参则补虚更佳。

甘草泻心汤方

甘草（炙）四两　黄芩三两　黄连一两　干姜三两　半夏（洗）半升
大枣（擘）十二枚

上六味，以水一斗，煮取六升，去滓，再煎取三升，温服一升，日三服。

【评注】方中重用甘草之甘平，以补中缓急，为君。干姜辛热，以温中散寒开痞；半夏辛温，以降气和中除痞，共为臣。黄芩、黄连苦寒，以泄热消痞，共为佐。大枣甘缓，以补中，调和诸药，为使。诸药合用，共奏补虚缓急、降逆消痞、寒热并除之功。

6. 生姜泻心汤

伤寒汗出，解之后，胃中不和，心下痞硬，干噫食臭，胁下有水气，腹中雷鸣下利者，生姜泻心汤主之。（157）

【评注】谓伤寒以汗解之，此正治也，当汗出而愈。今见胃不和者，必其人脾胃素虚不运，胁下有水气，因汗后阳微水泛，水谷不化，停于心下，升降失序而成痞，故心下痞硬，干噫食臭；脾虚水浸，清浊不分，故腹中雷鸣、下利；与生姜泻心汤，以补中化饮，和胃消痞。

生姜泻心汤方

甘草（炙）三两　人参三两　干姜一两　半夏（洗）半升　黄芩三两　黄连一两　生姜（切）四两　大枣（擘）十二枚

上八味，以水一斗，煮取六升，去滓再煎，取三升，温服一升，日三服。

【评注】方中生姜、半夏辛温，和胃散水开痞；干姜辛热，温中散寒；人参、甘草、大枣补虚和中；黄芩、黄连苦寒泄热。诸药合用，共奏补虚散水、和中消痞、寒热并除之功。

7. 五苓散

本以下之，故心下痞，与泻心汤。痞不解，其人渴而口燥烦，小便不利者，五苓散主之。（156）

【评注】本，原也。谓原以下之而致心下痞，误下也。既已成痞，当依痞之所异，各用诸泻心汤治之则愈。今痞不解，乃邪仍在太阳；其人渴而口燥烦，小便不利者，为水蓄太阳腑，气不化津，水气上扰，膀胱不利之水痞。与五苓散主之，以外发其汗，里化水饮，通利小便，使表解里和，则愈。

8. 十枣汤

太阳中风，下利呕逆，表解者，乃可攻之。其人漐漐汗出，发作有时，头痛，心下痞硬满，引胁下痛，干呕短气，汗出不恶寒者，此表解里未和也，十枣汤主之。（152）

【评注】下利，谓二便利也。太阳中风，当有头痛、发热、汗出、恶风寒、脉浮等证，若饮水多，小便利者，水不蓄膀胱。今见呕逆，为饮停于胃，胃气上逆。虽有汗出、头痛，但不恶寒，知邪不在表，亦无少阴里寒证。又二便利，知饮不在下焦。饮停中焦，结而不行，故心下痞硬满；水饮旁引，故引胁下痛；水饮上攻，胃气不降，逆于上焦，邪不得出，肺气郁闭，故干呕短气；上泛化热，外蒸肌腠，故汗出；上干清阳，故头痛。此饮停中焦，旁引胸胁，结而不去之水痞，故曰表解里未和也。此时非十枣汤之峻下逐水不能效，所以然者，水结心下、胸胁，已外汗、上呕、下利而皆不得去，与十枣汤，直捣巢穴，故曰表解者，乃可攻之。

十枣汤方

芫花（熬）　甘遂　大戟　大枣（擘）十枚

上三味等分，各别捣为散，以水一升半，先煮大枣肥者十枚，取八合，去滓，内药末。强人服一钱匕，羸人服半钱，温服之，平旦服。若下少病不除者，明日更服，加半钱，得快下利后，糜粥自养。

【评注】方中大戟、甘遂、芫花皆苦寒、有毒，归肺、肾、大肠经，其泻水逐饮之力至峻，三药合而用之，胜负在此一举，不容有失也。大枣甘温，归脾、胃经；取大枣肥者十枚名之，煎汤送服三峻药，中病后糜粥自养，既护后天之本，又缓和药性。强人服一钱匕，羸人服半钱，则尽显其用之慎也。仲景此方，尽显雷霆之勇猛，更不失安抚之仁矣。

9. 赤石脂禹余粮汤

伤寒服汤药，下利不止，心下痞硬，服泻心汤已，复以他药下之，利不止，医以理中与之，利益甚。理中者，理中焦。此利在下焦，赤石脂禹余粮汤主之；复利不止者，当利其小便。（**159**）

【评注】伤寒服汤药，下利不止者，必误下也。心下痞硬，乃误下致痞，与诸泻心汤治之当愈。今服泻心汤已，而痞不解，若其人渴而口燥烦，小便不利者，当如上156条，与五苓散则愈。今复以他药下之，利不止者，乃重下误甚，致中虚肠滑也。医以理中汤与之，利益甚者，理中汤为补中散寒之剂，今之利为下焦肠滑，药不能留胃肠之中而下利，故理中汤不效，宜赤石脂禹余粮汤主之，以涩肠固脱止泻，先治其标。复利不止，小便不利者，乃水湿内盛，不能从小便去，而下趋大肠，故当与五苓散利其小便，水得分销，则利自止矣。

赤石脂禹余粮汤方

赤石脂（碎）一斤　太乙禹余粮（碎）一斤

上二味，以水六升，煮取二升，去滓，分温三服。

【评注】方中赤石脂甘酸涩，性温；太乙禹余粮甘涩，性平。二药皆归大肠、胃经，皆能补土涩肠，止泻止血，且禹余粮偏入气，赤石脂善走血，二药相须为用，气血兼顾，共奏收敛固脱、涩肠止泻之功。久泻、久痢、肠滑不收者最宜，痢疾初起者忌用。

10. 旋覆代赭石汤

伤寒发汗，若吐若下，解后，心下痞硬，噫气不除者，旋覆代赭石汤主之。（161）

【评注】伤寒发汗，此正治也，病当解，若吐若下，徒伤中也。心下痞硬，噫气不除者，乃土虚木乘，痰气结于中，胃气不得降，上逆连连也。与旋覆代赭石汤主之，以补中开结，下气除痞。

旋覆代赭石汤方

旋覆花三两　人参二两　生姜（切）五两　代赭石一两　半夏（洗）半升　甘草（炙）三两　大枣（擘）十二枚

上七味，以水一斗，煮取六升，去滓再煎，取三升，温服一升，日三服。

【评注】方中旋覆花苦辛咸，微温，以消痰行水，降气止呕；半夏辛温，以燥湿化痰，降逆止呕，消痞散结；以人参、甘草、生姜、大枣补虚和胃，健脾安中；轻用代赭石之苦寒，以平肝、降逆。诸药合用，共奏降逆化痰、益气和胃之功。

（七）烦躁病二方

【评注】此仲景治躁病，有干姜附子汤、茯苓四逆汤二方，今辑注于下。

1. 干姜附子汤

下之后，复发汗，昼日烦躁不得眠，夜而安静，不呕不渴，无表证，脉沉微，身无大热者，干姜附子汤主之。（61）

【评注】下之后，复发汗，言误治致内外俱虚也。昼属阳，夜属阴。阳虚阴盛，昼阳能与阴争，故昼日烦躁不得眠；夜则阴独盛，故夜而安静；无少阳、阳明、太阳证，故不呕不渴，无表证；脉沉微，身无大热者，为阳虚已甚，幸而虚阳尚未外越，故与干姜附子汤主之，以急救其阳。

干姜附子汤方

干姜一两　附子（去皮，生用，破八片）一枚

上二味，以水三升，煮取一升，去滓，顿服。

【评注】方由四逆汤去甘草而成。四逆汤乃温中散寒，回阳救逆之剂，

今去甘草者，此虽阴盛阳衰，尚无相格之象，故不用甘草之缓和，但急温其阳而御其阴，则愈矣。

2. 茯苓四逆汤

发汗若下之，病仍不解，烦躁者，茯苓四逆汤主之。（69）

【评注】发汗若下之，言虽有汗下之证，而汗下之治有失其度，故病仍不解。过汗损表阳，误下伤里阳，阳虚寒水上泛，神不得宁，故烦躁，与茯苓四逆汤主之，以抑阴回阳，补中利水，而急救其里。

茯苓四逆汤方

茯苓六两　人参一两　甘草（炙）二两　干姜一两半　附子（生用，去皮，破八片）一枚

上五味，以水五升，煮取三升，去滓，温服七合，日三服。

【评注】方由四逆汤加茯苓、人参而成。方中四逆汤以温中散寒，回阳抑阴；重用茯苓以补土镇水；佐人参以益气健脾。诸药合用，共奏补阳抑阴、健脾利水之功。

（八）悸病四方

【评注】此仲景治悸病，有桂枝甘草汤、真武汤、小建中汤、炙甘草汤四方，今辑注于下。

1. 桂枝甘草汤

发汗过多，其人叉手自冒心，心下悸，欲得按者，桂枝甘草汤主之。（64）

【评注】过汗伤阳，少阴内虚，心阳不振，覆按如有所护则稍安，故其人叉手自冒心；中气内洞，意无所主，故心下悸，欲得按也。与桂枝甘草汤主之，以温阳宁心定悸。

桂枝甘草汤方

桂枝（去皮）四两　甘草（炙）二两

上二味，以水三升煮取一升，去滓，顿服。

【评注】方中用桂枝辛温补阳，入心通阳；甘草甘平益气，和中缓急；二药合用，辛甘化阳，生阳济阴，则悸自止。

2. 真武汤

太阳病发汗，汗出不解，其人仍发热，心下悸，头眩身瞤动，振振欲擗地者，真武汤主之。（82）

【评注】太阳病发汗过度，汗出过多，故病不解，而反伤其阳。其人仍发热者，阳浮于外也；阳虚内寒，寒水上泛心下，则心下悸；寒水上干清窍，则头眩；寒水外溢经络，筋肉失养，则身瞤动，振振欲擗地；与真武汤主之，以温阳利水。

3. 小建中汤

伤寒二三日，心中悸而烦者，小建中汤主之。（102）

【评注】伤寒二三日，不治，不传，表证在也。今又心中悸而烦者，其人素虚也。心阳虚则悸，心阴虚则烦。所以然者，表者太阳也，心者少阴也；太阳、少阴相表里，少阴素虚，虽太阳有邪，不可发汗，恐少阴重虚也。与小建中汤主之，以补中和表。

小建中汤方

桂枝（去皮）三两　芍药六两　甘草二两　生姜（切）三两　胶饴一升　大枣（擘）十二枚

上六味，以水七升，煮取三升，去滓，内胶饴，更上微火消解，温服一升，日三服。呕家不可用建中汤，以甜故也。

【评注】方由桂枝汤倍芍药加胶饴而成。方中胶饴甘温，重用以缓中补虚，生津润燥；倍芍药则益阴和营之功倍；桂枝汤散寒和表，调其营卫。诸药合用，温中而缓，补阴阳而平，散邪以和，故名小建中汤。呕家多因邪滞于中，胃气上逆，非里虚之证，甜缓助其滞，反增其病，故曰不可用也。

4. 炙甘草汤

伤寒脉结代，心动悸，炙甘草汤主之。（177）

【评注】伤寒不治不传，表证在也。又见脉结代，此阳虚寒凝，阴虚血亏，血脉不充，脉气不能续也。心动悸者，谓心悸甚，左乳下其动应衣也。盖其人阴阳气血素虚，又伤寒未愈，心不得养，故心悸甚；宗气泄，则左乳下其动应衣也。所以然者，太阳、少阴相表里，今少阴虚甚，虽太阳有邪，不可发汗，恐少阴不任也。与炙甘草汤主之，以补阴阳气血，缓急复脉，调和营卫。

炙甘草汤方

甘草（炙）四两　生姜（切）三两　桂枝（去皮）三两　麦门冬半升麻子仁半斤　大枣（擘）十二枚　人参二两　阿胶二两　生地黄一斤

上九味，以清酒七升，水八升，先煮八味，取三升，去滓，内阿胶，烊消尽，温服一升，日三服。一名复脉汤。

【评注】方中甘草甘平，重用以补中益气，缓急复脉，为君。生地黄、麦冬甘苦寒，养阴清润，益胃生津；人参甘苦平，大补元气，复脉固脱，补虚生津，养心安神；桂枝辛温，温经通脉，四药共为臣。阿胶、麻子仁甘平，补血、滋阴、润燥；生姜、大枣以和营卫，四药共为佐。清酒辛热，通血脉，行药力，久煎去其峻，为使。诸药合用，共奏补阴阳气血、缓急复脉、调和营卫之功。

（九）脉促胸满证二方

桂枝去芍药汤、桂枝去芍药加附子汤

太阳病，下之后，脉促胸满者，桂枝去芍药汤主之。（21）

若微恶寒者，去芍药方中，加附子汤主之。（22）

【评注】太阳病，当汗而反下之，表邪不去而内陷于胸，胸阳痹阻，故胸满。邪盛入里，正与邪争，正不胜邪，故脉促。与桂枝去芍药汤，解其表而通胸阳；去芍药者，去其酸收，使不碍桂枝之宣通也。误下伤阳，表里俱寒，故微恶寒。桂枝解表寒尚可，里寒则力有不及，故加辛甘、大热之附子，以补火助阳，使内外阳固，则表里自温。

桂枝去芍药汤方

于桂枝汤内去芍药，余依前法。

【评注】方中桂枝汤以解表通阳，调和营卫；去芍药之酸收，则更彰桂枝通阳之力。诸药合奏解表通阳之功。

桂枝去芍药加附子汤方

于桂枝汤方内去芍药，加附子一枚，炮去皮，破八片，余依前法。

【评注】方中桂枝去芍药汤以解表通阳；加附子之辛热，以补火助阳，温里散寒。诸药合奏解表通阳，温里散寒之功。

（十）脉沉身痛证二方

【评注】仲景治脉沉身痛证，有桂枝加芍药生姜各一两人参三两新加汤、四逆汤二方，今辑注于下。

1. 桂枝加芍药生姜各一两人参三两新加汤

发汗后，身疼痛，脉沉迟者，桂枝加芍药生姜各一两、人参三两新加汤主之。（62）

【评注】伤寒发汗后，身疼痛，脉浮者，邪仍在表，与桂枝汤复发汗则愈。今脉沉迟者，汗后里虚有寒，营卫俱损，寒凝经脉，筋肉失荣，故身疼痛。与桂枝加芍药生姜各一两、人参三两新加汤主之，以温经散寒，调和营卫，补气养血。

桂枝新加汤方

桂枝（去皮）一两　芍药四两　甘草二两　人参三两　生姜（切）四两　大枣（擘）十二枚

上六味，以水一斗二升，微火煮取三升，去滓，分温服，如桂枝法。

【评注】此方由桂枝汤重用芍药、生姜，加人参而成。方中桂枝汤温经散寒，调和营卫；重用生姜温中散寒；重用芍药养阴补血；加人参补虚益气，养阳和阴。诸药合用，补诸虚，散寒滞，通经脉，则身和脉平也。

2. 四逆汤

病发热头痛，脉反沉，若不瘥，身体疼痛，当温其里，宜四逆汤。（92）

【评注】病发热头痛，脉浮者，邪在太阳也。今脉反沉，沉主里，主水，少阴脉也。《辨少阴病脉证并治》篇云："少阴病，始得之，反发热脉沉者，麻黄附子细辛汤主之。""少阴病，得之二三日，麻黄附子甘草汤微发汗。以二三日无里证，故微发汗也。"此二条为少阴可汗之证。少阴病表里俱寒而无汗者，与麻黄附子细辛汤、麻黄附子甘草汤，以温里发汗，表里双解。若病仍不愈，身体疼痛者，乃里虚寒甚，必见下利清谷不止、厥逆等证，故当温其里，宜四逆汤。

（十一）虚证论治一方

【评注】此仲景论治虚证，有虚证论，有芍药甘草附子汤一方，今辑注于下。

1. 虚证论

脉浮紧者，法当身疼痛，宜以汗解之。假令尺中迟者，不可发汗。何以知之然？以荣气不足血少故也。（50）

【评注】迟，脉微弱不应手也。脉浮紧，身疼痛者，伤寒脉证也，法当与麻黄汤发汗，故曰宜以汗解之。若寸、关脉浮紧，尺脉微弱不应手者，此里虚，营血不足也，虽有表邪，亦非麻黄汤之所宜，故曰不可发汗。

下之后，复发汗，必振寒，脉微细，所以然者，以内外俱虚故也。（60）

【评注】下之后，复发汗，此汗下失序，皆致误也；误下虚其里，误汗虚其表，内外阳虚，故必振寒、脉微细也。

未持脉时，病人叉手自冒心，师因教试令咳而不咳者，此必两耳聋无闻也，所以然者，以重发汗，虚，故如此。（75上）

【评注】耳为肾窍，六经之气皆通于耳，故耳聋病因多端，然概之亦不外虚实两途。实者，六经之邪也；虚者，脏腑之亏也。今未持脉时，病人叉手自冒心者，此心阳虚而怯，覆按如有所护则稍安也；师因教试令咳而不咳者，乃测其听而不应，故此必两耳聋无闻也。此非六经之邪干于耳，乃重发汗，误夺其阳，阳气内虚，清阳不升，耳窍失养，耳不聪也。

2. 芍药甘草附子汤

发汗病不解，反恶寒者，虚故也，芍药甘草附子汤主之。（68）

【评注】谓病有恶寒等似表之证，与发汗而病不解，此邪不在表。反恶寒者，言恶寒反甚也。所以然者，病本少阴虚寒，误汗更伤阳损阴，则阳虚外寒愈甚。故与芍药甘草附子汤主之，以补阳养阴。

芍药甘草附子汤方

芍药三两　甘草（炙）二两　附子（炮去皮，破八片）一枚

以上三味，以水五升，煮取一升五合，去滓，分温服。

【评注】方中附子补阳，芍药养阴，甘草调和。三药合用，则阴阳双补。仲景此方，为补阳养阴之基础方，此学者又当知也。

辨阳明病脉证并治第七

【评注】阳明外合肌肉，内属胃肠，为多气多血之经。阳明为病，或太阳之邪入，或少阳之邪转，或阳明之邪积，多为实热之证。其外者，为阳明经热，其里者，为阳明腑实，皆邪作祟，邪去则安。然亦有扰外动内，虚实转化，伤津动血，上吐下泻，神明不宁诸变，又不可不察也。仲景辨阳明病，有阳明病论、阳明病传、阳明病解、阳明病诫、阳明外病证治、阳明里病证治、阳明变病证治诸论，今分辑注之，则仲景要义显矣。又《金匮玉函经·辨阳明病形证治》比《伤寒论·辨阳明病脉证并治》多一条原文，亦补入本篇中，并加说明。

一、阳明病论

阳明之为病，胃家实是也。（180）

【评注】此谓阳明病必见胃家实，阳明有胃、大肠二经；胃家，其上至于胃，下至于大肠；实，结满不通也；胃家实，阳明病之纲也。盖阳明为多气多血之经，内属于胃，外合肌肉，布于太阳之里，其为病也，多由太阳所传，亦有少阳转属，或阳明自病者。邪传其经，则为阳明外热证；邪入其腑，则为阳明里实证。胃主受纳、腐熟水谷，为水谷出入之枢，其以通为用，以降为和，若通降乖，则病矣。

伤寒三日，阳明脉大。（186）

【评注】三日，多日也。谓伤寒多日，见脉大而无太阳、少阳证者，邪已入阳明也。

本太阳初得病时，发其汗，汗先出不彻，因转属阳明也。（185上）

【评注】本，原也。谓原太阳始得病时，发其汗，此正治也；汗先出不彻者，乃汗不如法，邪未尽去，因而入里，转属阳明也；然传经传腑又当详而辨之。

问曰：阳明病，外证云何？答曰：身热汗自出，不恶寒反恶热也。（182）

【评注】阳明病外证，阳明经证也，其证有四：一身热，二汗自出，三不恶寒，四反恶热。然其脉必大，无内实诸证，亦可知也。

问曰：病有得之一日，不发热而恶寒者，何也？答曰：虽得之一日，恶寒将自罢，即自汗出而恶热也。（183）

【评注】病，阳明病也。今阳明病始得之一日，不发热而恶寒者，乃太阳伤寒转属阳明，邪始去表不远，入里不深。然邪终已入阳明之经，阳明外证必旋即而起，故曰虽得之一日，恶寒将自罢，即自汗出而恶热也。

问曰：恶寒何故自罢？答曰：阳明居中，主土也。万物所归，无所复传，始虽恶寒，二日即止，此为阳明病也。（184）

【评注】天地五行，以土居中，人之阳明胃亦居于中，与土性相类，故曰阳明居中，主土也。万物之所归，其有形之体，必终归纳于土，他处无以寄也，故曰无所复传。邪既归阳明，阳明证必旋即而起，故恶寒当自罢也。

伤寒发热无汗，呕不能食，而反汗出濈濈然者，是转属阳明也。（185下）

【评注】伤寒发热无汗，呕不能食者，太阳之邪欲传少阳也。今反汗出濈濈然者，此恶寒必自罢，不恶寒反恶热，故是转属阳明也。

病人烦热，汗出则解，又如疟状，日晡所发热者，属阳明也。脉实者，宜下之；脉浮虚者，宜发汗。下之与大承气汤，发汗宜桂枝汤。（240）

【评注】此言烦热之辨也。病人烦热，汗出则解者，太阳表热也。病人烦热，又如疟状者，少阳外热也。病人烦热，日晡所发热者，属阳明热也。脉沉实者，阳明里已成实，当见潮热汗出，腹满，大便硬，故与大承气汤下之，以攻其内实。脉浮虚者，为表虚证，邪仍在表，故宜与桂枝汤发汗，勿太过也。此不言少阳证治者，后必有所论。

问曰：何缘得阳明病？答曰：太阳病，若发汗、若下、若利小便，此亡津液，胃中干燥，因转属阳明。不更衣，内实，大便难者，此名阳明也。

（181）

【评注】阳明病，言阳明腑实证也。此问阳明腑实证缘何而得？谓太阳病，若发汗、若下、若利小便，诸法皆耗津液，若不如法，邪固不能去，徒亡其津，胃中干燥，邪热因入，转结阳明而成实也。阳明腑实有三证：一不更衣，二内实，三大便难。故有太阳阳明、正阳阳明、少阳阳明诸名。

问曰：病有太阳阳明，有正阳阳明，有少阳阳明，何谓也？答曰：太阳阳明者，脾约是也；正阳阳明者，胃家实是也；少阳阳明者，发汗利小便已，胃中燥烦实，大便难是也。（179）

【评注】此问何为太阳阳明、正阳阳明、少阳阳明。脾约，乃脾阴被胃燥所约，不能为胃行津液也。太阳阳明者，乃太阳之邪，治不如法，亡津而邪不去，胃中干燥，热因入阳明，不更衣而无所苦，如脾约之病状，故以脾约名之也。正阳阳明者，乃胃家素热，或有宿食，今邪热入而与之结成燥屎，即胃家实也。少阳阳明者，乃少阳病误发汗、利小便，亡津热入，胃中燥甚成实，大便干涩难出，谓之大便难也。

伤寒转系阳明者，其人濈然微汗出也。（188）

【评注】伤寒，证见发热，或大汗出，或其人濈然微汗出，不恶寒反恶热者，为悉转属阳明也。

阳明病，若能食，名中风；不能食，名中寒。（190）

【评注】风为阳邪，阳盛则热，转属阳明者，热能消谷，故能食。寒为阴邪，胃寒不运，病属太阴者，必腹满，不能食也。又中风，虚邪也。中寒，实邪也。能食者，必胃中空虚，尚未成实，故胃得纳谷；不能食者，为胃中已被实邪所据，故不能受纳也。

二、阳明病传

伤寒脉浮而缓，手足自温者，是为系在太阴。太阴者，身当发黄，若小便自利者，不能发黄，至七八日大便硬者，为阳明病也。（187）

【评注】系，连也。伤寒脉浮而缓，太阳表虚脉也；手足自温者，无少阴证也；今有太阳脉而无太阳证，脉缓则必为脾之脉，故曰是为系在太阴。太阴身当发黄者，乃太阳表邪入里，与太阴湿邪相合，湿热郁蒸，中焦不运，必小便不利也。若小便自利者，水湿下泄，虽有内热，不与湿合，无发黄之机，故不能发黄；至七八日大便硬者，胃家燥实已成，故为阳明病也。

阳明病，若中寒者，不能食，小便不利，手足濈然汗出，此欲作固瘕，必大便初硬后溏，所以然者，以胃中冷，水谷不别故也。（191）

【评注】固瘕，大瘕泄之类也。阳明中寒而病者，胃寒不纳，故不能食；水谷不运，清浊不分，故小便不利。阳明主四肢，主肌肉，《素问·阴阳应象大论》云："清阳发腠理，浊阴走五脏。""清阳实四肢，浊阴归六腑。"今阳明中寒，四肢失主，故手足濈然汗出而冷也；此乃寒凝胃中，中焦不运，故欲作固瘕病，必大便初硬后溏。所以然者，乃阳明中寒，胃中虚冷，寒湿不化，水谷不别之故也。

阳明病，脉迟，食难用饱，饱则微烦头眩，必小便难，此欲作谷疸。虽下之，腹满如故，所以然者，脉迟故也。（195）

【评注】谷疸，为水谷不化，湿热熏蒸所致之黄疸病。阳明病，胃家实也；脉迟，太阴脉也；阳明胃热，故知饥欲食；脾虚有寒，健运失司，故食难用饱；饱则水谷不运，必腹满不舒，故微烦；湿浊中阻，清气不升于上，故头眩；浊气不降于下，故必小便难；此乃胃热脾寒，湿热蕴结，不能化谷，故欲作谷疸病。若以阳明内实而下之，邪虽暂去，太阴更伤，病必不愈，故曰腹满如故；所以然者，其人脉迟，为里虚有寒之故。

三、阳明病解

阳明病，初欲食，小便反不利，大便自调，其人骨节疼，翕翕如有热状，奄然发狂，濈然汗出而解者，此水不胜谷气，与汗共并，脉紧则愈。（192）

【评注】奄然，忽然也。发狂，动甚不能自控也。濈，和也。水，邪也。谷气，胃气也。脉紧，表证之谓也。阳明病，初欲食，小便反不利，大便自调者，内实未成也。其人骨节疼，翕翕如有热状者，太阳表证未罢，热尚浅也。忽然动甚不能自控，汗出和者，此战汗之义，邪从外得解，必自愈也。所以然者，胃气和盛，邪轻而浅，不能胜也，邪随汗出，故表证必愈。

阳明病，欲解时，从申至戌上。（193）

【评注】阳明病，其实邪结于胃腑之里，欲解之，必下之而解。《素问·生气通天论》云："故阳气者，一日而主外，平旦人气生，日中而阳气隆，日西而阳气已虚，气门乃闭。"从申至戌上，为日西、日入之时，阳退阴长，气门已闭，阳气正由外而内，回缩于阳明之里，此时若得承气汤等下之，则阳明之邪去之最速，故为欲解之时也。

阳明病，本自汗出，医更重发汗，病已瘥，尚微烦不了了者，此大便必硬故也。以亡津液，胃中干燥，故令大便硬，当问其小便日几行，若本小便日三四行，今日再行，故知大便不久出。今为小便数少，以津液当还入胃中，故知不久必大便也。（203）

【评注】阳明病，自汗出，而无内实之证，阳明邪微病轻也；医误作太阳中风，更与桂枝汤重发汗，虽误不致逆，故病亦瘥也；误汗伤津，里热亦微，津液未复，故尚微烦不了了也；以亡津液，胃中干燥，令大便硬，故曰此大便必硬也。当问其小便日几行，若本小便日三四行，今日再行，为小便次数减少，津液自当还入胃中，故知不久必大便也。此仲景示人：大便硬一证，勿即欲下之，当辨正邪虚实；邪盛内实者，攻之；正虚邪微者，谨慎将息，待其正气来复，则不药自愈矣。

四、阳明病诫

阳脉微而汗出少者，为自和也；汗出多者，为太过；阳脉实，因发其汗，出多者，亦为太过。太过者，为阳绝于里，亡津液，大便因硬也。（245）

【评注】阳脉，浮脉也。微，弱也。实，紧也。谓解表之法，脉浮弱者，宜与桂枝汤，如法则解，故曰汗出少者，为自和也；此时当解肌，若汗出多者，为发汗太过。脉浮紧者，宜与麻黄汤发汗则解；此时当发汗，然汗出多者，为汗不如法，亦为太过也。太过者，必伤正也，甚则亡阳绝阴，故曰为阳绝于里，亡津液；胃中干燥，故大便因硬也。

阳明病法多汗，反无汗，其身如虫行皮中状者，此以久虚故也。（196）

【评注】阳明病多汗，此其常也；今反无汗，腠理闭也；其身如虫行皮中状，邪郁于肌表，欲透而不能也；所以然者，此以胃气久虚，后天匮乏，作汗无源之故也。

伤寒呕多，虽有阳明证，不可攻之。（204）

【评注】伤寒呕多，病在少阳也；虽有发热不恶寒、腹胀满、大便硬等阳明证，为少阳阳明合病，且两经之证皆显。当与大柴胡汤两解之，不可与承气汤攻之也。

阳明中风，口苦咽干，腹满微喘，发热恶寒，脉浮而紧，若下之，则腹满小便难也。（189）

【评注】阳明中风，太阳表邪传阳明经也；口苦咽干，少阳证也；腹满微喘，阳明腑证也；发热恶寒，脉浮而紧，太阳伤寒脉证也。此三阳合病，太阳、少阳证显，阳明证轻，治以解太阳、少阳之邪为先，当与柴胡桂枝汤主之。若太阳、少阳已解，而阳明腑实不去，方可下之也。若即与下之，误也，反虚其里，邪乘虚内陷于腹，则腹满甚；邪入膀胱，水不气化，则小便难也。

阳明病，心下硬满者，不可攻之，攻之利遂不止者死，利止者愈。（205）

【评注】硬满，痞满甚也。谓阳明病，里尚未成实而误下之，必虚其里，邪陷心下而痞满甚者，当与诸泻心汤，以消痞除满，慎不可攻之。攻之更伐中阳，中寒不运，阳气下脱，利遂不止，故曰死。利自止者，乃阳气来复，脱气得固，故可愈也。

五、阳明外病证治

【评注】阳明有内外，热在外者，为阳明外热病。仲景论治阳明外病，有中风证二方、伤寒证一方、外热证论治一方、渴病一方、心中懊憹病一方、咳病论等六者，今分而辑注之。

（一）中风证二方

【评注】仲景治阳明外病中风证，有桂枝汤、小柴胡汤二方，今辑注于下。

1. 桂枝汤

阳明病，脉迟，汗出多，微恶寒者，表未解也，可发汗，宜桂枝汤。（234）

【评注】迟，缓也。谓太阳病始传阳明，虽有阳明之发热而渴，汗出多等证，仍脉缓，微恶寒者，乃太阳中风证仍在，故曰表未解也。此时不治，恶寒当自罢，旋即悉传阳明也；若治之者，仍可发汗，宜与桂枝汤，以解肌和表，或可使初入阳明之邪，还表而出也。

2. 小柴胡汤

阳明中风，脉弦浮大而短气，腹都满，胁下及心痛，久按之气不通，鼻干，不得汗，嗜卧，一身及面目悉黄，小便难，有潮热，时时哕，耳前后肿，刺之小瘥，外不解，病过十日，脉续浮者，与小柴胡汤。（231）

脉但浮，无余证者，与麻黄汤。若不尿，腹满加哕者，不治。（232）

【评注】阳明中风，太阳阳明也。脉弦，少阳脉也；浮，太阳脉也；大，阳明脉也。短气，气不足也。腹都满，邪在阳明腑也；通，畅也；胁下及心痛，久按之气不通者，少阳经气不利也。鼻干，阳明经热也。不得汗，太阳表实也。嗜卧，少阴虚证也。一身及面目悉黄，太阴湿郁也。小便难，太阳腑气不利也；有潮热，阳明内热也；时时哕，胃气不降也；耳前后肿，少阳热也；病及数经，汤药难遣，故与针刺而泻之，则肿小瘥。外不解者，谓刺之而肿不减也；脉续浮，为脉续弦浮大之略也。谓病过十日，脉续弦浮大者，乃病仍在三阳，而以少阳枢机不利为主，故与小柴胡汤，和半表半里之枢，使"上焦得通，津液得下，胃气因和，身濈然汗出而解"。脉但浮，太阳脉也；无余证者，仅见脉浮、无汗，而无他经之证也，故与麻黄汤汗解之。若久而不尿者，肾气已衰，先天则竭；腹满加哕者，脾胃已败，后天无济，故不治。

（二）伤寒证一方

麻黄汤

阳明病，脉浮，无汗而喘者，发汗则愈，宜麻黄汤。（235）

【评注】谓太阳病始传阳明，虽有阳明之发热而渴等证，仍恶寒，脉浮，无汗而喘者，乃太阳伤寒证仍在；此时不治，恶寒当自罢，旋即悉传阳明也。若治，仍当发汗解表，宜与麻黄汤，令邪从表去，则愈。

（三）外热证论治一方

【评注】仲景论治阳明病外热证，有阳明外热证论，有白虎汤一方、白虎汤诫，今辑注于下。

1. 外热证论

阳明病，脉浮而紧者，必潮热，发作有时，但浮者，必盗汗出。（201）

【评注】阳明病脉浮，乃太阳之邪始传阳明也；脉浮紧者，乃表寒未尽去，尚见恶寒也；必潮热，发作有时者，为阳明里热已盛也；脉但浮者，表寒将去，恶寒当自罢，旋即见不恶寒反恶热、脉洪大、汗出而渴之阳明证也。此言必盗汗出者，谓当晚必汗出，非太阳中风之汗出，乃悉传阳明之汗出，亦184条谓"始虽恶寒，二日即止，此为阳明病也"之义。

脉浮而芤，浮为阳，芤为阴，浮芤相搏，胃气生热，其阳则绝。（246）

【评注】脉浮而芤，浮为气行于外，故为阳；芤为血虚于内，故为阴；浮芤相搏者，血内虚而气外溢也；胃气者，后天之气血也，胃气不补其血之虚，则内燥，故生热；胃气不长阳气，故其阳则绝。然胃热必伤阴，胃气又不生阴津，故其阴亦绝，其理明矣。

2. 白虎汤

伤寒脉浮滑，此以表有热，里有寒，白虎汤主之。（176）

【评注】寒，邪也，即伤寒入里之谓也。伤寒脉浮滑，浮主在外，滑主里热，当无恶寒，且见发热、渴饮、汗出等，此乃太阳伤寒入里，转属阳明外热之证，故曰此以表有热，里有寒；与白虎汤主之，以直折阳明外热。

白虎汤方

知母六两　石膏（碎）一斤　甘草（炙）二两　粳米六合

上四味，以水一斗，煮米熟汤成去滓，温服一升，日三服。

【评注】方中石膏辛甘大寒，归肺胃经，以清热泻火，除烦止渴，为君。知母苦甘寒，归肺胃肾经，以清热泻火，滋阴润燥，为臣。甘草、粳米甘平，以补中益气，健脾和胃，缓和诸药，为佐使。四药合用，直折阳明外热，且无伤胃之虞。白，为金之色。白虎，西方金神也，主秋令。阳明外热证，犹盛夏暑热之太过。白虎汤四药皆白，四为金之生数，其去阳明外热，如盛夏入秋，暑热自退也，故以白虎汤名之。

3. 白虎汤诫

凡用白虎汤，立夏后至立秋前得用之，立秋后不可服也。

【评注】此条据《金匮玉函经·辨太阳病形证治下》篇辑入。白虎汤为大寒之剂，凡用白虎汤，非阳明外热盛者不用。立夏后至立秋前，天气炎热酷暑，常火热为患，中人多直入阳明，故宜得用之，此正为立白虎汤之本义。立秋后天气转凉，似已用白虎汤一般，其邪已变，证必不同，故不可服也。然亦当以临证为准，不可概论。

春三月，病常苦里冷，白虎汤亦不可与，与之则呕利而腹痛。

【评注】此条据《金匮玉函经·辨太阳病形证治下》篇辑入。春三月，阳气生发，天气温和，其人仍常苦里冷者，必为素体阳虚之人，虽有阳阳明外热，白虎汤亦不可与，恐重损阳气也；与之则胃阳更伤，胃中虚冷，故呕利而腹痛。

诸亡血虚家，亦不可与白虎汤，得之腹痛而利者，急当温之。

【评注】此条据《金匮玉函经·辨太阳病形证治下》篇辑入。诸亡血虚家，气血俱虚，虽有阳明外热，亦不可与白虎汤；与之腹痛而利者，为中阳被伤，胃中虚冷，故急当温之，宜理中汤、四逆汤等主之也。

（四）渴病一方

白虎加人参汤

服桂枝汤，大汗出后，大烦渴不解，脉洪大者，白虎加人参汤主之。**（26）**

【评注】既与服桂枝汤，知必有发热、汗出等证。医以太阳中风，与桂枝汤治之，而致误者，盖太阳中风，必发热、汗出、恶风、脉浮缓齐见；今无恶风、脉浮，为热已入阳明，仍与桂枝汤助其热而重发其汗，因致误也。大汗伤津，热盛劫津，故大烦渴不解；阳明外热炽盛，故脉洪大；当与白虎加人参汤，以清热泻火，益气生津，使阳明热去津复，则诸证自平。

伤寒，若吐若下后，七八日不解，热结在里，表里俱热，时时恶风，大渴，舌上干燥而烦，欲饮水数升者，白虎加人参汤主之。**（168）**

【评注】伤寒邪在表，法当以汗解之。今与吐下，误也；表邪未去，反损其里，津液被伤。邪乘虚化热入聚于阳明，内外俱热，故曰表里俱热也。时时恶风者，表虚也，故当有汗出。大渴，舌上干燥而烦，欲饮水数升者，阳明热甚，津液大伤，引水自救也。此为表里俱热，里甚表轻，故与白虎加人参汤，以清解表里，且益气生津固表也。

伤寒，无大热，口燥渴，心烦，背微恶寒者，白虎加人参汤主之。（169）

【评注】伤寒，无大热，口燥渴，心烦者，乃表热已内传阳明，表热不甚，故身无大热；里热伤津引饮，故口燥渴；内热扰心，故心烦；背为阳，邪虽已入阳明，然阳气仍郁不舒，故背微恶寒也。与白虎加人参汤主之，以清热泻火，益气生津。

伤寒脉浮，发热无汗，其表不解，不可与白虎汤；渴欲饮水，无表证者，白虎加人参汤主之。（170）

【评注】伤寒脉浮，发热无汗，其表不解，虽有渴饮，邪仍未传阳明经，故不可与白虎汤。渴欲饮水，无表证者，谓渴饮甚，且见发热、汗出、脉洪大，此阳明外热证，故与白虎加人参汤主之，以清热泻火，生津止渴。

白虎加人参汤方

于白虎汤方内加人参三两，余依白虎汤方。

【评注】方由白虎汤加人参而成。方中白虎汤清热泻火，以直折阳明外热；人参益气生津，养胃气而除烦渴；合则清热泻火，养胃生津，除烦止渴。

若渴欲饮水，口干舌燥者，白虎加人参汤主之。（222）

【评注】此条承221条之义。若汗、下、温针已，渴欲饮水，口干舌燥，脉不紧者，乃阳明热盛伤津之证，故与白虎加人参汤主之，以清热泻火，生津止渴。

（五）心中懊憹病一方

栀子豉汤

阳明病，下之，其外有热，手足温，不结胸，心中懊憹，饥不能食，但头汗出者，栀子豉汤主之。（228）

【评注】阳明病，里实未成而下之，非正治也；其外仍发热，手足温者，热仍在阳明外，虽误不致逆，无少阴证也；不结胸者，热虽陷而无水与结也；心中懊憹，饥不能食者，误下虚其里，邪热乘虚内陷，扰动胸膈也；但头汗出者，邪热郁蒸于上也；故与栀子豉汤主之，以清热泻火除烦，则愈。

阳明病，脉浮而紧，咽燥口苦，腹满而喘，发热汗出，不恶寒反恶热，身重。若发汗则躁，心愦愦反谵语。若加温针，必怵惕烦躁不得眠。若下之，则胃中空虚，客气动膈，心中懊憹，舌上胎者，栀子豉汤主之。（221）

【评注】阳明病，胃家实也；脉浮而紧，太阳伤寒脉也；咽燥口苦，少阳证也；腹满而喘，阳明内证也；发热汗出，不恶寒反恶热，阳明外证也；身重，太阴证也。此三阳、太阴证见，而以阳明证显，病势复杂，辨治当慎也。若因见脉浮而紧，而以太阳伤寒与发汗，则里热更盛，故躁，心愦愦，病反甚而谵语。愦愦，烦乱也。谵语，乱语也。若加温针，必助热伤阴，神不得安，故必怵惕烦躁不得眠。怵惕，恐惧也。客气，邪热也。懊憹，烦闷也。若误下之，则致胃中空虚，邪热内陷，扰动胸膈，故心中懊憹。胎，始也。舌上胎者，谓舌苔如误下之初也。虽误不致逆，故与栀子豉汤主之，以清热除烦，宣发郁热。

（六）咳病论

阳明病，反无汗，而小便利，二三日呕而咳，手足厥者，必苦头痛，若不咳不呕，手足不厥者，头不痛。（197）

【评注】阳明病，热入里也；反无汗，为太阳伤寒证也；而小便利，为里无水饮也；二三日呕而咳，手足厥者，乃寒邪外闭甚，里热不能外达四肢，上干肺胃也；寒束于外，太阳经气不舒，故必苦头痛。若不咳不呕，手足不厥者，乃热悉入于里，外无所闭，必自汗出而头不痛。

阳明病，但头眩，不恶寒，故能食而咳，其人咽必痛，若不咳者，咽不痛。（198）

【评注】阳明病，热入里，热能消谷，故不恶寒而能食；邪热上冲于头，则头眩；上冲于肺则咳；热结于咽，故其人咽必痛；若热仅在阳明而不上冲者，但胃家实，必头不眩、不咳、咽不痛也。

六、阳明里病证治

【评注】热入阳明之里，胃肠腑实，大便难也。仲景论治阳明里病，有阳明腑实证论，有阳明腑实证七方，今辑注于下。

（一）腑实证论

病人不大便五六日，绕脐痛，烦躁，发作有时者，此有燥屎，故使不大便也。（239）

【评注】病人不大便五六日，绕脐痛者，乃肠中燥屎内结，腑气不通也；烦躁，发作有时者，为燥热时而上攻，神不得安也；此皆因燥屎内结，腑气不通，大便不下，当与大承气汤攻之。

（二）腑实证七方

【评注】仲景治阳明腑实证，有小承气汤、调胃承气汤、大承气汤、麻仁丸、蜜煎导、猪胆汁、土瓜根七方，今辑注于下。

1. 小承气汤

太阳病，若吐、若下、若发汗后，微烦小便数，大便因硬者，与小承气汤和之愈。（250）

【评注】太阳病，若吐、若下，非正治也。太阳病，若发汗后不解，为汗不如法；微烦者，热虽入里而微也；小便数，大便因硬者，乃误治伤津，胃中干，津液不能返还胃中，而下趋膀胱也；大便虽硬而未成燥屎，故与小承气汤轻下热结，除满消痞。胃以降为和，故曰和之愈。

小承气汤方

大黄四两　厚朴（去皮，炙）二两　枳实（大者，炙）三枚

以上三味，以水四升，煮取一升二合，去滓，分温二服。初服汤当更衣，不尔者，尽饮之。若更衣者，勿服之。

【评注】方中大黄苦寒，以泻热通便；厚朴苦辛、温，以行气除满；枳实苦辛、微寒，以破气消痞。三药合用，共奏轻下热结、除满消痞之功。服以更衣为度。方中大黄同煎，以取缓下之功。

阳明病，谵语，发潮热，脉滑而疾者，小承气汤主之。因与承气汤一升，腹中转失气者，更服一升，若不转失气者，勿更与之。明日又不大便，脉反微涩者，里虚也，为难治，不可更与承气汤也。（214）

【评注】阳明病，谵语，发潮热者，阳明里热实证也；脉滑而疾者，里热甚也；无手足濈然汗出，或小便数等燥屎内结之证，痞满燥实未悉俱，故与小承气汤主之，以轻下热结，不可泰然攻之。因与试服小承气汤一升。失气，即矢气，矢通屎。腹中转失气者，为燥屎内结也，可更服一升，大便当下。若仍不下，脉沉实者，可与大承气汤攻之。若不转失气者，为里无燥屎，故勿更与之。明日又不大便，脉反微而涩者，为里虚已甚，里实未下也，此时攻补皆非所宜，故为难治。攻之则亡阳绝阴，故不可更与承气汤也。

阳明病，其人多汗，以津液外出，胃中燥，大便必硬，硬则谵语，小承气汤主之。若一服谵语止者，更莫复服。（213）

【评注】阳明病，其人多汗，邪热内蒸也；以津液外出，不能返还胃中，胃中干燥，故大便必硬；燥热上扰心神，则发谵语。与小承气汤主之，以和胃气。若一服而胃气得和，燥实得下，则谵语必止，慎莫更服，恐伐太过也。

下利谵语者，有燥屎也，宜小承气汤。（374）

【评注】下利色黄，黏滞臭秽者，乃里热内结；必见里急腹满，利下不尽，脉滑而实，此邪热与胃中宿食结而成实，故曰有燥屎也；里热扰心，故谵语。宜小承气汤主之，以微下之也。

2. 调胃承气汤

太阳病三日，发汗不解，蒸蒸发热者，属胃也，调胃承气汤主之。（248）

【评注】蒸蒸，纯一貌。太阳病三日，已发汗而病不解，仍发热、汗出、恶风、脉浮者，邪仍在表，可复与桂枝汤而解。今纯粹发热，必汗出，不大便，而无恶风、脉浮者，阳明腑证也，故属胃。与调胃承气汤，调和顺接胃气，胃气得降，大便得下，则解。

发汗后恶寒者，虚故也；不恶寒但热者，实也，当和胃气，与调胃承气汤。（70）

【评注】发汗后恶寒者，非表证也，乃发汗伤阳损阴，阳虚外寒之故，当与芍药甘草附子汤；若表证仍在者，当与桂枝加附子汤。若发汗后不恶寒但热者，邪已入阳明，此汗出伤津太过，胃中干，不大便，潮热者，阳明里实证也，按法当和胃气，与调胃承气汤，攻下泻热以和胃。此仲景示人：伤寒发汗，虽为正治，然有汗出而解者；有发汗已解，旋即复烦者；有发汗不解，反恶寒者；有发汗后不恶寒但热者。同为发汗，转归则殊，故一汗之治，亦当慎也。

伤寒十三日不解，过经，谵语者，以有热也，当以汤下之。若小便利者，大便当硬，而反下利，脉调和者，知医以丸药下之，非其治也。若自下利者，脉当微厥，今反和者，此为内实也，调胃承气汤主之。（105）

【评注】伤寒十三日不解，邪已过经，谵语者，为热结阳明腑，故曰以有热也；按法当以承气汤下之。若小便利者，胃中干燥，津液不能返还胃中，下趋膀胱，故大便当硬；今反下利者，乃医不与承气汤而以丸药下之，非正治也。脉调和者，虽误下而正不虚也。若不下而自下利，脉微细而肢厥者，少阴证也，宜与四逆汤。今脉反和者，乃里不虚，热结犹存，故此为内实也，宜与调胃承气汤主之，令胃气和则愈。

伤寒吐后，腹胀满者，与调胃承气汤。（249）

【评注】伤寒吐之，误也，反虚其胃而伤津液；吐后，邪热乘虚内陷胃中，胃失和降，故腹胀满；此时腹虽胀满，燥实而未甚，故与调胃承气汤攻下泻热，调和胃气，则胀满自消。

调胃承气汤方

大黄（去皮，酒浸）四两　甘草（炙）二两　芒硝半升

上三味，以水三升，煮取一升，去滓，内芒硝，更煮两沸，少少温服之。

【评注】方中大黄苦寒，以泻热通便，荡涤肠胃。芒硝咸寒，以泻下除热，软坚润燥。甘草甘缓，以调硝、黄之峻，使之至和。方中大黄同煎，以取缓下之功；且少少温服之，以下为度，勿太过也。

阳明病，不吐不下，心烦者，可与调胃承气汤。（207）

【评注】阳明病，谓发热汗出，不恶寒反恶热也；不吐不下，里未虚也；心烦者，热盛于里也；既胃中热实，必渴饮，大便干也；此虽阳明腑

实，然无燥屎内结之急下证，故可与调胃承气汤攻下泻热，调和胃气，则心烦自除。

3. 大承气汤

阳明发热汗多者，急下之，宜大承气汤。（253）

【评注】阳明，谓阳明病，胃家实也。若仅发热、汗出，无胃家实者，乃阳明外热证，当与白虎汤主之。今既胃家实，阳明外热当已入腑，然仍发热汗多者，乃里实外热皆甚，恐致内外津液尽亡，此时内外俱急，故宜与大承气汤急下之，以泻热存阴也。

大承气汤方

大黄（酒洗）四两　厚朴（炙，去皮）半斤　枳实（炙）五枚　芒硝三合

上四味，以水一斗，先煮二物，取五升去滓，内大黄更煮，取二升去滓，内芒硝，更上微火一两沸，分温再服，得下，余勿服。

【评注】方中大黄苦寒，以泻热攻下，荡涤胃肠；芒硝咸寒，以泻下除热，软坚润燥；厚朴苦辛，温，以行气除胀；枳实苦辛，微寒，破气消痞。四药合用，共奏急下热结、除胀消痞之功。方中大黄后下，则缓泻下之峻；分温服，以下为度，勿太过也。

阳明病，下之，心中懊憹而烦，胃中有燥屎者，可攻。腹微满，初头硬，后必溏，不可攻之。若有燥屎者，宜大承气汤。（238）

【评注】阳明病，胃家实也，故下之，此为正治。今下后，仍心中懊憹而烦者，为里热内实未除；胃中有燥屎者，必腹痞满甚，大便燥结不出，脉沉实。治宜大承气汤，以攻下泻热，除满消痞。若腹微满者，燥屎未成也，大便初头硬，后必溏，故曰不可攻之。

得病二三日，脉弱，无太阳柴胡证，烦躁心下硬，至四五日，虽能食，以小承气汤，少少与微和之，令小安。至六日，与承气汤一升，若不大便六七日，小便少者，虽不能食，但初头硬，后必溏，未定成硬，攻之必溏，须小便利，屎定硬，乃可攻之，宜大承气汤。（251）

【评注】病，阳明病也。谓得阳明病二三日，无太阳、少阳证，当悉属阳明也。见烦躁心下硬，至四五日者，若为阳明腑实热结，且必有脉实，不大便等证；今脉弱，弱为阴脉，即脉无实之象；能食者，乃胃气和，内实未

甚也。故以小承气汤，少少与服，轻下热结，除满消痞，令胃气稍降，更衣即安也，故曰微和之，令小安。至六日，仍不大便者，更与小承气汤一升，大便当下也。若不大便六七日，小便少者，津液尚能返还胃中，燥实未甚也；虽不能食，但初头硬，后必溏者，为胃虽不和，燥屎未结也，故曰未定成硬。攻之则损太阴，致脾虚不运，故大便必溏。须小便利，津液不能返还胃中，下趋膀胱，胃中干燥，故曰屎定硬。此阳明腑实，燥屎内结，故乃可与大承气汤攻之。

阳明病，脉迟，虽汗出，不恶寒者，其身必重，短气，腹满而喘，有潮热者，此外欲解，可攻里也，手足濈然汗出者，此大便已硬也，大承气汤主之。若汗多，微发热恶寒者，外未解也，其热不潮，未可与承气汤。若腹大满不通者，可与小承气汤，微和胃气，勿令大泄下。（208）

【评注】阳明病，胃家实也。汗出，不恶寒者，阳明外证也。脉迟，主虚，主寒，太阴脉也。肺脾气虚，故短气；寒湿内蕴，故其身必重，腹满；寒湿上干太阴肺，故喘。此时正胃燥而脾湿，若有潮热者，为阳明里热已盛，故曰此外欲解。手足濈然汗出者，乃潮热蒸蒸，津从肌腠外泄，不能返还胃中，故曰此大便已硬，可攻里也，与大承气汤主之。若汗多，微发热恶寒者，为太阳表证未罢，故曰外未解也。其热不潮者，里热未甚，内实未成也，故未可与承气汤攻其里也。若腹大满不通，而无潮热、手足濈然汗出者，此痞满已甚，燥实未显也，故可与小承气汤轻下热结，除满消痞，微和降胃气，勿令大泄下，恐重损太阴也。

阳明病，潮热，大便微硬者，可与大承气汤，不硬者，不可与之。若不大便六七日，恐有燥屎，欲知之法，少与小承气汤，汤入腹中，转失气者，此有燥屎也，乃可攻之。若不转失气者，此但初头硬，后必溏，不可攻之，攻之必胀满不能食也。欲饮水者，与水则哕，其后发热者，必大便复硬而少也，以小承气汤和之，不转失气者，慎不可攻也。（209）

【评注】阳明病，潮热，大便微硬者，里热甚，内实已成也，故可与大承气汤攻下热结，除胀消痞；不硬者，内实未成，故不可与之。若不大便六七日，恐有燥屎内结，欲知之法，少与小承气汤，试微和胃气；汤入腹中，转失气者，乃胃中干燥，故曰此有燥屎也，乃可与大承气汤攻之。若不转失气，而即得大便，且但初头硬，后必溏者，燥屎未结也，故不可攻之；

攻之必损太阴，脾虚不运，故胀满不能食也。欲饮水，与水则哕者，为误下伤中，中焦不纳，水不化津也；其后发热如潮者，乃内热复甚，胃中干燥，故必大便复硬也；已经攻下，虽硬而不多，故曰少也。仍以小承气汤和之，转失气者，复有燥屎也，亦可攻之；不转失气者，则慎不可攻，其理一也。

伤寒若吐、若下后不解，不大便五六日，上至十余日，日晡所发潮热，不恶寒，独语如见鬼状。若剧者，发则不识，循衣摸床，惕而不安，微喘直视，脉弦者生，涩者死。微者，但发热谵语者。大承气汤主之，若一服利，则止后服。（212）

【评注】伤寒若吐、若下，皆误治也，故吐下后不解，反虚其里，损其津液也。不大便五六日，上至十余日，日晡所发潮热，不恶寒，独语如见鬼状者，乃太阳外邪悉入阳明，里热内甚，神明被扰也。若剧者，阳盛于上，阴竭于下，神明无主，故发则不识人，循衣摸床，惕而不安，微喘直视也；脉弦数者，为阳脉有力，则阳气未越，阴液未亡，故曰生；脉涩者，阳脱阴亡，故死。病微者，但见发热如潮、谵语等阳明内实之证，则可攻也，与大承气汤主之；若一服利，则止后服，恐太过重虚也。

伤寒六七日，目中不了了，睛不和，无表里证，大便难，身微热者，此为实也，急下之，宜大承气汤。（252）

【评注】不了了，不清也。不和，不灵活也。谓伤寒六七日，见目视不清，睛转不灵，虽外无大热，里无内实之急证，仅大便难，身微热者，亦为燥热内结，阴津渐枯，上不养目，中不滋胃，下不润肠，此为标实急证。此时阴津将竭，阳欲暴亢，治当急下燥热之标实，以救阴津于将竭，故宜与大承气汤急下之，以救危于将变之始。

病人小便不利，大便乍难乍易，时有微热，喘冒不能卧者，有燥屎也，宜大承气汤。（242）

【评注】病，阳明病也。喘冒，喘盛也。谓阳明病，热在阳明之里，外热不甚，故外时有微热；其人小便不利，大便乍难乍易者，此热已内结成燥屎，然津液尚能返还胃中，未尽为燥屎也；实热中阻，铄金乘肺，肺气上逆，故喘冒不能卧；诸证皆以胃家实、燥屎内结为病端，故曰有燥屎也。宜与大承气汤攻下燥屎，则热去而喘自平。

大下后，六七日不大便，烦不解，腹满痛者，此有燥屎也，所以然者，

本有宿食故也，宜大承气汤。（241）

【评注】燥屎内结而大下之，燥屎下则病当愈。今大下后，仍六七日不大便，烦不解，腹满痛者，乃本有宿食，虽大下而燥屎不尽，仍有燥屎内结之故。宜复下之，与大承气汤，令燥屎悉下则愈。

汗出谵语者，以有燥屎在胃中，此为风也。须下者，过经乃可下之。下之若早，语言必乱，以表虚里实故也。下之愈，宜大承气汤。（217）

【评注】风，太阳中风也。过经，悉传阳明也。谓太阳风邪内传阳明，证见汗出、谵语、不大便者，为热入成实，胃结燥屎，宜大承气汤下之则愈。须下者，当热悉入阳明成实，乃可下之。亦不可拘于105条"伤寒十三日不解，过经，谵语者，以有热也，当以汤下之"之论。下之若早，则太阳中风未罢，故曰表虚；邪热乘虚入里，阳明实热内盛，故曰里实；热盛上扰，神无所主，故语言必乱。

阳明病，谵语有潮热，反不能食者，胃中必有燥屎五六枚也。若能食者，但硬尔，宜大承气汤下之。（215）

【评注】"宜大承气汤下之"应在"胃中必有燥屎五六枚也"之下，文义方达。阳明病，谵语有潮热，反不能食者，燥热内实已成，故曰胃中必有燥屎；五六枚者，谓其多也；宜大承气汤下之则愈。若能食者，胃气尚和，里无燥实，但大便硬尔，待胃津来复，大便自下，则自愈；大便仍不能自下者，导之则愈，慎不可攻之。

伤寒腹满，按之不痛者为虚，痛者为实，当下之，舌黄未下者，下之黄自去，宜大承气汤。

【评注】此条据《金匮玉函经·辨阳明病形证治》篇辑入。伤寒腹满，病已入里，按之不痛者，里无实邪，故为虚，当补其虚，与小建中汤。痛者为里有实邪，当下之以去里实；舌黄未下者，为实热之邪在里而不去，宜大承气汤下之，实热除则黄自去。

4. 麻仁丸

趺阳脉浮而涩，浮则胃气强，涩则小便数，浮涩相搏，大便则硬，其脾为约，麻仁丸主之。（247）

【评注】趺阳脉，足阳明胃经浅出足背之动脉也，以候胃气。浮属阳，主胃热，故曰浮则胃气强。涩属阴，主津亏，津液不能返还胃中，而下趋膀胱，故曰涩则小便数；胃热津亏，故曰浮涩相搏；胃中干燥，故大便则硬；脾被胃之燥热所约，不能为胃行津液，故曰其脾为约。与麻仁丸主之，以清热润肠通便。

麻仁丸方

麻仁二升　芍药半斤　枳实半斤　大黄（去皮）一斤　厚朴（去皮）一斤　杏仁（去皮、尖，熬，别作脂）一升

上六味，蜜合丸，如桐子大。饮服十九，日三服，渐加，以和为度。

【评注】方中麻仁甘平，以润燥通便；大黄苦寒，以泻热攻下，推陈致新；杏仁苦微温，以降气润肠；芍药苦酸，微寒，以敛阴抑阳；枳实、厚朴苦辛，行气除满，消痞导滞。诸药合用，共奏润下之功。和，胃气和也。服以胃气和、大便下为度。

5. 蜜煎导、猪胆汁、土瓜根

阳明病，自汗出，若发汗，小便自利者，此为津液内竭，虽硬不可攻之，当须自欲大便，宜蜜煎导而通之。若土瓜根及大猪胆汁，皆可为导。**（233）**

【评注】阳明病，自汗出，若发汗，误也，徒伤津液。小便自利者，乃津液下趋膀胱，不能返还胃中，胃中干燥，大便必硬，故曰此为津液内竭；大便虽硬而无所苦，则不可攻之，待津液自还胃中，大便自出则愈。若自欲大便，当硬屎至肛门不得出者，宜用蜜煎，以润滑导利而通之。或土瓜根清热通闭，或猪胆汁清热润燥。随其所便者择而用之，皆可润谷道而导便也。

蜜煎导方

蜜七合

一味内铜器中，微火煎之，稍凝似饴状，搅之勿令焦着，欲可丸，并手捻作挺子，令头锐大如指，长二寸许。当热时急作，冷则硬，以内谷道中，以手急抱，欲大便时乃去之。

《内台方》用蜜五合，煎凝时，加皂角末五钱，蘸捻作挺，以猪胆汁或油润谷道，内之。

猪胆汁方

大猪胆一枚，泻汁和法醋少许，以灌谷道内，如一食顷，当大便，出宿食恶物甚效。

《内台方》不用醋，以小竹管插入胆口，留一头用油润，内入谷道中，以手将胆捻之，其汁自入内，此方用之甚便。

土瓜根方（缺）

【评注】《肘后备急方》治大便不通：土瓜根捣汁，入少水解之，吹入肛门内。二便不通，前后吹之，取通。

七、阳明变病证治

【评注】阳明之变，外干太阳，内扰太阴，外伤气津，内动阴血。仲景论治阳明变病有蓄水证二方、热入血室证一方、衄病论、蓄血证一方、发黄病论治三方、吐哕病论治一方、谵语病论、下利清谷病一方等八者，今分而辑注之。

（一）蓄水证二方

【评注】仲景治阳明蓄水证，有猪苓汤、五苓散二方，今辑注于下。

1. 猪苓汤

若脉浮发热，渴欲饮水，小便不利者，猪苓汤主之。（223）

阳明病，汗出多而渴者，不可与猪苓汤，以汗多胃中燥，猪苓汤复利其小便故也。（224）

【评注】此条承221条、222条之义。若脉浮发热，渴欲饮水，小便不利者，乃阳明热盛，误治而邪入太阳腑，水热互结，膀胱气化不行，水不化津也，故猪苓汤主之，以清热养阴利水。然阳明病，汗出多而渴者，纵小便不利，亦为汗多津少，无水以行小便，治宜白虎汤，不可与猪苓汤。所以然者，以汗多胃中干燥，猪苓汤复利其小便，重损津液之故也。

猪苓汤方

猪苓（去皮）　茯苓　阿胶　泽泻　滑石（碎）各一两

上五味，以水四升，先煮四味，取二升，去滓，内阿胶烊消，温服七合，日三服。

【评注】方中猪苓、茯苓、泽泻甘淡，以利水渗湿；二苓性平，猪苓力专利水渗湿，茯苓更兼健脾；泽泻性寒，并泄邪热。滑石甘淡，性寒而滑，以清热利水通淋。阿胶甘平而润，以补阴血，滋阴润燥。五药合用，共奏清热、育阴、利水之功。

2. 五苓散

太阳病，寸缓关浮尺弱，其人发热汗出，复恶寒不呕，但心下痞者，此以医下之也；如其不下者，病人不恶寒而渴者，此转属阳明也。小便数者，大便必硬，不更衣十日，无所苦也，渴欲饮水，少少与之，但以法救之。渴者，宜五苓散。（244）

【评注】寸缓关浮尺弱，为互文，即寸关尺皆浮缓而弱。谓太阳病，脉浮缓而弱，其人发热汗出，复恶寒者，为太阳中风之脉证，无少阳证，故不呕，宜与桂枝汤，以解其外。若医误下之，必虚其里，表邪乘虚内陷，则心下痞，宜与泻心汤，以除痞。若不误下，病人不恶寒而渴者，乃表邪入里，转属阳明也。小便数者，为津液不能返还胃中，而下趋膀胱也；胃中干，故大便必硬；不更衣十日，无所苦者，乃大便虽硬，燥实未结，不可攻也；胃中干燥，故渴欲饮水；少少与饮之，以和胃燥也。若胃气得和，大便自下者，必自愈；不尔，与蜜煎导、猪胆汁等导之，大便则下；不尔，与麻仁丸润之也；皆按法而治，故曰但以法救之。救者，治也。若渴欲饮水，少少与之，而渴仍不解，小便不利者，此为太阳蓄水，水不化津也，故宜五苓散，以化气行水，通利膀胱。

（二）热入血室证一方

刺期门

阳明病，下血谵语者，此为热入血室，但头汗出者，刺期门，随其实而泻之，濈然汗出则愈。（216）

【评注】血室，血聚留歇之所也。阳明病，热在里，里热随血脉乘虚结于血室，邪热迫血妄行，血液离经，故下血；热扰神乱，故谵语；热随血去，则血止神清；里热不去而上蒸，故但头汗出；身无汗者，热不得外达也；此为血分实热，故与期门刺血。期门乃足厥阴肝经之募穴，肝藏血，随其实而泻之，则瘀热随血而去，热得外泄，故遍身濈然汗出则愈。

（三）衄病论

阳明病，口燥，但欲漱水不欲咽者，此必衄。**（202）**

【评注】阳明病，热在里，气分热则伤津，当口燥渴饮；今但欲漱水不欲咽者，此热在血，迫血妄行，故必衄。

脉浮发热，口干鼻燥，能食者，则衄。**（227）**

【评注】阳明病，脉浮发热者，表里皆热也；口干鼻燥者，阳明外热也；能食者，胃气和也。此乃热在阳明外，迫血妄行，血溢其窍，则衄。

（四）蓄血证一方

抵当汤

阳明证，其人喜忘者，必有蓄血。所以然者，本有久瘀血，故令喜忘，屎虽硬，大便反易，其色必黑者，宜抵当汤下之。**（237）**

【评注】阳明证，言发热汗出，或大便硬、腹满等证。喜忘，健忘也。蓄，积也。阳明为多气多血之经，心藏神，心得血养则神明。血并于下，血瘀不行，心不得养则神游；脾藏意，胃与脾为表里，脾胃血旺，则意气风发，阳明瘀血，意无所主则意乱；血久瘀于内，则意乱神移，故令喜忘。血瘀肠胃，故屎虽硬，大便反易，其色必黑。宜抵当汤大下之，久瘀之血方可去也。

病人无表里证，发热七八日，虽脉浮数者，可下之。假令已下，脉数不解，合热则消谷善饥，至六七日，不大便者，有瘀血，宜抵当汤。**（257）**

若脉数不解，而下不止，必协热便脓血也。**（258）**

【评注】表，太阳表也。里，阳明里也。谓病人既无汗出、腹满痛等阳明里证，又无恶寒等太阳表证，且发热七八日，脉浮数，此时热当已入里，而内外俱热，大便应硬，故可下之。假令已下，脉不浮而数不解，为热悉入里而不去；若热内合于胃，则消谷善饥。若下后至六七日，仍不大便，而无腹满痛者，此热不在胃而在血脉，郁而不行，故曰有瘀血。宜与抵当汤，以大下久瘀之血。假令下后，若脉数不解，而下不止者，此非瘀在血脉，乃因大下而虚其里，邪热乘虚内陷，下趋大肠，热盛肉腐，故曰必协热便脓血也。

（五）发黄病论治三方

【评注】仲景论治阳明变病发黄，有发黄病论，有茵陈蒿汤、栀子柏皮汤、麻黄连轺赤小豆汤三方，今辑注于下。

1. 发黄病论

阳明病，无汗，小便不利，心中懊憹者，身必发黄。（199）

【评注】阳明病，法多汗，今无汗，乃里热被郁，不得外泄也；三焦气化不行，水不得化，故小便不利；水不得泄，蕴而成湿，湿热郁蒸，故身必发黄；湿热中阻，胸阳不宣，故心中懊憹。宜麻黄连轺赤小豆汤主之，以发其外而清其内，则外泄内利，而诸证自平。

阳明病被火，额上微汗出，而小便不利者，必发黄。（200）

【评注】被火，火疗也。谓阳明病，初虽恶寒无汗，不久恶寒当自罢，即不恶寒反恶热汗出也。今与火疗，误也，反助其热，邪热上迫，故额上微汗出；身及手足无汗，乃里热与湿结，不得外泄，湿热郁蒸，中焦不运，故小便不利，身必发黄。宜茵陈蒿汤主之。

阳明病，面合色赤，不可攻之，必发热色黄，小便不利也。（206）

【评注】合，配也。阳明病，面见色赤，乃热郁在外，未悉入里也，虽不大便，仍里实未成，故曰不可攻之；若攻之，外之郁热不去，而脾胃必伤，中焦不运，故小便不利；聚水酿湿，与热郁蒸，故必发热色黄。

伤寒发汗已，身目为黄。所以然者，以寒湿在里不解故也，以为不可下也，于寒湿中求之。（259）

【评注】伤寒发汗，正治也，当汗出而解。今发汗已，身目为黄者，乃表虽解，而寒湿内盛，浸渍脾土，郁而发黄；此属太阴病发黄，故不可下也；当据寒湿之患，与温中散寒利湿，方可愈也。

2. 茵陈蒿汤

阳明病，发热汗出，此为热越，不能发黄也。但头汗出，身无汗，剂颈而还，小便不利，渴饮水浆者，此为瘀热在里，身必发黄，茵陈蒿汤主之。（236）

【评注】越，扬也。谓阳明病，发热汗出，此为邪热得扬，不瘀郁于内，无发黄之机，故不能发黄也。但头汗出，身无汗，剂颈而还者，乃内热不得扬于外；小便不利者，乃湿不得泄于下；渴饮水浆者，热盛津伤也；此为湿热瘀郁在里，内蒸外熏，故身必发黄。宜茵陈蒿汤主之，以清热、利湿、退黄。

伤寒七八日，身黄如橘子色，小便不利，腹微满者，茵陈蒿汤主之。（260）

【评注】身黄有阴阳，皆湿病也；阳黄者，湿热为患，身黄而色鲜明也；阴黄者，寒湿为患，身黄而色晦暗也。今伤寒七八日，身黄如橘子色，小便不利，腹微满者，湿热皆盛于里，中焦不运，内浸外熏也。故与茵陈蒿汤主之，以清热、利湿、退黄。

茵陈蒿汤方

茵陈蒿六两　栀子（擘）十四枚　大黄（去皮）二两

上三味，以水一斗二升，先煮茵陈，减六升，内二味，煮取三升，去滓，分三服，小便当利，尿如皂荚汁状，色正赤，一宿腹减，黄从小便出也。

【评注】方中茵陈蒿苦微寒，以清热利湿，利胆退黄，为君。栀子苦寒，以清三焦实火，且利湿、凉血、解毒，为臣。大黄苦寒，以泻下导滞，清热泻火，凉血解毒，为佐。三药共奏清热、利湿、退黄之功。

3. 栀子柏皮汤

伤寒身黄发热，栀子柏皮汤主之。（261）

【评注】伤寒邪入与湿结，湿热蒸于内，故身黄；外无郁滞，身热得扬，故发热。此身黄发热者，亦阳黄也，且内无小便不利、腹满等邪雍之证，故与栀子柏皮汤主之，以清热利湿。可加茵陈蒿，则清热利湿、利胆退黄之效更佳。

栀子柏皮汤方

栀子（擘）十五枚　甘草（炙）一两　黄柏二两

上三味，以水四升，煮取一升半，去滓，分温再服。

【评注】方中栀子苦寒，以清三焦实火，且利湿、凉血、解毒；黄柏苦寒，以清热燥湿，泻火解毒；甘草甘缓和中。三药配伍，共奏清泄湿热之功。

4. 麻黄连轺赤小豆汤

伤寒瘀热在里，身必发黄，麻黄连轺赤小豆汤主之。（262）

【评注】瘀，郁也。瘀热在里，身热不扬也。谓素有湿积之人，又感伤寒，而表不解，邪化热入里，与素湿互结，湿热郁蒸阳明，故身必发黄。此表里未和，故与麻黄连轺赤小豆汤主之，以清利里湿，外散表邪。

麻黄连轺赤小豆汤方

麻黄（去节）二两　赤小豆一升　杏仁（去皮、尖）四十枚　生姜（切）二两　大枣（擘）十二枚　甘草（炙）二两　生梓白皮（切）一升　连轺二两

以上八味，以潦水一斗，先煮麻黄，再沸去上沫，内诸药，煮取三升，分温三服，半日则尽。

【评注】方中麻黄、杏仁、生姜辛散发表，外宣郁热；连轺苦微寒，以清热解毒；生梓白皮苦寒，以清热利湿；赤小豆甘酸，平，以健脾利水，清利湿热；大枣、甘草甘缓以调和药性。诸药合用，共奏宣通表里、清泄湿热之功。

（六）吐哕病论治一方

【评注】仲景论治阳明吐哕病，有吐哕病论，有吴茱萸汤一方，今辑注于下。

1. 吐哕病论

病人脉数，数为热，当消谷引食，而反吐者，此以发汗令阳气微，膈气虚，脉乃数也，数为客热，不能消谷，以胃中虚冷，故吐也。（122）

【评注】膈，胸膈也。病人脉数，数为热，当消谷引食，而反吐者，此热在上焦，而中焦寒冷也；所以然者，此以医误发汗伤其阳，令阳气微弱，胸膈气虚，邪热乘虚客于胸膈，故脉乃数也；数为客热在胸膈，不在胃中，故不能消谷；胃中阳微虚冷，不能纳谷，故吐也。

阳明病，不能食，攻其热必哕，所以然者，胃中虚冷故也，以其人本虚，攻其热必哕。（194）

【评注】哕，呃逆也。阳明病，无痞满燥实等证而不能食者，此乃胃寒不得受纳腐熟也；攻其热则胃阳更伤，虚冷更甚，胃气上逆，故必哕。所以

然者，以其人脾胃本已虚寒，复以承气汤等攻其热，则胃中虚冷益甚，胃气不降，故必哕。

若胃中虚冷，不能食者，饮水则哕。（226）

【评注】若胃中虚冷，胃不能受纳腐熟水谷，故不能食；水性阴寒，故饮水更寒其胃，故哕。宜理中辈主之，以温中散寒。

病人有寒，复发汗，胃中冷，必吐蛔。（89）

【评注】病人里有寒，医误以表寒而复发汗，更伤中阳，胃中虚冷益甚，胃气上逆，蛔随吐而出，故曰必吐蛔。

发汗后，水药不得入口为逆，若更发汗，必吐下不止。（76上）

【评注】病人本里有寒，医误而发其汗，更伤中阳，故水药不得入口而吐逆也；若更发汗，中阳益微，脾胃衰败，故必吐下不止。

伤寒哕而腹满，视其前后，知何部不利，利之则愈。（381）

【评注】前后，大小便也。伤寒哕而腹满者，邪在中也，当察其大小便，若小便不利者，与五苓散等利之则愈；若大便不通者，与小承气汤，少少服之，得大便利则愈也。

2. 吴茱萸汤

食谷欲呕，属阳明也，吴茱萸汤主之，得汤反剧者，属上焦也。（243）

【评注】食谷欲呕者，乃胃寒不纳，故曰属阳明也，宜吴茱萸汤主之，以温中和胃，降逆止呕。若服汤下而欲吐反剧者，乃邪在上焦，故曰属上焦也。所以然者，吴茱萸汤乃温中散寒之剂，今病在上焦，药不达病所，反引中气上逆故也。

（七）谵语病论

夫实则谵语，虚则郑声，郑声者，重语也。（210上）

【评注】病人语音辨虚实之法：邪实者，神乱，胡言，声高有力，谓之谵语；正虚者，神乏，重语，声低无力，谓之郑声。

伤寒四五日，脉沉而喘满，沉为在里，而反发其汗，津液越出，大便为难，表虚里实，久则谵语。（218）

【评注】越，超也。伤寒四五日，脉沉者，沉为在里，邪已内传也；邪入于中，上乘于肺，故喘满；医反发其汗，误也；津液随汗而损，超出常度，胃中干燥，故大便为难；汗出过多，故表虚；胃中燥实，故里实；胃热炽盛，久而不去，上扰于心，则发谵语。

直视谵语，喘满者死，下利者亦死。（**210 下**）

【评注】直视，两眼发直，瞳仁无光也。《灵枢·大惑论》曰："五脏六腑之精气，皆上注于目而为之精。"直视者，五脏精衰，目不得养也；谵语者，精不养心，神乱无守也；喘满者，阳越于上也；下利者，阴脱于下也；阴阳皆离而不交，中土必败，故皆曰死。

发汗多，若重发汗者，亡其阳。谵语，脉短者死；脉自和者不死。（**211**）

【评注】发汗过多，病仍不解，若重发汗者，必绝其阴而亡其阳。谵语者，热盛而神乱也；脉短者，气血皆亏；此脉证相逆，阴阳内败，故曰死。脉自和者，阴阳自和，虽病必不致于死也。

（八）下利清谷病一方

四逆汤

脉浮而迟，表热里寒，下利清谷者，四逆汤主之。（**225**）

【评注】表，假也。里，真也。谓脉浮而迟，下利清谷者，乃真寒假热之脉证也，必见四肢不温等证，故与四逆汤主之，以回阳救逆。

辨少阳病脉证并治第八

【评注】少阳居半表半里间，小而言之，则外有太阳，内有阳明、太阴；邪之传也，热则左行而传阳明，寒则右行而传太阴，为阳之枢也。大而言之，则外有三阳，内有三阴，为阴阳之枢机，三阴三阳出入之道路；元气之行也，由此而出入于阴阳之地；邪气之来也，由此而搏于阴阳之中，寒热交作，邪正相持，此时非汗、吐、下之所宜，当与和解之法，使其不争，则正得归位，邪气自退矣。故仲景辨少阳病，既有少阳病论、少阳病传、少阳病解、少阳病诫，又有少阳半表、少阳半里、少阳半表半里和少阳变病等病证，学者不可不知也。

一、少阳病论

少阳之为病，口苦，咽干，目眩也。(263)

【评注】少阳病必见三证：一口苦，二咽干，三目眩。此三者，少阳病之纲也。盖少阳经有胆经、三焦经；胆经起于目外眦，上头角，下耳后，折而上行，经额至眉上，复返耳后风池，沿颈夹咽下行至肩上，左右交于大椎，前行入缺盆。一支从耳后入耳中，出耳前，至目外眦。一支从目外眦出，下大迎，至䪼下，过下颌角至颈，与前脉会于缺盆，复下行入胸中，贯膈，络肝，属胆，沿胁肋内，出少腹两侧，过阴毛际，横入环跳。三焦经起于第四指之端，上贯肘，循臑外上肩，交出足少阳之后，入缺盆，布膻中，散络心包，下膈，遍属三焦。其支者，从膻中，上出缺盆，上项，系耳后，直上出耳上角，以屈下颊至䪼下。其支者，从耳后入耳中，出走耳前，过客主人，前交颊，至目锐眦。邪入其经，热蒸胆汁上溢，故口苦；热灼其经，耗其津液，故咽干；热上熏目，则精不明，故目眩。三证皆在上者，盖其经密布于上，其邪热上蒸之故也。

伤寒中风，有柴胡证，但见一证便是，不必悉具。（**101 上**）

【评注】伤寒中风，太阳病也。柴胡证，君以柴胡之诸汤证也。一证，少阳半表半里证而确有其一也。谓太阳病，或伤寒，或中风，或失治，或误治，但见能确其邪在少阳半表半里之一证者，便是柴胡诸汤之证，当随证与柴胡诸汤和之则愈，不必待其证悉具，徒误时机也。

二、少阳病传

服柴胡汤已，渴者，属阳明，以法治之。（**97 下**）

【评注】少阳病或有渴者，服柴胡汤已，其邪当解而渴止；今服柴胡汤已而渴者，知邪不在少阳，乃邪转属阳明，阳明热盛伤津之渴也，但以阳明病诸法，随证治之。

伤寒三日，三阳为尽，三阴当受邪，其人反能食而不呕，此为三阴不受邪也。（**270**）

【评注】伤寒之邪，传经有序，在太阳之时，概言一日，在阳明之时，概言二日，在少阳之时，概言三日，在太阴之时，概言四日，在少阴之时，概言五日，在厥阴之时，概言六日。此乃言传经之序，断非定其传经之日也。三阳之邪传三阴与否，非拘于日数，而当求脉证，若其人反能食而不呕，则无三阴之证，故曰此为三阴不受邪也。

伤寒六七日，无大热，其人躁烦者，此为阳去入阴故也。（**269**）

【评注】阳，表也。阴，里也。伤寒六七日，无大热，为表邪入里，表热已减也；其人躁烦者，乃里热已盛，神明被扰也；此表邪入里，亦不拘于日数，而以脉证为确也。

三、少阳病解

凡柴胡汤病证而下之，若柴胡证不罢者，复与柴胡汤，必蒸蒸而振，却发热汗出而解。（**101 下**）

【评注】凡属柴胡汤病证，当与小柴胡汤，今反误下之，若柴胡证不罢者，虽误尚不致逆，可复与小柴胡汤，则正复逐邪，正邪交争，故必发热蒸蒸，寒栗而振；正胜邪退，故汗出而解也。

伤寒三日，少阳脉小者，欲已也。（271）

【评注】伤寒，太阳病也。谓太阳病三日，少阳受邪，脉当弦细，今见脉小，乃邪已衰而欲自止也。反之，若脉弦大，则邪正盛而病进，为欲传也。

少阳病，欲解时，从寅至辰上。（272）

【评注】少阳病，其邪在半表半里，欲解之，必得和而解。《素问·生气通天论》云："故阳气者，一日而主外，平旦人气生，日中而阳气隆，日西而阳气已虚，气门乃闭。"从寅至辰上，为平旦、日出之时，平旦阴阳平均，日出阳气生发，阳气正由内而外，行于半表半里之际，此时若得柴胡汤等和之，少阳之邪去之最速，故为欲解之时也。

四、少阳病诫

少阳中风，两耳无所闻，目赤，胸中满而烦者，不可吐下，吐下则悸而惊。（264）

【评注】少阳，少阳病三证也；少阳中风，太阳中风转属少阳也；少阳邪热循经上熏耳目，故两耳无所闻，目赤；少阳经布于胸胁，热入少阳，经气不利，胆气不舒，故胸中满而烦；此邪在半表半里，吐下皆不达病所，故不可吐下；吐下则邪不去，而反虚其中，心虚胆怯，神不内守，故悸而惊。此言中风阳邪传少阳之证，虽有不可吐下之诫，参合下条，发汗亦非所宜也。

伤寒，脉弦细，头痛发热者，属少阳，少阳不可发汗，发汗则谵语，此属胃，胃和则愈，胃不和，则烦而悸。（265）

【评注】伤寒，脉弦细，半里脉也；头痛发热者，半表证也；今半表半里脉证已具，故曰属少阳。少阳邪在半表半里，发汗虽治其表，而未达其里，故曰不可发汗；发汗则损津助热，胃中干燥，热盛神乱则谵语，此阳明燥热证也，故曰此属胃；若胃中津液自还，胃气得和，则自愈；若胃气不能自和，热扰则神烦，气津伤则悸。此言伤寒阴邪传少阳之证，虽有不可发汗之诫，参合上条，吐下亦非所宜也。

得病六七日，脉迟浮弱，恶风寒，手足温，医二三下之，不能食，而胁下满痛，面目及身黄，颈项强，小便难者，与柴胡汤，后必下重，本渴而饮水呕者，柴胡汤不中与也，食谷者哕。（98）

【评注】"食谷者哕"四字当在"不能食"之下，文义始达。得病六七日，言行经已尽也；脉迟，里有寒也；脉浮弱，恶风寒者，太阳表证也；手足温，无少阴证也；医二三下之，重误伤中也；不能食，食谷者哕，胃伤气逆也；中虚邪热陷于胁下，故胁下满痛；湿热郁结太阴，故面目及身黄；湿蕴太阳经，故颈项强；膀胱湿滞，气化不利，故小便难。此乃外有风寒，内有水湿，非少阳半表半里证也，与小柴胡汤则反助其寒而滞其湿，故后必下重。本渴而饮水呕者，水蓄膀胱也，宜五苓散主之，故柴胡汤不中与也。

太阳病，过经十余日，心中温温欲吐，而胸中痛，大便反溏，腹微满，郁郁微烦，先此时，自极吐下者，与调胃承气汤，若不尔者，不可与。但欲呕，胸中痛，微溏者，此非柴胡证。以呕，故知极吐下也。（123）

【评注】心中，正心下也。温温，同"愠愠"，郁闷不舒貌。自，由也。极，同"亟"，急也。过经，已过太阳经也。谓太阳病，因吐下过早，致邪内陷，过经入里十余日，邪陷于胃，故心中愠愠欲吐；邪陷于胸，故胸中痛；中伤邪滞，脾胃不运，里实未成，故大便反溏，腹微满；邪滞热郁，故郁郁微烦。此乃因吐下过早，邪陷阳明，胃气不和，故与调胃承气汤，令胃气和则愈。若无过早吐下者，为邪传少阳之半表半里证，当与小柴胡汤和解之，故不可与调胃承气汤。若但见欲呕，胸中痛，微溏，而无腹微满、郁郁微烦者，乃因吐下过早，邪陷胸腹之证，故曰此非柴胡证。所以然者，以其人呕，若邪入少阳，当以和解，不当吐下；若邪入阳明，其人见呕，里未成实，亦吐下之所禁，故知极吐下也。

五、少阳半表半里病一方

小柴胡汤

伤寒五六日，中风，往来寒热，胸胁苦满，默默不欲饮食，心烦，喜

呕，或胸中烦而不呕，或渴，或腹中痛，或胁下痞硬，或心下悸，小便不利，或不渴，身有微热，或咳者，小柴胡汤主之。（96）

【评注】太阳伤寒或中风，五六日失治，而转属少阳。少阳居半表半里之地，为阴阳出入之所；邪之来也，引半里之阴则寒，引半表之阳则热，阴阳相移，故往来寒热；邪入少阳，经气不舒，故胸胁苦满；少阳属木，其邪虽柔而善乘土，故默默不欲饮食也；热郁少阳胸胁，上扰于心，故心烦；木土不和，呕则暂土疏木舒，故喜呕。若热郁胸胁甚而不乘土，则烦而不呕；邪热伤津，则渴；木邪乘土，土壅于中，则腹中痛；邪结于少阳经，则胁下痞硬；子实乘母，木郁水泛，则心下悸，小便不利；肺寒不宣，则咳；邪在半表，津液未伤，则不渴而身有微热。与小柴胡汤主之，以和解少阳，使枢机利，则诸证自平矣。

小柴胡汤方

柴胡半斤　黄芩三两　人参三两　半夏（洗）半升　甘草（炙）三两
生姜（切）三两　大枣（擘）十二枚

上七味，以水一斗二升，煮取六升，去滓再煎，取三升，温服一升，日三服。

加减法：若胸中烦而不呕，去半夏、人参，加瓜蒌实一枚。若渴，去半夏，加人参合前成四两半，瓜蒌根四两。若腹中痛者，去黄芩加芍药三两。若胁下痞硬，去大枣加牡蛎四两。若心下悸，小便不利者，去黄芩加茯苓四两。若不渴，外有微热者，去人参加桂枝三两，温服微汗愈。若咳者，去人参、大枣、生姜，加五味子半升，干姜二两。

【评注】方中柴胡苦辛，微寒，以疏解少阳邪热，为君。黄芩苦寒，以清热泻火，化湿解毒，助柴胡清少阳热；半夏辛温，以燥湿化痰，降逆止呕，消痞散结，共为臣。人参甘平，以补脾益气，扶正使邪不复传里；生姜辛温，以散寒和胃；大枣甘温，补中健脾，共为佐。甘草甘平，以益气健脾，调和诸药，为使。诸药合用，共奏和解少阳之功。

加减法：烦而不呕者，热郁胸胁甚而不乘土也，故去人参之补、半夏之降，加瓜蒌实之甘寒，以清润利气，化痰宽胸。渴者，为邪热伤津，故去半夏之辛燥，加瓜蒌根之苦甘寒，以清热生津。腹中痛者，为木邪乘土，土壅于中，故去黄芩之苦寒，加芍药之甘酸微寒，以缓急安中止痛。胁下痞硬者，为邪结于少阳经，故去大枣之甘缓，加牡蛎之咸微寒，以软坚散结，抑阳平木。心下悸，小便不利者，为子实乘母，木郁水泛，故去黄芩之苦寒，加茯苓之甘淡，以利水渗湿，健脾安神。咳者，为肺寒不宣，故去参、枣、生姜之温中健脾，加干姜之辛热，以温肺散寒；加五味子之酸温，以敛肺；肺寒不去黄芩者，此少阳木盛，非柴、芩不能解之，故不去；然寒甚者，则去黄芩。不渴、身有微热者，为邪在半表，津液未伤，故去人参之生津止渴，加桂枝之辛甘温，以解半表之邪。

血弱气尽，腠理开，邪气因入，与正气相抟，结于胁下，正邪分争，往来寒热，休作有时，默默不欲饮食，脏腑相连，其痛必下，邪高痛下（一云：脏腑相连，其病必下，胁膈中痛），故使呕也，小柴胡汤主之。**（97上）**

【评注】"脏腑相连"康平本作"脏腑相违"，义似犹达。谓气血衰弱，腠理疏松，邪气乘虚而入，与正气搏结，相持于胁下少阳之地，正邪纷争于半表半里，故往来寒热，休作有时，默默不欲饮食；肝胆互为表里，胆属腑在上在表，肝属脏在下在里，胆受邪而上热，气血衰而肝寒，上热下寒，故曰脏腑相违；寒凝厥阴肝，故其痛必下；热在胆而寒在肝，故曰邪高痛下；上下不济，表里不和，寒热不调，升降失司，枢机不利，故使呕也；邪既在少阳半表半里之地，故与小柴胡汤主之，以和少阳，利枢机。

伤寒五六日，头汗出，微恶寒，手足冷，心下满，口不欲食，大便硬，脉细者，此为阳微结，必有表复有里也，脉沉亦在里也。汗出为阳微，假令纯阴结，不得复有外证，悉入在里，此为半在里半在外也。脉虽沉紧，不得为少阴病，所以然者，阴不得有汗，今头汗出，故知非少阴也，可与小柴胡汤，设不了了者，得屎而解。**（148）**

【评注】伤寒五六日，头汗出，微恶寒者，表邪郁而未解，上蒸于头也；手足冷者，热郁于中，阳不布四末也；邪结于中，故心下满，口不欲食；大便硬，脉细者，热灼津伤，脉道不充，肠中干燥也。阳，热也；此乃表热被郁，入而结于中，热尚未甚也，故曰此为阳微结，必有表复有里也。若脉沉而不细，沉主里，故曰亦在里也。但头汗出者，邪热上蒸，而热未甚，故为阳微。阴，寒也；假令纯属阴寒内结，则邪悉化阴入里，表必无热证，故不得复有外证，悉入在里。今外有热郁尚轻，内有热结且微，故曰此为半在里、半在外也。虽，纵使也；谓纵使见沉紧之里寒脉，亦不得为少阴病。所以然者，少阴里寒不应有汗，今头汗出，故知其手足冷非少阴证也。邪既在半表半里，故可与小柴胡汤和解之。此亦仲景"有柴胡证，但见一证便是，不必悉具"之义，亦不必拘于脉也。设不了了者，半表已解，里热燥结而未和，得屎则里自和也，故曰得屎而解。

六、少阳半表病二方

【评注】仲景治少阳半表病，有小柴胡汤、柴胡桂枝汤二方，今辑注于下。

1. 小柴胡汤

伤寒四五日，身热恶风，颈项强，胁下满，手足温而渴者，小柴胡汤主之。（99）

【评注】伤寒四五日，谓太阳病多日而失治；身热恶风、颈项强，太阳表证也；胁下满，少阳证也；手足温而渴者，里有热也。此病在三阳而偏半表，见"胁下满"，乃邪在少阳之确证，此即上条"有柴胡证，但见一证便是，不必悉具"之义也，故与小柴胡汤主之，和解少阳则愈。

呕而发热者，小柴胡汤主之。（379）

【评注】呕而发热，无他证者，为邪在少阳，此柴胡证已具，故小柴胡汤主之。

2. 柴胡桂枝汤

伤寒六七日，发热微恶寒，支节烦疼，微呕，心下支结，外证未去者，柴胡桂枝汤主之。（146）

【评注】支结，旁结也。伤寒六七日，行经已尽也；发热微恶寒，支节烦疼者，为太阳表证未罢；微呕，心下支结者，为邪传少阳；外证未去者，谓太阳表证及少阳半表证皆显，故与柴胡桂枝汤主之，以太阳少阳两解也。

柴胡桂枝汤方

柴胡四两　桂枝一两半　人参一两半　甘草（炙）一两　半夏（洗）二合半　黄芩一两半　芍药一两半　大枣（擘）六枚　生姜（切）一两半

上九味，以水七升，煮取三升，去滓，温服一升。

【评注】方由小柴胡汤合桂枝汤各半量而成。小柴胡汤以和少阳半表之证，桂枝汤解太阳肌表之邪；二方各半量而合，轻而扬之，使邪从外而解。

七、少阳半里病四方

【评注】仲景治少阳半里病，有小柴胡汤、大柴胡汤、柴胡加芒硝汤、柴胡桂枝干姜汤四方，今辑注于下。

1. 小柴胡汤

阳明病，发潮热，大便溏，小便自可，胸胁满不去者，与小柴胡汤。（229）

【评注】阳明病，发潮热，大便溏，小便自可者，知阳明有热，胃家未实也；又胸胁满不去，为邪在少阳半里之确证。此亦"有柴胡证，但见一证便是，不必悉具"之义，故与小柴胡汤和解少阳，则愈。

阳明病，胁下硬满，不大便而呕，舌上白苔者，可与小柴胡汤，上焦得通，津液得下，胃气因和，身濈然汗出而解。（230）

【评注】阳明病，不大便，舌上白苔者，为里之燥实未成。又胁下硬满而呕者，为邪在少阳半里之确证。此亦"有柴胡证，但见一证便是，不必悉具"之义，故与小柴胡汤，和解少阳枢机。使上焦开发，若雾露之溉，则津液得下，中焦胃气得和，故大便自下而呕止；水津四布，则身濈然汗出而解。

伤寒阳脉涩，阴脉弦，法当腹中急痛者，先与小建中汤，不瘥者，与小柴胡汤主之。（100）

【评注】阳，浮也。阴，沉也。伤寒脉浮而涩，营阴不足，营卫不和也；脉沉而弦，主里痛，木乘土也，故法当腹中急痛。表既虚而里亦急，当补虚缓急为要，故先与小建中汤，以温中补虚，和里缓急，调和营卫。不瘥者，其脉必弦，乃太阳、太阴皆得所治，而少阳胆木仍盛无制，病属少阳半里，故与小柴胡汤和解之。此亦仲景"有柴胡证，但见一证便是，不必悉具"之义也。

2. 大柴胡汤

伤寒发热，汗出不解，心中痞硬，呕吐而下利者，大柴胡汤主之。（165）

【评注】心中，正心下也。伤寒发热，汗出不解，为外邪不解，去表入里，热蒸肌腠；邪陷于中，内结于胃，故正心下痞硬；热阻中焦，上攻下迫，升降失司，故上吐下利，且必见里急后重，大便黏腻臭秽等。此半表未解，半里已甚，里热壅结，枢机不利，故与大柴胡汤主之，以和解少阳，内泻热结。

太阳病，过经十余日，反二三下之，后四五日，柴胡证仍在者，先与小柴胡汤。呕不止，心下急，郁郁微烦者，为未解也，与大柴胡汤下之则愈。（103）

【评注】过经，传少阳经也。太阳病，传少阳经已十余日，医反二三下之，言其人虽病久且误治已多，仍不致逆也；后四五日，邪仍在少阳，柴胡证仍在者，宜先与小柴胡汤和解少阳。若呕不止，少阳证也；心下急，邪热内结也；郁郁微烦者，少阳郁热不解也。此少阳半里证急，故曰为未解也，与大柴胡汤以和解少阳，泻下热结，则愈。

大柴胡汤方

柴胡半斤　黄芩三两　半夏（洗）半升　芍药三两　枳实（炙）四枚　大黄二两　生姜（切）五两　大枣（擘）十二枚

上八味，以水一斗二升，煮取六升，去滓再煎，温服一升，日三服。

【评注】方由小柴胡汤去人参、甘草，加芍药、枳实、大黄而成。小柴胡汤以和解少阳；重用生姜以和胃止呕；去人参、甘草者，以其里实而不虚也；加芍药以缓心下急，枳实以导滞散结消痞，大黄轻用以泻结热。合则少阳表里两解，枢机复利，而诸证自除。

3. 柴胡加芒硝汤

伤寒十三日不解，胸胁满而呕，日晡所发潮热，已而微利，此本柴胡证，下之而不得利。今反利者，知医以丸药下之，非其治也。潮热者，实也，先宜小柴胡汤以解外，后以柴胡加芒硝汤主之。（104）

【评注】伤寒十三日不解，邪已过经；胸胁满而呕，少阳证也；日晡所发潮热，阳明实证也。此本为大柴胡汤证，其人大便不利，且与大柴胡汤下之而不得利。今见微利，故曰反利；乃医以丸药峻下之，燥实不去，徒伤津液，非正治也。潮热乃实热内结之证，虽经峻下，实热犹存，故为实也。宜先与小柴胡汤以解少阳之半表，后以柴胡加芒硝汤主之，以缓下少阳之半里。

柴胡加芒硝汤方

于小柴胡汤方内，加芒硝六两，余依前法服，不解更服。

【评注】方由小柴胡汤加芒硝而成。方中小柴胡汤以解少阳之表，芒硝咸苦寒，泻热通便，润燥软坚，以缓下少阳之里。与大柴胡汤同为两解少阳表里之剂，此方则更缓，不解更服。

4.柴胡桂枝干姜汤

伤寒五六日，已发汗而复下之，胸胁满微结，小便不利，渴而不呕，但头汗出，往来寒热，心烦者，此为未解也，柴胡桂枝干姜汤主之。（147）

【评注】谓伤寒五六日，虽已发汗，表尚未解而复下之，误下损及太阴，邪陷少阳，郁结于胸胁，故胸胁满微结；汗下伤津，故小便不利而渴；胃无留饮，故渴而不呕；邪热上蒸，故但头汗出、心烦；正邪搏于少阳，故往来寒热；此时邪在少阳半里，欲行寒化而内传太阴，故曰此为未解也。与柴胡桂枝干姜汤主之，以和解少阳，内固太阴。

柴胡桂枝干姜汤方

柴胡半斤　桂枝三两　干姜二两　瓜蒌根四两　黄芩三两　牡蛎二两
甘草（炙）二两

上七味，以水一斗二升，煮取六升，去滓，再煎，取三升，温服一升，日三服，初服微烦，复服汗出便愈。

【评注】方中重用柴胡之苦辛，微寒，以和解少阳，为君。黄芩苦寒，助柴胡以清少阳，利肝胆；瓜蒌根苦寒，以清热生津止渴，共为臣。干姜辛热，以温中散寒；桂枝辛温，以调和营卫；牡蛎咸微寒，以平肝软坚散结，共为佐。甘草温中缓急，调和诸药，为使。合奏和解少阳、内固太阴之功。初服微烦者，姜、桂之效速而微助其热，太阴得温，营卫欲调，邪欲外解也；复服则诸药皆达病所，正胜邪退，从表而解，故汗出便愈。

八、少阳变病证治

【评注】少阳病不愈而不以次传，且生他变，或邪扰血分，而有热入血室之证；或枢机升降失司，而有上热下寒之病，又当详审。

（一）妇人热入血室病论治二方

【评注】仲景论治妇人热入血室病，有热入血室病论，有刺期门、小柴胡汤二方，今辑注于下。

1. 热入血室病论

妇人伤寒，发热，经水适来，昼日明了，暮则谵语，如见鬼状者，此为热入血室，无犯胃气及上二焦，必自愈。（145）

【评注】血室，血聚留歇之所也。妇人伤寒，发热，邪在表也；经水适来，血室空虚也；邪热乘虚入于血室，昼时阳在于外，阳热不重，故昼日明了；暮时阳潜于内，与邪热相抟，热扰神明，故暮则谵语，甚则如见鬼状；知此为热入血室，既非邪留在表，亦非热结于里，汗、下皆非所宜，故曰无犯胃气及上下二焦；无伐其正，待热随经去，必自愈。

2. 刺期门

妇人中风，发热恶寒，经水适来，得之七八日，热除而脉迟身凉，胸胁下满，如结胸状，谵语者，此为热入血室也，当刺期门，随其实而泻之。（143）

【评注】妇人中风，发热恶寒，邪在表也；经水适来，血室空虚也；得之七八日，热除而脉迟身凉，表邪欲去也；胸胁下满，如结胸状，谵语者，乃表邪去表而乘虚入于血室，故此为热入血室也；期门乃肝之募穴，肝藏血，为血室之主，故当刺期门，随其血室之实而泻之也。

3. 小柴胡汤

妇人中风七八日，续得寒热，发作有时，经水适断者，此为热入血室，其血必结，故使如疟状，发作有时，小柴胡汤主之。（144）

【评注】妇人中风七八日，续得寒热，发作有时，邪在少阳也；经水适来，血室空虚，邪乘虚入于血室，热与血结，雍而不通，致经水适断，此为热入血室也；其血必与邪结，正邪纷争，故使如疟状，发作有时；邪既在少阳，故与小柴胡汤主之，以和解少阳，则表里自和矣。

（二）上热下寒证一方

黄连汤

伤寒胸中有热，胃中有邪气，腹中痛，欲呕吐者，黄连汤主之。（173）

【评注】伤寒失治，邪入胸中，胸属阳，郁而从阳化热，故胸中有热；其人胃气素虚，寒邪乘虚入于胃中，故胃中有邪气；寒凝于中，故腹中痛；胃气不降，故欲呕吐。此乃上焦热而中焦寒，阴阳升降乖和，故与黄连汤主之，以调寒热，和胃气，复升降。

黄连汤方

黄连三两　甘草（炙）三两　干姜三两　人参二两　桂枝三两　半夏（洗）半升　大枣（擘）十二枚

上七味，以水一斗，煮取六升，去滓，温服，昼三夜二。

【评注】方中黄连苦寒，以清胸中之热，为君。干姜辛热，以散胃中之寒；半夏辛温，以和胃降逆，共为臣。君臣合，则辛开苦降，寒热并施，上下同治。人参、大枣以补中；桂枝辛温，以安内外，共为佐。甘草补中，调和诸药，为使。合而共奏寒热并治、升降并调之功，则阴阳得交，上下得通。汤煮六升，昼三夜二，取少量频服之义也。

辨太阴病脉证并治第九

【评注】太阴在里，为至阴之地，踞于中焦，司运化升清，为升降之枢。其为病也，本于太阴脾脏之虚，然其亦有内外、变病之异。病在外者，兼见太阳、阳明，以邪实为主；病在内者，则为脏寒，以阳虚为本。治当分表里虚实，各随其证而施。仲景辨太阴病，有太阴病论、太阴病解、太阴病诫、太阴表里病治先后、太阴外病证治、太阴脏寒病证治、太阴变病证治诸论，今辑而注之。

一、太阴病论

太阴之为病，腹满而吐，食不下，自利益甚，时腹自痛。若下之，必胸下结硬。（273）

【评注】太阴病必见五证：一腹满而吐，二食不下，三自利益甚，四时腹自痛，五若下之必胸下结硬。此五者，太阴病之纲也。盖太阴经有脾、肺二经。脾经起于足大指之端，循内侧赤白肉际，上内踝前沿，循小腿内侧正中线上行，于内踝上八寸处，交出足厥阴之前，上膝股内前沿，入腹，属脾，络胃，上膈，夹咽，连舌本，散舌下；其支者复从胃，别上膈，注心中。肺经起于中焦，下络大肠，还循胃口，贯膈属肺，从肺系横出腋下，循上臂前外侧，行少阴、心主之前，下肘中，循臂入寸口，上鱼际，出手大指之端。太阴虚寒，脾土不运，故腹满；寒凝中焦，浊气不降，故吐而食不下；清阳不升，故自利益甚；虚寒交织，故时腹自痛。若误下之，必重伤中阳，而胸下结硬，遂成脏结之变。

伤寒四五日，腹中痛，若转气下趋少腹者，此欲自利也。（358）

【评注】转，化也。伤寒四五日，失治而三阳证不见；腹为太阴之地，其人太阴素虚，邪入化寒，虚寒内结于中，故腹中痛。若所化寒气下趋少腹者，乃脾虚中寒，水谷不化，清气不得以升，清浊混杂，随阴寒之气下趋少腹，故此欲自利也。

二、太阴病解

伤寒脉浮而缓，手足自温者，系在太阴。太阴当发身黄，若小便自利者，不能发黄，至七八日，虽暴烦，下利日十余行，必自止，以脾家实，腐秽当去故也。（278）

【评注】伤寒脉浮而缓，有表脉而无表证；手足自温，太阴证也，故曰系在太阴。太阴主湿，与热瘀结，当发身黄；若小便自利者，湿不内蕴，虽有热而不得与湿郁结，故不能发黄。至七八日，虽暴烦，下利日十余行，为湿热虽盛，得自下而泄，邪去则正安，故必自止。所以然者，其人脉缓，手足自温，知其脾家素实，太阴虽有腐秽之邪，亦不能胜正，必当自去也。

太阴中风，四肢烦痛，阳微阴涩而长者，为欲愈。（274）

【评注】阴阳，沉浮也。太阴中风，邪在太阴外也；四肢烦痛，太阴外证也；脉浮微而沉涩，为太阴虽虚而邪亦微也。《素问·脉要精微论》曰"长则气治"，脉长者，脉气充盈，气血和也，故为欲愈。

太阴病，欲解时，从亥至丑上。（275）

【评注】太阴病，其邪居至阴之地，欲解之，必温中散寒而解。从亥至辰丑上，为人定、夜半之时，阴气至盛，阳气未动，阳气伏于至阴之地，此时若得理中汤等温之，太阴寒邪去之最速，故为欲解之时也。

三、太阴病诚

下利清谷，不可攻表，汗出必胀满。（364）

【评注】此条亦见《呕吐哕下利病脉证并治》篇中。下利清谷，里虚寒甚，急当救里，宜四逆汤。纵有表证未解，亦不可与桂枝汤攻表，若攻其表，虽汗出表解，然重损其阳，则太阴寒凝更甚，故腹必胀满。

太阴为病，脉弱，其人续自便利，设当行大黄、芍药者，宜减之，以其人胃气弱，易动故也。（280）

【评注】动，变也。太阴为病，见太阴五证也；脉弱，里虚也；其人续自便利，太阴寒湿证也。设当行大黄、芍药者，即腹满时痛当倍加芍药，或大实痛当加大黄者，大黄苦寒泻下，味厚而力峻，芍药酸收，阴柔而易滞，故皆宜减量用之；以其人胃气弱，峻攻固不适宜，大补亦滞脾胃，易变生他证也。此仲景用药，体实者攻之亦慎，体虚者更不可轻为，攻过则伤其正，补多恐留其邪，学者当慎之又慎也。

四、太阴表里病治先后

伤寒，医下之，续得下利清谷不止，身疼痛者，急当救里；后身疼痛，清便自调者，急当救表。救里宜四逆汤，救表宜桂枝汤。（91）

【评注】伤寒，外寒也，医下之，误也，反虚其内而损其阳，脾胃虚寒已甚，水谷不化，清浊混杂而下，故续得下利清谷不止；身疼痛者，表寒未解也。今内外皆寒，而里寒犹急，故急当救里，宜与四逆汤温阳散寒，以救里逆之急。救里后，仍身疼痛者，表未解也；清便自调者，里寒已散也。此里和而表未解，法当救表，宜与桂枝汤，和其营卫，令表亦解，则表里皆愈也。

下利，腹胀满，身体疼痛者，先温其里，乃攻其表，温里宜四逆汤，攻表宜桂枝汤。（372）

【评注】此条亦见《呕吐哕下利病脉证并治》篇中。下利，腹胀满者，乃太阴里寒，脾虚不运，水谷不化，清浊混杂也；身体疼痛者，表寒未解也。此内外皆寒，而里寒为急，故先温其里，宜与四逆汤，以温阳散寒。待里和而表仍不解者，乃攻其表，宜与桂枝汤，以和营卫。

五、太阴外病证治

【评注】太阴外病，有太阴表证，有太阴腑实证，皆为太阴病未入脏者；治随其表而汗之，随其腑实而下之；不可言太阴病即温之、补之，而无他法也。

（一）表证三方

【评注】仲景治太阴表病，有桂枝汤、桂枝加芍药汤、桂枝加大黄汤三方，今辑注于下。

1. 桂枝汤

太阴病，脉浮者，可发汗，宜桂枝汤。（276）

【评注】太阴病，有太阴五证而病势不急，脉浮者，为表未解也，此表里同病，而无救里之急，法当先救表而后调里，故宜与桂枝汤发汗，以先治其表，待表和而里仍未和者，复治其里则愈。

2. 桂枝加芍药汤、桂枝加大黄汤

本太阳病，医反下之，因而腹满时痛者，属太阴也，桂枝加芍药汤主之。大实痛者，桂枝加大黄汤主之。（279）

【评注】本太阳病，医不发汗而反下之，误也，表必不解，且虚其里，邪因乘虚而入，见腹满时痛者，乃邪传太阴，故曰属太阴也。此太阳、太阴并病，故与桂枝加芍药汤主之，以和表而调里。若见大实痛者，乃邪传阳明，且腑实已成，此太阳、阳明并病，故与桂枝加大黄汤主之，以和表攻里。

桂枝加芍药汤方

于桂枝汤方内，更加芍药三两，随前共六两，余依桂枝汤法。

【评注】方中桂枝汤和表而温里，倍芍药调里而和木缓急，使土虚无木乘之虞。合而仿小建中汤之意，共奏和表温中、缓急止痛之功。

桂枝加大黄汤方

桂枝三两　大黄二两　芍药六两　甘草（炙）二两　生姜（切）三两　大枣（擘）十二枚

上六味，以水七升，煮取三升，去滓，温服一升，日三服。

【评注】方中桂枝汤和营卫而解表，加大黄以泻阳明腑之实，合而表里两解，共奏和表攻里之功。

（二）腑实证一方

大承气汤

发汗不解，腹满痛者，急下之，宜大承气汤。（254）

腹满不减，减不足言，当下之，宜大承气汤。（255）

【评注】发汗后表不解，且腹胀满痛甚，或腹不痛，胀满甚而不减，减不足言者，皆邪已入里成实也，必见大便不通。此时，表虽不解，然里实急重，法当急救其里，故宜与大承气汤急下之。若里已和而表仍不解者，复与桂枝汤救表则愈。

六、太阴脏寒病证治

自利不渴者，属太阴，以其脏有寒故也，当温之，宜服四逆辈。（277）

【评注】自利不渴者，此太阴虚寒，里无邪热，水谷不化，清浊混杂而下，故曰属太阴。以其太阴素虚有寒，法当温中散寒，宜与四逆汤、理中汤、附子汤等，治必不出其法。

理中丸方

人参　白术　甘草（炙）　干姜各三两

上四味，捣筛，蜜和为丸，如鸡子黄许大，以沸汤数合，和一丸，研碎温服之，日三四，夜二服。腹中未热，益至三四丸，然不及汤。汤法以四物，依两数切，用水八升，煮取三升，去滓，温服一升，日三服。

加减法：若脐上筑者，肾气动也，去术加桂四两；吐多者，去术加生姜三两；下多者，还用术；悸者，加茯苓二两；渴欲得水者，加术，足前成四两半；腹中痛者，加人参，足前成四两半；寒者，加干姜，足前成四两半；腹满者，去术加附子一枚。服汤后，如食顷，饮热粥一升许，微自温，勿发揭衣被。

【评注】方中干姜辛热，以温中散寒，为君。人参甘平，以大补元气，补中益脾，为臣。白术苦甘温，以补气健脾，温中燥湿，为佐。甘草甘平，以和中缓急，为使。四药合用，共奏温中散寒、益气补脾之功。

加减法：筑，捣也；若脐上筑筑而动者，为土虚水侮，寒水上冲；白术补土而稍壅滞，故去术；加桂四两，重用以温阳化气，利水降冲。吐多者，乃寒凝于中，胃气上逆，故去白术之壅滞；加生姜三两，以温中止呕。下多者，为脾虚湿盛，故还用白术，以健脾燥湿。心下悸者，水停心下也，故加茯苓二两，以利水渗湿。足，满也；渴欲得水者，为水不化津上承，故加白术，合前至四两半，重用以健脾燥湿化饮，使水化津也。腹中痛者，脾虚木乘，故加人参，合前至四两半，重用以大补元气，益脾补中。寒者，阳虚外寒也，故加干姜，合前至四两半，重用以温中散寒。腹满者，寒湿中阻也，故去白术之壅滞，加附子一枚，以温肾助阳，益火之原。服汤后，饮热粥，以助药力而滋胃气，令微自温，则寒去阳回也。

七、太阴变病证治

【评注】仲景治太阴变病，有治腹胀满病一方、治下寒格上证一方，今辑注于下。

（一）腹胀满病一方

厚朴生姜半夏甘草人参汤

发汗后，腹胀满者，厚朴生姜半夏甘草人参汤主之。（66）

【评注】伤寒表不解，与发汗后，表已解而见腹胀满者，乃太阴里虚不运，水谷壅滞之故，与厚朴生姜半夏甘草人参汤主之，以消胀除满，降逆补虚。

厚朴生姜半夏甘草人参汤方

厚朴（炙，去皮）半斤　生姜（切）半斤　半夏（洗）半升　甘草（炙）二两　人参一两

上五味，以水一斗，煮取三升，去滓，温服一升，日三服。

【评注】方中厚朴苦辛温，以燥湿行气，宽中除满。生姜、半夏辛温，以和胃降逆，化湿导滞。人参、甘草甘温，以补气和中。诸药配合，虚实兼顾，共奏消胀除满、降逆补虚之功。

（二）下寒格上证一方

干姜黄连黄芩人参汤

伤寒，本自寒下，医复吐下之，寒格更逆吐下，若食入口即吐，干姜黄连黄芩人参汤主之。（359）

【评注】下，底也。寒下，即寒底，谓素体虚寒也。其人素体虚寒，今伤寒乘虚入里，医复吐下之，以攻其邪，必重虚其内而损其阳，阴寒内阻，升降失司，遂成寒格，此复吐下之逆也，故曰更逆吐下。若食入口即吐者，乃邪热乘虚入中，致胃热而脾寒，此时上热下寒，升降失司，故与干姜黄连黄芩人参汤主之，以清上热而温下寒。

干姜黄连黄芩人参汤方

干姜　黄连　黄芩　人参各三两

上四味，以水六升，煮取二升，去滓，分温再服。

【评注】方中干姜辛热，散寒以开下寒之闭；黄连、黄芩苦寒，清热以降上热之雍；人参甘平，以补中益气。四药合则寒热并投，上下同治，辛开苦降，使阴阳得调，升降得司，则吐利自除。

辨少阴病脉证并治第十

【评注】少阴在下，为盛阴之地，先天精气之所聚，元阴、元阳共藏之处。仲景论治少阴病，有少阴病论、少阴病传、少阴病解、少阴病诫、少阴外病证治、少阴里病证治、少阴病生死证、少阴变病证治等诸论，学者皆当细审而详别之。

一、少阴病论

少阴之为病，脉微细，但欲寐也。（281）

【评注】少阴病必见二证：一脉微细，二但欲寐。此二者，少阴病之纲也。盖少阴经有肾、心二经；肾经起于小趾下，斜走足心，出然骨下，循内踝后，别入跟中，上腨内，出腘内廉，上股内后廉，贯脊属肾，络膀胱；其直者，从肾，上贯肝膈，入肺中，循喉咙，夹舌本；其支者，从肺出，络心，注胸中。心经起于心中，出属心系，下膈，络小肠；其支者，从心系，上夹咽，系目系；其直者，复从心系，却上肺，下出腋下，下循臑内后廉，行太阴、心主之后，下肘内，循臂内后廉，抵掌后锐骨之端，入掌内后廉，循小指之内，出其端。邪入少阴，阳气必微，故脉微细。卫出阳则寤，卫入阴则寐，阳虚阴盛，故但欲寐也。

病人脉阴阳俱紧，反汗出者，亡阳也，此属少阴，法当咽痛，而复吐利。（283）

【评注】病人脉阴阳俱紧，若恶寒、无汗、身痛者，太阳伤寒也，汗之则解。今无表证而反汗出，脉阴阳俱紧者，乃寒盛于内，阳脱于外，故属少阴亡阳之证，当禁发汗也。足少阴肾经循喉咙，夹舌本，阳虚内寒，虚阳上越，故法当咽痛。里寒凝滞，受纳运化失司，故复吐利也。

少阴病，欲吐不吐，心烦，但欲寐，五六日，自利而渴者，属少阴也。虚故引水自救，若小便色白者，少阴病形悉具。小便白者，以下焦虚，有寒，不能制水，故令色白也。（282）

【评注】少阴病，欲吐不吐，心烦，但欲寐，五六日，自利者，此少阴寒化、热化皆有之证；肾主水，少阴脏虚，引水自救则渴，故曰属少阴也。若小便色白者，少阴无热也，此乃少阴里寒之证，故曰少阴病形悉具。小便色白，则知其下焦虚寒，肾阳虚衰，寒水不化，虽有心烦而渴，亦非热化之证也。

病人身大热，反欲得衣者，热在皮肤，寒在骨髓也；身大寒，反不欲近衣者，寒在皮肤，热在骨髓也。（11）

【评注】病人身大热，表热甚也，故曰热在皮肤；反欲得衣，喜热者，寒邪深伏于内，故曰寒在骨髓也。身大寒，表寒甚也，故曰寒在皮肤；反不欲近衣，喜冷者，热被深遏于内，故曰热在骨髓也。此仲景示人：寒热之证，必辨其表里真假，勿但见其表而失其里也。

二、少阴病传

少阴病八九日，一身手足尽热者，以热在膀胱，必便血也。（293）

【评注】少阴病八九日，一身手足尽热者，乃少阴里邪出表，欲从太阳而解也。若热在膀胱腑，灼伤阴络，迫血妄行，故必便血、尿血也。

三、少阴病解

少阴病，脉紧，至七八日，自下利，脉暴微，手足反温，脉紧反去者，为欲解也，虽烦下利，必自愈。（287）

【评注】暴，露也。少阴病，脉不微细而反紧，必无汗，此为里寒实证。至七八日，自下利，脉露微象，手足反温，脉紧反去者，乃阴寒渐化，阳气来复之象，故为欲解也。虽烦下利，乃邪不能留而自去，故必自愈。

少阴中风，脉阳微阴浮者，为欲愈。（290）

【评注】阳，寸脉，主上主外也。阴，尺脉，主下主里也。少阴中风，少阴里虚而被风邪所中也。若寸脉微弱，则外邪已衰；尺脉浮者，乃少阴阳气来复；正胜邪退，故为欲愈。

少阴病欲解时，从子至寅上。（291）

【评注】少阴病，其邪在水火之脏，此时阴盛阳衰，欲解之，必扶阳抑阴而解。从子至寅上，为夜半、鸡鸣之时，阴极而阳始生，阳气正萌动于水火之脏，此时若得四逆汤等扶阳抑阴，则少阴之邪去之最速，故为欲解之时也。

少阴病诫

少阴病，脉微，不可发汗，亡阳故也。阳已虚，尺脉弱涩者，复不可下之。（286）

【评注】少阴病，脉微细，但欲寐也；脉微，少阴脉也；若脉微弱而浮者，为阳虚里寒已甚，虚阳有外越之势，纵有发热等证，亦不可发汗，发汗则重亡其阳。阳已虚，尺脉弱涩者，乃阳既虚而阴血亦亏，虽有口燥、咽干、不大便等证，复不可下，下之则重竭其阴，遂致阴阳俱亡矣。

少阴病，脉细沉数，病为在里，不可发汗。（285）

【评注】少阴病，阳虚则寒化，见脉微细沉，但欲寐，其外则寒。阴虚则热化，见脉细沉数，虽欲寐而烦，其内则热，故曰病为在里。邪不在表，故不可发汗。

少阴病，咳而下利，谵语者，被火气劫故也，小便必难，以强责少阴汗也。（284）

【评注】责，求也，索也。少阴病，咳而下利，乃阴寒内盛，寒水射肺，若小便利者，与真武汤去茯苓，加五味子、细辛、干姜治之。少阴禁发汗，今与火气劫其汗，汗出则夺阴，津液内竭，阴阳俱衰，遂致谵语、小便必难之逆，此少阴病强发汗之过也。

少阴病，但厥无汗，而强发之，必动其血，未知从何道出，或从口鼻，或从目出者，是名下厥上竭，为难治。（294）

【评注】少阴病，但厥无汗，阳气虚而阴血少也。《素问·营卫生会》曰："夺血者无汗，夺汗者无血。"今强发其汗，必损其血，故曰动其血。动，扰动也，出也。九窍、肌肤皆可出血而不自知，故未知从何道出。若从口鼻，或从目出而手足厥冷者，乃阳气衰于下，阴血竭于上，故是名下厥上竭。此阴阳离而衰，气血衰而乱，汤药难施，故为难治。或可参景岳之法而治，与六味回阳饮，以滋阴回阳。

四、少阴外病证治

【评注】少阴外病，为少阴病之在表、在经、在腑者。仲景治少阴外病，有表证二方、阳郁证一方、蓄水证二方、腑实证一方，今辑而注之。

（一）表证二方

【评注】仲景治少阴表证，有麻黄附子细辛汤、麻黄附子甘草汤二方，今辑注于下。

1. 麻黄附子细辛汤

少阴病，始得之，反发热，脉沉者，麻黄附子细辛汤主之。（301）

【评注】少阴病，始得之，当脉微细，但欲寐。今反发热者，知邪在表，且必有恶寒、无汗等证；脉沉者，里寒脉也。此少阴表里两感于寒，故与麻黄附子细辛汤主之，以温阳散寒，发汗解表，则少阴表里自得解也。

麻黄附子细辛汤方

麻黄（去节）二两　细辛二两　附子（炮去皮，破八片）一枚

上三味，以水一斗，先煮麻黄，减二升，去上沫，内诸药，煮取三升，去滓，温服一升，日三服。

【评注】方中附子味辛甘，大热，以补火助阳，散少阴里寒。麻黄辛温，以发汗解表，散少阴表寒。细辛辛温，以温里，且散寒解表。三药合用，共奏温阳散寒、发汗解表、两解少阴表里之功。

2. 麻黄附子甘草汤

少阴病，得之二三日，麻黄附子甘草汤微发汗，以二三日无里证，故微发汗也。（302）

【评注】少阴病，当脉微细，但欲寐；得之二三日，未见里寒而吐利等证，知邪仍在少阴之表，不言发热者，必热微而邪轻，必恶寒、无汗、脉沉；此邪在少阴之表，里寒不甚，表邪亦轻，故与麻黄附子甘草汤主之，以

温阳散寒，微发其汗，轻解表里也。

麻黄附子甘草汤方

麻黄（去节）二两　　附子（炮去皮，破八片）一枚　　甘草（炙）二两

上三味，以水七升，先煮麻黄一两沸，去上沫，内诸药，煮取三升，去滓，温服一升，日三服。

【评注】方中附子味辛甘，大热，以补火助阳，散少阴里寒。麻黄辛温，以发汗解表，散少阴表寒。甘草甘缓调和。三药合用，共奏温阳散寒、微发其汗、轻解表里之功。

（二）阳郁证一方

四逆散

少阴病，四逆，其人或咳，或悸，或小便不利，或腹中痛，或泄利下重者，四逆散主之。（318）

【评注】少阴病，见四逆、欲寐、脉微细，多属阳虚阴盛之证；然亦有阳气被阴气郁闭，不能达于四末，而见四逆、脉微细者。阳气内郁，欲静卧以避烦，故欲寐。阴寒闭肺，则肺气不宣而咳；阴寒闭心，则心阳不振而悸；阴寒闭于下焦，则膀胱气化不行而小便不利；阴寒郁腹，则腹中痛；阴寒闭肠，则泄利下重。此阳气被阴寒郁闭而不舒，不能达于少阴之外，为少阴阳郁之外证，非少阴虚寒之里证，故与四逆散主之，以解郁、开闭、和阳。

四逆散方

甘草（炙）　枳实（破，水渍，炙干）　柴胡　芍药

上四味，各十分，捣筛，白饮和服方寸匕，日三服。

咳者，加五味子、干姜各五分，并主下利。悸者，加桂枝五分。小便不利者，加茯苓五分。腹中痛者，加附子一枚，炮令折。泻利下重者，先以水五升，煮薤白三升，煮取三升，去滓，以散三方寸匕，内汤中，煮取一升半，分温再服。

【评注】方中柴胡苦辛微寒，以解郁升阳，令气条达，为君。芍药酸收，以敛阴和营，为臣。枳实苦辛微寒，以行气散结，疏畅气机，为佐。甘草甘平，以和中缓急，调和诸药，为使。四药合用，共奏解郁开闭和阳

之功。

阴寒郁闭于中，上干肺气则咳，下迫大肠则下利，故加五味子之酸温，以敛肺滋肾，涩精止泻；干姜之辛温，以温中散寒。悸者，阴寒郁闭于心，则心阳不振，故加桂枝之辛温，以通阳定悸。小便不利者，为阴寒郁闭下焦，膀胱气化不行，水蓄于内，故加茯苓之淡渗，以利水。腹中痛者，阴寒郁闭腹中，故加附子之辛热，以温阳散寒止痛。泻利下重者，阴寒郁闭于肠，故加薤白之辛温，以通阳散结，行气导滞。

（三）蓄水证二方

【评注】仲景治少阴外病蓄水证，有猪苓汤、真武汤二方，今辑注于下。

1. 猪苓汤

少阴病，下利六七日，咳而呕渴，心烦不得眠者，猪苓汤主之。（319）

【评注】少阴病，必脉细沉数而欲寐也。盖其人肾阴素虚，今少阴受邪，主水失责，水停于内，留而为饮，下攻上迫，故下利六七日，咳而呕；化热伤津，故渴；内热扰心，故虽欲寐而心烦不得眠。此少阴虚热，里饮为患之证，其小便必较前有所不利，故与猪苓汤主之，以育阴利水。

2. 真武汤

少阴病，二三日不已，至四五日，腹痛，小便不利，四肢沉重疼痛，自下利者，此为有水气。其人或咳，或小便不利，或下利，或呕者，真武汤主之。（316）

【评注】少阴病，阴寒盛于内也；二三日不已，至四五日，腹痛，为寒凝于腹也；小便不利，为寒凝膀胱，水不得行也；寒水内攻外浸，故四肢沉重疼痛，自下利也。寒饮射肺则咳；寒饮停胃则呕。此皆为阴寒内盛，寒水内聚之证，故与真武汤主之，以温阳利水。

真武汤方

茯苓三两　芍药三两　生姜（切）三两　白术二两　附子（炮，去皮，破八片）一枚

上五味，以水八升，煮取三升，去滓，温服七合，日三服。

若咳者，加五味子半升，细辛、干姜各一两。若小便利者，去茯苓。

若下利者，去芍药，加干姜二两。若呕者，去附子加生姜，足前成半斤。

【评注】方中附子辛甘大热，以补火助阳，温肾暖脾，化气行水，为君。茯苓甘淡，以利水渗湿；白术苦甘温，以健脾燥湿利水，共为臣。生姜辛温，以温中散寒，化饮止呕，化痰止咳，为佐。芍药酸收微寒，以敛阴和营，柔肝缓急，引药入阴，为使。诸药合用，共奏温阳利水之功。

咳者，为寒饮射肺，故加五味子之酸温，以敛肺滋肾；细辛辛温，以温肺化饮；干姜辛热，以温中散寒。小便利者，则水饮不停，故去茯苓之渗利。下利者，为阴寒内盛，中寒不运，故去芍药之阴柔，加干姜以温中散寒。呕者，为寒饮停胃，故去温肾之附子，重用生姜以温中散寒，化饮止呕。

（四）腑实证一方

大承气汤

少阴病，得之二三日，口燥咽干者，急下之，宜大承气汤。（320）

【评注】燥，焦也。少阴病，得之二三日，口燥咽干者，肾水竭，胃液干，则先后天皆燥，知里热内结已甚也。胃燥结则后天津枯，先天之水无源以济，则肾水愈竭；反之，肾水愈竭，则胃土愈燥，倍伐其水，其恶性循环之将至，必见大便不通，小便涩少。此里热结甚，阴液将亡，此时养阴增液欲固其本，即贼凶而难济；峻下热结急去其标，即除寇而易安。故与大承气汤，治其标而护其本，则水土俱安，绝其乘侮之患也。

少阴病，自利清水，色纯青，心下必痛，口干燥者，急下之，宜大承气汤。（321）

【评注】少阴病，自下利，少阴里虚也。青，木色，纯青，木之精也。木可生火而疏土；今自利清水，色纯青，乃水能生木，而木不得续生，反被土侮也。知其火与土为伍，燥结于胃，故心下必痛，口干燥也。燥土热结于中，下伐肾水，上侮肝木，则热结旁流，水木将绝也。此时峻下燥屎，急去其标，即除凶而荡关隘；故与大承气汤，以治标之急，则五行归位，五脏俱安，而生克制化自得复也。

少阴病六七日，腹胀不大便者，急下之，宜大承气汤。（322）

【评注】少阴病六七日，肾水既虚，虚热循经而上，必咽干也。腹胀不大便者，乃胃中干燥，燥屎内结，腑气不通，必口燥也。少阴肾水枯竭，故必无汗出。此时燥土下竭肾水，水竭反增土燥，水土交恶，病势急矣。故宜大承气汤峻下燥屎，以救标之急，则水土相得，先后天复相济也。

五、少阴里病证治

【评注】少阴里病，为少阴病之在脏者也，其皆重证，不容有失，失者多死，得者可治。仲景论治少阴里病，有脏寒证六方一法、脏热证一方，学者定当极慎而明识之也。

（一）脏寒证六方一法

【评注】仲景治少阴里病脏寒证，有附子汤、四逆汤、白通汤、白通加猪胆汁汤、通脉四逆汤、吴茱萸汤六方，有灸一法，今辑注于下。

1. 附子汤

少阴病，得之一二日，口中和，其背恶寒者，当灸之，附子汤主之。（304）

【评注】少阴病，得之一二日，口中和，其背恶寒者，为少阴阳虚脏寒之证，故当灸之，以温阳散寒，更与附子汤主之，以补阳消阴。

少阴病，身体痛，手足寒，骨节痛，脉沉者，附子汤主之。（305）

【评注】少阴病，身体痛，手足寒，骨节痛，脉沉者，乃少阴脏寒，阴寒凝滞之证，故与附子汤主之，以温阳散寒。

附子汤方

附子（去皮，生破八片）二枚　茯苓三两　人参二两　白术四两　芍药三两

上五味，以水八升，煮取三升，去滓，温服一升，日三服。

【评注】方中附子大热，有毒，以补火助阳，散少阴里寒，重用生附子其力尤宏，为君。人参大补元气，以益脾补虚，为臣。茯苓、白术健脾化湿；芍药敛阴和营，缓急止痛，共为佐。诸药合用，共奏温阳散寒、补中益气、通络除湿之功。然生附子毒性较强，久煎则毒减，重用宜慎，防中毒也。

2. 四逆汤

少阴病，脉沉者，急温之，宜四逆汤。（323）

【评注】少阴病，但欲寐，脉沉微细，无发热、口燥咽干者，寒已入少阴脏，纯属少阴内寒之证，故当急温之，宜与四逆汤，以温阳散寒，回阳救逆。

四逆汤方

甘草（炙）二两　干姜一两半　附子（生用，去皮，破八片）一枚

上三味，以水三升，煮取一升二合，去滓，分温再服。强人可大附子一枚，干姜三两。

【评注】方中附子辛甘大热，以补火助阳，散少阴里寒，重用生附子其力尤宏。干姜辛热，以温中散寒。甘草以甘缓调和，补中益气。三药合用，共奏回阳救逆之功。然生附子毒性较强，久煎则毒减，强人可与大附子一枚，倍干姜，以增其效。

少阴病，饮食入口则吐，心中温温欲吐，复不能吐。始得之，手足寒，脉弦迟者，此胸中实，不可下也，当吐之。若膈上有寒饮，干呕者，不可吐也，当温之，宜四逆汤。（324）

【评注】少阴病，脉当微细，今脉弦迟，始得之，手足寒，饮食入口则吐，心中温温欲吐，复不能吐，知非少阴里虚寒凝之证，此乃胸中有寒饮之实邪，阻遏胸阳，阳不达四肢，故手足寒；寒实内阻，胃不受纳，故饮食入口则吐，心中温温欲吐，复不能吐。此寒实在上，故不可下也，当吐之则解。若膈上虽有寒饮，干呕无物，而无饮食入口则吐、心中愠愠欲吐、复不能吐等证，脉微细者，此乃少阴里虚脏寒，气不化津之虚寒饮停证，故曰不可吐也，当温之，宜与四逆汤，以补火助阳，散寒降逆。

3. 白通汤

少阴病，下利，白通汤主之。（314）

【评注】少阴病，脉微细，但欲寐，阳虚脏寒之证也；今更见下利者，乃阴盛阳衰，欲从下而脱，阳气不得达于少阴之地，故与白通汤，以温肾回阳，通阳救逆。

白通汤方

葱白四茎　干姜一两　附子（生，去皮，破八片）一枚

上三味，以水三升，煮取一升，去滓，分温再服。

【评注】方中附子生用，以补火助阳，散少阴里寒。干姜辛热，以温中散寒。葱白辛温通阳，使阳气通达于上下。三药合用，共奏温肾回阳、通阳救逆之功。

4. 白通加猪胆汁汤

少阴病，下利脉微者，与白通汤，利不止，厥逆无脉，干呕烦者，白通加猪胆汁汤主之。服汤脉暴出者死，微续者生。（315）

【评注】少阴病，下利脉微者，与白通汤，此正治也，下利当自止。今利不止，四肢厥逆，脉沉伏不出，乃阴寒内盛已甚，阳被冰覆。且干呕而烦者，为阴盛格阳之证，白通汤为纯阳之品，入必被格，故加人尿之咸寒、猪胆汁之苦咸寒为引，使阳得入阴，阴寒始可散也。若服汤后，脉暴出者，为阳气暴脱，故曰死。若脉微而续出者，为阴寒渐散，肾阳渐还之象，故曰生。

白通加猪胆汁汤方

葱白四茎　干姜一两　附子（生，去皮，破八片）一枚　人尿五合　猪胆汁一合

以上三味，以水三升，煮取一升，去滓；内胆汁、人尿，和令相得，分温再服。若无胆，亦可用。

【评注】方中附子生用，以补火助阳，散少阴里寒。干姜辛热，以温中散寒。葱白辛温通阳，使阳气通达于上下。加人尿之咸寒、猪胆汁之苦咸寒为引，使阳得入阴，则阴寒可散。诸药合用，共奏温肾回阳、通阳救逆、调和阴阳之功。

5. 通脉四逆汤

少阴病，下利清谷，里寒外热，手足厥逆，脉微欲绝，身反不恶寒，其人面色赤，或腹痛，或干呕，或咽痛，或利止脉不出者，通脉四逆汤主之。（317）

【评注】少阴病，下利清谷，为少阴里虚脏寒已甚；手足厥逆，脉微欲绝，为阳气欲脱之兆；身反不恶寒，且外发热，其人面色赤，为阴盛格阳、虚阳外越之象。寒凝里急故腹痛；阴寒中阻，胃气上逆，故干呕；阴盛格阳，虚阳上越，故咽痛；寒凝血脉，气血衰少，脉道不通，故利止脉不出。

此时当急与通脉四逆汤主之，以回阳救逆，通脉固脱。

通脉四逆汤方

甘草（炙）二两　干姜三两，强人可四两　附子（生用，去皮，破八片）大者一枚

上三味，以水三升，煮取一升二合，去滓，分温再服，其脉即出者愈。

面色赤者，加葱九茎。腹中痛者，去葱加芍药二两。呕者，加生姜二两。咽痛者，去芍药加桔梗一两。利止脉不出者，去桔梗加人参二两。病皆与方相应者，乃服之。

【评注】方中药同四逆汤，而重用生附子，急以温肾回阳，令外越之阳有根，使阳得生，则无亡阳之虞。倍干姜以温中散寒，使阴寒消减而无格阳之患。甘草和缓安中。三药合用，共奏回阳救逆、通脉固脱之功。

面色赤者，乃阴盛格阳，虚阳上越，故仿白通汤之意，加葱且重用，以通上越之阳。腹中痛者，寒凝里急，故加芍药以和阴缓急止痛。呕者，乃阴寒中阻，胃气上逆，故加生姜以温中和胃，降逆止呕。咽痛者，为阴盛格阳，虚阳循经上越于咽，故仿白通汤，且加桔梗以利咽。利止脉不出者，乃寒凝血脉，气血衰少，脉道不通，故加人参以益气补虚，使血脉得充，则脉可自复也。

6. 吴茱萸汤

少阴病，吐利，手足逆冷，烦躁欲死者，吴茱萸汤主之。（309）

【评注】少阴病，吐利，手足逆冷，少阴里虚寒甚也；烦躁欲死者，乃阴欲格阳，阳不退让，交争正剧，胜负未分，故其人烦闷急躁尤甚，自觉将死也，非阳越神散而见神昏烦躁、循衣摸床、脉微欲绝等之死证。此阴寒内盛为病端，故与吴茱萸汤主之，以温中散寒，使阴消不与阳争，则阳胜而复归其位，诸证自平矣。

吴茱萸汤方

吴茱萸一升　人参三两　生姜一两　大枣十二枚

上四味，以水七升，煮取二升，温服七合，日三服。

【评注】方中吴茱萸辛苦热，以温中散寒，下气降逆，行气止痛，为君。生姜辛温，以和胃止呕，为臣。人参甘平，以补中益气，为佐。大枣甘温，以益脾补虚，缓和药性，为使。四药合用，共奏温中补虚、降逆止呕

之功。

7. 灸

少阴病，下利，脉微涩，呕而汗出，必数更衣，反少者，当温其上，灸之。（325）

【评注】上，颠顶百会穴也。少阴病，下利，阴寒内盛也。脉微，阳气虚也；涩，阴血少也。阴寒上逆，故呕；阳虚气弱，卫表不固，故汗出。阳虚气陷，故必数更衣；寒凝血虚，肠涩不润，故反少。此三焦脏寒，气少血亏，汤药一时难济，故当灸颠顶百会，以温阳散寒，升阳举陷。盖肾主骨生髓，脑为髓海，上通百会，百会居督脉之颠，统一身之阳，灸之可济肾中元气也。

（二）脏热证一方

黄连阿胶汤

少阴病，得之二三日以上，心中烦，不得卧，黄连阿胶汤主之。（303）

【评注】少阴病，脉细，欲寐也；今得之二三日以上，虽欲寐而心中烦，不得卧者，盖其人肾阴素虚，邪入少阴而热化；阴虚内热，心神被扰，故与黄连阿胶汤主之，以滋阴清热，宁心安神。

黄连阿胶汤方

黄连四两　黄芩二两　芍药二两　鸡子黄二枚　阿胶三两

上五味，以水六升，先煮三物，取二升，去滓，内胶烊尽，小冷，内鸡子黄，搅令相得，温服七合，日三服。

【评注】方中黄连、黄芩苦寒，以清热泻火。阿胶、鸡子黄甘平，且血肉有情，以滋阴润燥，养血安神。芍药酸收，以养阴和营。诸药合用，共奏滋阴清热、宁心安神之功。

六、少阴病生死证

少阴病，下利，若利自止，恶寒而蜷卧，手足温者，可治。（288）

【评注】少阴病，下利，恶寒而蜷卧，为阴寒内盛。若利自止，手足温者，此阴寒渐退，阳气渐复，故可治。

少阴病，恶寒而蜷，时自烦，欲去衣被者，可治。（289）

【评注】少阴病，恶寒而蜷，阴寒内盛也。今时自烦，欲去衣被者，则有阳回阴退之兆，故可治。

少阴病，吐利，手足不逆冷，反发热者，不死，脉不至者，灸少阴七壮。（292）

【评注】少阴病，吐利，为里虚寒凝；手足不逆冷，反发热者，此里寒而表热，阳气未衰也，故曰不死。脉不至，手足不逆冷者，知非阳气外脱之证，乃阴寒凝滞血脉，脉道不通之故，宜急灸少阴肾经之原太溪七壮，以温经散寒，使血行而脉复；七者，火之成数也。

少阴病，脉微细沉，但欲卧，汗出不烦，自欲吐，至五六日，自利，复烦躁不得卧寐者，死。（300）

【评注】少阴病，脉微细沉，但欲卧，汗出不烦，自欲吐，乃少阴里虚寒盛，虚阳外脱，阴寒上逆之证，此时当急与四逆汤温之。若失其治，至五六日，复自利，为阳脱于下；复烦躁不得卧寐者，为阳越神散于外，阴阳离决，故死。

少阴病，吐利躁烦，四逆者，死。（296）

【评注】躁，疾也，急也。少阴病，吐利，为阴寒内盛也。躁烦，即暴烦，谓烦之急骤也，乃虚阳暴脱之证。今不言欲死者，已阳亡神散，昏迷不自觉也。四逆者，为有阴而无阳以济也。此为阴阳离决之死证，故曰死。

少阴病，恶寒身蜷而利，手足厥冷者，不治。（295）

【评注】少阴病，恶寒身蜷而利，手足厥冷者，为阴寒内盛之极，阳有下脱之虞，当急与四逆汤等回阳救逆，或尚有救。今其人身蜷静卧，尽阴而无阳，全无生机，必药食难进，故不治也。

少阴病，四逆，恶寒而身蜷，脉不至，不烦而躁者，死。（298）

【评注】躁，动也。少阴病，四逆，恶寒而身蜷，虽无下利，亦阴盛阳衰之极，当急与四逆汤等回阳救逆，或尚可救。今失其治，更见脉不至，乃心气绝，气血已败也；不烦而躁者，乃阳脱神散，昏迷而循衣摸床，撮空捻线；病已至此，则必死无救也。

少阴病，下利止而头眩，时时自冒者，死。（297）

【评注】冒，上冲也。少阴病，若下利止而手足温者，则阳回阴退，为欲愈。今虽下利止而头眩，时时有气上冲而昏蒙，四逆者，乃阴竭于下，阳越神散于上，为阴阳离决之证，故死。

少阴病六七日，息高者，死。（299）

【评注】息高，喘甚气憋，张口抬肩也。少阴病，里虚寒盛也。六七日而失治，息高，四逆者，乃阴盛于下，格阳于上，阳气暴脱之证，故死。

七、少阴变病证治

【评注】少阴病，或寒化，或热化，皆其本证。若上犯咽喉，则咽痛；下伤阴络，则便血；皆少阴病之变也。仲景治少阴变病，有咽痛病五方、便脓血病一方一法，今分而辑注之。

（一）咽痛病五方

【评注】仲景治少阴咽痛病，有猪肤汤、甘草汤、桔梗汤、半夏散及汤、苦酒汤五方，今辑注于下。

1. 猪肤汤

少阴病，下利咽痛，胸满心烦，猪肤汤主之。（310）

【评注】少阴病，脉细，欲寐也。下利，里虚也。咽痛，胸满心烦者，乃邪入少阴，伤阴化热，虚热循经上扰心胸，结于咽喉也。此少阴虚火上炎之证，故与猪肤汤主之，以清热润燥，滋阴养血，除烦利咽。

猪肤汤方

猪肤一斤

上一味，以水一斗，煮取五升，去滓，加白蜜一升，白粉五合，熬香，和令相得，温分六服。

【评注】方中猪肤甘凉，以清热润燥，滋阴养血。白蜜甘平，以润燥除烦。白粉，稻米粉也，熬香以益脾涩肠，以制猪肤之腻。三药合用，共奏清热润燥、滋阴养血、除烦利咽之功。

2. 甘草汤、桔梗汤

少阴病二三日，咽痛者，可与甘草汤；不瘥，与桔梗汤。（311）

【评注】少阴病二三日，无吐利而仅咽痛者，少阴虚火循经上炎于咽也，可与甘草汤，以清热解毒，利咽补虚，祛痰止咳。若不瘥者，虚热已结也，故与桔梗汤，以清热解毒，宣肺利咽，祛痰散结。

甘草汤方

甘草二两

上一味，以水三升，煮取一升半，去滓，温服七合，日二服。

【评注】方中甘草甘平，生用以清热解毒，利咽补虚，祛痰止咳。药仅一味，轻解少阴虚热上结于咽之微邪，而无伤正之虞。

桔梗汤方

桔梗一两　甘草二两

上二味，以水三升，煮取一升，去滓，温分再服。

【评注】方由甘草汤加桔梗而成。方中桔梗苦辛平，以宣肺利咽，祛痰散结。甘草甘平，生用以清热解毒，利咽补虚，祛痰止咳。二药合用，共奏清热解毒、宣肺利咽、祛痰散结之功。

3. 半夏散及汤

少阴病，咽中痛，半夏散及汤主之。(313)

【评注】中，内也。少阴病，咽内上至颃颡、下至会厌皆痛，而不红不肿者，乃少阴阴寒之邪循经上逆于咽喉也。此为寒逆咽痛，故与半夏散及汤主之，以下气化痰，散寒降逆，开结利咽。

半夏散及汤方

半夏（洗）　桂枝　甘草（炙）各等分

上三味，各别捣筛已，合治之，白饮和服方寸匕，日三服。若不能散服者，以水一升，煎七沸，内散两方寸匕，更煮三沸，下火令小冷，少少咽之。半夏有毒，似不当散服。

【评注】方中半夏辛温，以化痰降逆，下气散结。桂枝辛温散寒，调和营卫。甘草甘平，补虚和中，缓和药性。三药合用，共奏下气化痰、散寒降逆、开结利咽之功。

4. 苦酒汤

少阴病，咽中伤生疮，不能语言，声不出者，苦酒汤主之。(312)

【评注】少阴病，咽内上至颃颡、下至会厌皆伤而生疮，不能语言，声不出者，乃少阴阴寒之邪循经上结于咽喉，日久化热，阳浮于上，阴凝于下也。此寒热不和于咽喉，故与苦酒汤主之，以敛阳开阴，调和寒热。苦酒，米醋也。

苦酒汤方

半夏（洗，破如枣核大）十四枚　鸡子（去黄，内上苦酒，着鸡子壳中）一枚

上二味，内半夏，着苦酒中，以鸡子壳置刀环中，安火上，令三沸，去滓，少少含咽之，不瘥，更作三剂。

【评注】方中半夏辛温，以化痰降逆，下气散结。鸡子白甘微寒，气轻易达阳位，以清散浮阳，利咽敛疮。苦酒，醋也，味酸苦，性温，以解毒敛疮，散瘀消肿，和阴调阳。三药合用，共奏敛阳开阴、调和寒热之功。

（二）便脓血病一方一法

【评注】仲景治少阴便血病，有桃花汤一方，有刺一法，今辑注于下。

1.桃花汤

少阴病，二三日至四五日，腹痛，小便不利，下利不止，便脓血者，桃花汤主之。（307）

【评注】少阴病，二三日至四五日，腹痛，小便不利，下利不止，乃少阴里虚寒甚，寒凝于腹，水液不化，不能渗于膀胱，下滑大肠也。阳虚气陷，气不摄血，阴寒凝滞，故便脓血，必晦暗而稀薄，无里急后重等证。此虚寒滑脱之下利便脓血证，故与桃花汤主之，以温中涩肠固脱。

桃花汤方

赤石脂（一半全用，一半筛末）一斤　干姜一两　糯米一升

上三味，以水七升，煮米令熟，去滓，温服七合，内赤石脂末方寸匕，日三服。若一服愈，余勿服。

【评注】方中赤石脂甘酸涩温，以涩肠止泻，止血，收敛生肌。干姜辛热，以温中散寒。糯米甘温，以补中益气，健脾止泻。三药合用，共奏温中补脾、涩肠固脱之功。《呕吐哕下利病脉证并治》篇中，桃花汤中"糯米"作"粳米"，其理亦同。

少阴病，下利便脓血者，桃花汤主之。（306）

【评注】少阴病，下利便脓血者，乃少阴里虚寒甚，阳虚气陷，气不摄

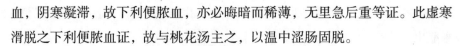

血，阴寒凝滞，故下利便脓血，亦必晦暗而稀薄，无里急后重等证。此虚寒滑脱之下利便脓血证，故与桃花汤主之，以温中涩肠固脱。

2. 刺

少阴病，下利便脓血者，可刺。（308）

【评注】少阴病，下利便脓血，为少阴里虚寒甚，阳虚气陷，气不摄血，阴寒凝滞者，与桃花汤主之，以温中涩肠固脱，则愈；不愈者，复灸太溪、足三里、关元、神阙，以温阳散寒，即愈。今仍不愈者，此非虚寒滑脱之下利便脓血，乃阴邪化热，热瘀下焦，下迫大肠，内灼阴络之瘀热实证，必色红黏腻，里急后重也；故可择膀胱经之大肠俞、小肠俞，胃经之天枢，刺而泻之，以散瘀泄热。

辨厥阴病脉证并治第十一

【评注】厥阴在下极，为阴尽阳生之地，宗筋之所聚，阳气始升之处。阳生阴退者，则气左行，化阳而升，热出三阳而厥渐解；阳衰阴盛者，则气右行，化阴而降，寒独盛于里而厥愈甚，此阴阳转化之内枢，即阴之枢也。然有太过不及者，亦当审而度之。仲景辨厥阴病，有厥阴病论、厥阴病传、厥阴病解、厥阴病诫、厥阴病证治、厥阴病生死证诸论。虽然《金匮玉函经》把本篇析为《辨厥阴病形证治》《辨厥利呕哕病形证治》二篇，且本篇中原文与《金匮要略·呕吐哕下利病脉证并治》篇条文有较多重复，亦与《伤寒论》他篇有少量重复条文，今皆予保留，加以说明，以存其貌。

一、厥阴病论

厥阴之为病，消渴，气上撞心，心中疼热，饥而不欲食，食则吐蛔，下之利不止。（326）

【评注】厥阴病必见六证：一消渴，二气上撞心，三心中疼热，四饥而不欲食，五食则土蛔，六下之利不止。此六者，厥阴病之纲也。盖厥阴经有肝、心包二经；肝经起于大趾丛毛之际，上循足跗上廉，去内踝一寸，上踝八寸，交出太阴之后，上腘内廉，循股阴入毛中，过阴器，抵小腹，夹胃，属肝，络胆，上贯膈，布胁肋，循喉咙之后，上入颃颡，连目系，上出额，与督脉会于颠；其支者，从目系下颊里，环唇内；其支者，复从肝，别贯膈，上注肺。心包经起于胸中，出属心包络，下膈，历络三焦；其支者，循胸中出胁，下腋三寸，上抵腋，下循臑内，行太阴、少阴之间，入肘中，下臂行两筋之间，入掌中，循中指出其端；其支者，别掌中，循小指、次指出其端。厥阴之病，本虚标实；邪入厥阴，属阴属阳，皆从其体；化寒化热，皆有其邪。素体阳盛，邪从热化，热灼阴津，引水自救，故消渴。厥阴为阳气始升之地，邪热循经上冲胸膈，故气上撞心，心中疼热。饥而不欲食，食则吐蛔者，热能消谷，故饥；非不能食，乃蛔为大寒之物，喜温而恶寒，食入则蛔出，上迫胃气，蛔随吐而出，此惧吐蛔而不欲食也。若以其标有热而下之，必重虚其本而损其阳，遂寒化而利不止也。

凡厥者，阴阳气不相顺接，便为厥；厥者，手足逆冷者是也。（337）

【评注】阴阳和则治，反之则乱。阴不纳阳，阳不接阴，独行不化，三阳不使于外，三阴不守于内，则手足逆冷，便为厥也。

二、厥阴病传

病者手足厥冷，言我不结胸，小腹满，按之痛者，此冷结在膀胱关元也。（340）

【评注】病者手足厥冷，为阴寒内结也。言我不结胸，谓胸膈、心下无所苦也。小腹满，按之痛，小便清长者，此阴寒结在下焦膀胱关元处也。

三、厥阴病解

伤寒发热四日，厥反三日，复热四日，厥少热多者，其病当愈，四日至七日热不除者，必便脓血。（341）

伤寒厥四日，热反三日，复厥五日，其病为进。寒多热少，阳气退，故为进也。（342）

【评注】伤寒邪入厥阴，发热四日，此发热不足一候，阳邪轻也；厥冷反三日，阴邪更轻也；复发热四日，乃阳邪亦不加甚；此阴少阳多，而阳热不甚，则阳胜阴退，故其病当愈。四日至七日热仍不除者，乃阳邪太过，结于下焦，灼伤阴络，故必便脓血。伤寒邪入厥阴，厥冷四日，阴邪尚轻也；发热反三日，阳不胜阴也；复厥冷五日，阴寒加甚，故其病为进。此阴寒多阳热少，阳气衰退，阳不御阴，故为病进也。

伤寒始发热六日，厥反九日而利，凡厥利者，当不能食，今反能食者，恐为除中，食以索饼，不发热者，知胃气尚在，必愈。恐暴热来，出而复去也，后三日脉之，其热续在者，期之旦日夜半愈。所以然者，本发热六日，厥反九日，复发热三日，并前六日，亦为九日，与厥相应，故期之旦日夜半愈。后三日脉之而脉数，其热不罢者，此为热气有余，必发痈脓也。（332）

【评注】索饼，面条之类也。旦日，明日也。伤寒始发热六日，已过一候，阳邪甚也。厥冷反九日而下利，无发热者，阴寒尤盛于内也。凡厥冷下利者，寒凝于内，中焦不运，当不能食。今反能食者，当详辨者有二：一食以索饼，不发热，无它变者，知胃气尚在，此正气来复，故必愈；二食以索饼，暴热来而复去，复不能食者，则为胃气败绝之除中也，必死。若后三日能食，外虽无发热，但脉之，脉续滑者，知其热续在，可期明日夜半愈。所以然者，始已发热六日，厥冷反九日，今复发热三日，合并前六日，亦为九日，发热与厥冷相对应，阴阳和也，故可期明日夜半愈。夜半者，阴极阳生之时，故可愈也。若三日后脉之而脉数，其热不能自罢者，此为阳热有余，结而不去，热盛肉腐，故必发痈脓也。

伤寒，先厥后发热而利者，必自止，见厥复利。（331）

【评注】伤寒先厥冷者，阴寒盛也；里寒下迫，故下利；后发热者，阳气来复，阴寒退，故厥利必自止。若再见厥冷者，乃阴盛阳退，主病进，故必不发热而复下利也。

伤寒先厥后发热，下利必自止，而反汗出，咽中痛者，其喉为痹，发热无汗，而利必自止，若不止，必便脓血。便脓血者，其喉不痹。（334）

【评注】伤寒先厥利后发热者，阳进阴退也，故厥利必自止。若热退不复厥者，此阴阳自和，必自愈。今反汗出，咽中痛者，乃阳热太过，外蒸肌腠，循经上结咽喉，而成喉痹也。若发热无汗，乃阳回而热不甚，故厥利必自止，不复厥利者，必自愈。若发热，厥回而利不止者，此属热厥，为阳热太过，结于下焦，灼伤阴络，故必便脓血。便脓血者，热从下而泄，不复循经上扰，故不得喉痹之证。

厥阴病，渴欲饮水者，少少与之，愈。（329）

【评注】厥阴病，消渴，饮而渴不止也；若多与饮，水不化津，必留饮而吐利也；故渴欲饮水者，少少与之，以和胃气，务使水得化津，则渴必自愈。

伤寒，病厥五日，热亦五日，设六日当复厥，不厥者，自愈。厥终不过五日，以热五日，故知自愈。（336）

【评注】五日为一候，五行环一周。伤寒，病厥冷一候而无发热者，此阴寒束于外，不与阳交也；后发热亦一候而不厥冷者，乃阳气来复，阴寒得散，阳达于外也。假设阴盛阳不能胜，于第六日必当复肢冷而厥；若不复厥冷者，此阳胜阴退，故自愈。所以然者，厥冷终不过一候，阴寒尚轻也；亦发热一候，阳热来复而未太过，后不复厥热者，为阴阳自和，故知自愈。

伤寒热少厥微，指头寒，默默不欲食，烦躁数日，小便利，色白者，此热除也。欲得食，其病为愈。若厥而呕，胸胁烦满者，其后必便血。（339）

【评注】伤寒发热少，邪热轻也；三阴三阳之气不能顺接于指端，故厥冷微，指头寒；厥阴邪热郁滞，循经犯胃扰心，故默默不欲食，烦躁；数日而小便利，色白者，乃邪热以退，故曰此热除也。欲得食者，邪热去，胃气和，故其病为愈。若仍手足厥冷，不欲食而呕，胸胁烦满者，乃厥阴热盛邪深，经气不利，胃气上逆也。热蕴下焦，灼伤阴络，故其后必便血。

下利脉数，有微热，汗出，令自愈。设复紧，为未解。（361）

【评注】此条亦见《呕吐哕下利病脉证并治》篇中。厥冷下利，厥阴病证也；脉数者，为里有热，此热厥也；今有微热者，邪微也；汗出者，乃阳气得通，营卫自和，故令厥利自愈也。假设脉复紧者，紧主寒，乃阴寒盛而阳气微也，主病进，故为未解。

下利有微热而渴，脉弱者，令自愈。（360）

【评注】此条亦见《呕吐哕下利病脉证并治》篇中。厥冷下利，厥阴病证也；有微热者，阳气回也；渴，胃阳复，引水自养也；脉弱者，邪已衰也。今邪退正复，故令自愈。

下利脉数而渴者，令自愈。设不瘥，必圊脓血，以有热故也。（367）

【评注】此条亦见《呕吐哕下利病脉证并治》篇中。厥冷下利，厥阴病证也；脉数而渴者，热厥也，若热能自去，厥利自止，脉数转弱，可令自愈。假设不瘥，必阳复太过，热结下焦，不能自去，灼伤阴络，故必圊脓血。

下利脉沉弦者，下重也。脉大者，为未止；脉微弱数者，为欲自止，

虽发热，不死。（365）

【评注】此条亦见《呕吐哕下利病脉证并治》篇中。脉沉弦，主里急。厥阴下利，脉沉弦者，乃热厥下利，热滞于里，故必里急后重也。脉大者，邪热盛而主病进，故为未止。脉微弱数者，邪热已衰，为病欲自止；虽身有发热，后发热当自罢，纵不治之，亦必不致死也。若热厥下重，高热脉大者，则另当别论。

呕家有痈脓者，不可治呕，脓尽自愈。（376）

【评注】此条亦见《呕吐哕下利病脉证并治》篇中。谓胃中热盛，酿痈成脓，欲呕而出者，脓出则邪去；呕止则脓留，邪热内壅不得泄，必生他变，故不可治呕；待脓呕尽，则邪随脓去，胃中自和，呕必自愈矣。

厥阴中风，脉微浮，为欲愈，不浮为未愈。（327）

【评注】厥阴中风，谓厥阴受邪也，其脉当微沉，今脉微浮，乃邪欲从外而解，故为欲愈。脉不浮者，邪仍在里，故为未愈。

厥阴病欲解时，从丑至卯上。（328）

【评注】厥阴病，其邪在极阴之地，阴极化阳之际，欲解之，必阴阳和而解。从丑至卯上，为鸡鸣、平旦之时，阳生阴退，阴阳平均，阳气正由内而外，行于阴极化阳之枢，此时若得乌梅丸等调和阴阳，则厥阴之邪去之最速，故为欲解之时也。

四、厥阴病诫

诸四逆厥者，不可下之。虚家亦然。（330）

【评注】诸厥病而四逆者，乃阴阳独行而不生化，下之则阴阳离而不附，故曰不可下之。实而厥者，下之已为禁，虚家而厥，尤当禁下也。

伤寒一二日至四五日而厥者，必发热，前热者后必厥，厥深者热亦深，厥微者热亦微。厥应下之，而反发汗者，必口伤烂赤。（335）

【评注】下，泻也。伤寒一二日发热，至四五日后而厥，或一二日至四五日厥而发热者，此乃邪热内郁，不能循经透达四肢之热厥。其热与厥互为因果，故厥深者热亦深，厥微者热亦微。热厥以邪热内结为病端，故应急泻热结为正治。若误作太阳伤寒，反与麻黄汤发汗，则辛温必增其热，邪热上攻，故必口伤烂赤。

伤寒五六日，不结胸，腹濡，脉虚，复厥者，不可下。此亡血，下之死。（347）

【评注】伤寒五六日，不结胸，谓胸膈、心下无所苦也。腹濡、脉虚，为里虚也。复厥者，虚而厥也。此为下之禁，故不可下。若亡血而厥者，必气随血脱，急与独参汤、参附汤犹恐不及，下之必气血皆亡，故死。

五、厥阴病证治

【评注】厥阴为阴极化阳之枢，其病可寒可热，可虚可实，兼夹易变，甚者生死就在一念之间。故仲景论治厥阴病，有蛔厥证一方、热厥证一方、厥寒证二方一法、痰厥证一方、水厥证一方、下利病论治一方、呕病一方、哕病论、厥脱证论治二方等九论，今辑注于下。

（一）蛔厥证一方

乌梅丸

伤寒脉微而厥，至七八日肤冷，其人躁无暂安时者，此为脏厥，非蛔厥也。蛔厥者，其人当吐蛔。今病者静，而复时烦者，此为脏寒，蛔上入其膈，故烦，须臾复止。得食而呕，又烦者，蛔闻食臭出，其人当自吐蛔。蛔厥者，乌梅丸主之，又主久利。（338）

【评注】伤寒脉微而厥，至七八日肤冷，乃厥阴阳虚寒甚也；其人躁无暂安时者，为阴寒内盛，格阳于外之脏厥证，故曰此为脏厥，非上热下寒之蛔厥也。蛔厥者，蛔乃大寒之物，喜温而恶寒，故蛔寄生者，其胃必热，然蛔寄于小肠以食糜，蛔多则肠必寒，食入则蛔出，上迫胃气，蛔随吐而出，故其人当吐蛔。今病者静，为内寒之证，故曰此为脏寒；而复时烦者，蛔趋温而上入其膈，扰动胸膈，故烦；得温而安，故须臾复止。得食而呕，又烦者，乃蛔闻食臭出，上迫胃气，蛔随吐而出，故其人当自吐蛔。蛔厥为胃热肠寒之证，故乌梅丸主之，以温脏安蛔。盖乌梅丸酸苦辛并进，寒热并用，邪正兼顾，故又主久利。

乌梅丸方

乌梅三百枚　细辛六两　干姜十两　黄连十六两　当归四两　附子（去皮，炮）六两　蜀椒（出汗）四两　桂枝六两　人参六两　黄柏六两

上十味，异捣筛，合治之，以苦酒渍乌梅一宿，去核，蒸之五斗米下。饭熟捣成泥，和药令相得，内臼中，与蜜，杵二千下，丸如梧桐子大，先食饮服十丸，日三服，稍加至二十丸，禁生冷、滑物、臭食等。

【评注】方中乌梅酸平，以敛肺、涩肠、生津、安蛔，为君。蜀椒辛热，以芳香健胃，温中散寒，除湿止痛，杀虫，为臣。细辛、干姜、桂枝、附子辛热，以温脏散寒；黄连、黄柏苦寒，以清热燥湿；人参甘平，以益气补中；当归甘辛温，以补血活血，温润止痛，共为佐。米饭、蜜养胃引虫，为使。诸药合用，酸苦辛并投，寒热并用，邪正兼顾，共奏温脏安蛔、寒热并治、涩肠止利、益气养血之功。

（二）热厥证一方

白虎汤

伤寒脉滑而厥者，里有热，白虎汤主之。（350）

【评注】伤寒脉滑，热在里也；邪热内郁，不能循经透达四肢而成厥。此为里有热而未成实，故与白虎汤主之，以清热泻火，热去则厥自除。

（三）厥寒证二方一法

【评注】仲景治厥阴病厥寒证，有当归四逆汤、当归四逆加吴茱萸生姜汤二方，有灸一法，今辑注于下。

1. 当归四逆汤、当归四逆加吴茱萸生姜汤

手足厥寒，脉细欲绝者，当归四逆汤主之。（351）

若其人内有久寒者，宜当归四逆加吴茱萸生姜汤。（352）

【评注】手足厥寒，脉细欲绝，而身无他证者，乃寒凝于手足，气血不达四末也，故与当归四逆汤主之，以温经散寒，养血通脉。若其人内有久寒者，谓其人脏素有阴寒凝滞，又见手足厥寒，脉细欲绝，而身无他证者，乃厥阴外证，兼有里寒也，故宜当归四逆汤，加吴茱萸之辛热，生姜之辛温，以温里散寒，则内外之寒散而气血复行也。

当归四逆汤方

当归三两　桂枝三两　芍药三两　细辛三两　通草二两　甘草（炙）二两　大枣（擘）二十五枚

上七味，以水八升，煮取三升，去滓，温服一升，日三服。

【评注】方由桂枝汤去生姜，倍大枣，加当归、通草、细辛而成。方中当归甘辛温，以补血活血，为君。桂枝、细辛辛温，以温经散寒，宣阳通脉，共为臣。白芍酸收，敛阴和营；重用大枣之甘温，以补中益气，养血安神；通草甘淡微寒，以通经脉，畅血行，共为佐。甘草甘平，以益气补中，且与大枣缓和诸药，共为使。诸药合用，共奏温经散寒、养血通脉之功。

当归四逆加吴茱萸生姜汤方

于前方内加吴茱萸半升，生姜三两。

上九味，以水六升，清酒六升和，煮取五升，去滓，温分五服。一方水酒各四升。

【评注】方由桂枝汤倍大枣，加当归、通草、细辛、吴茱萸、清酒而成。方中桂枝汤调和营卫，温经通脉。当归甘辛温，以补血活血。吴茱萸辛热，以温里散寒。细辛辛温，以温经散寒，宣阳通脉。重用大枣之甘温，以补中益气，养血安神；通草甘淡微寒，以通经脉，畅血行。清酒甘苦辛热，以通血脉，御寒气，行药势。甘草、大枣缓和诸药。诸药合用，共奏温里散寒、宣阳通脉、养血益气、通达内外之功。

2.灸

伤寒脉促，手足厥逆，可灸之。（349）

【评注】促，催也；脉促，谓脉乍迟乍数也。伤寒脉促，乃阴寒凝于外，阳气郁闭于内，阳欲鼓布于外而不通，故脉乍迟乍数。阴阳不相顺接于四末，故手足厥逆。此外寒而内闭，故可灸大敦、太冲等，以散寒通阳。

（四）痰厥证一方

瓜蒂散

病人手足厥冷，脉乍紧者，邪结在胸中。心下满而烦，饥不能食者，病在胸中，当须吐之，宜瓜蒂散。（355）

【评注】乍，忽也。病人手足厥冷，脉乍紧者，为寒实内结之脉证。邪结在胸膈，上冲咽喉，故心下满而烦闷欲吐；胃中无邪，故饥；食入则呕，故不能食也。寒实病邪既在胸中，当因势利导，宜与瓜蒂散吐而去之。

（五）水厥证一方

茯苓甘草汤

伤寒，厥而心下悸，宜先治水，当服茯苓甘草汤，却治其厥。不尔，水渍入胃，必作利也。（356）

【评注】悸，跳动不宁也。却，还也。伤寒，手足厥冷，为里虚寒甚也。今又心下悸，知为阳虚里寒，寒水上冲，土不制水也。此寒水上冲为急，故宜先治寒水，当服茯苓甘草汤，以温中化饮，通阳利水，同时还治其厥。否则，水入浸胃，胃寒不运，寒水下迫，故必下利也。

（六）下利病论治一方

【评注】仲景论治厥阴下利病，有下利病论，有白头翁汤一方，今辑注于下。

1. 下利病论

下利，寸脉反浮数，尺中自涩者，必圊脓血。（363）

【评注】此条亦见《呕吐哕下利病脉证并治》篇中。厥冷下利，厥阴病证也；寸脉反浮数，热在厥阴外也；尺中自涩者，下利内伤阴血也；邪热乘虚入里，结于下焦，灼伤阴络，故必圊脓血。

2. 白头翁汤

下利欲饮水者，以有热故也，白头翁汤主之。（373）

热利下重者，白头翁汤主之。（371）

【评注】上371条亦见《呕吐哕下利病脉证并治》篇中。厥阴下利欲饮水者，乃里有热，热利重伤津液，引水自济之故。热结气滞，故下利里急后重。二者皆为里热作祟，故与白头翁汤主之，以清热解毒，凉血止利。

白头翁汤方

白头翁三两　黄连（去须）三两　黄柏（去皮）三两　秦皮三两

上四味，以水七升，煮取三升，去滓，温服一升，不愈，更服一升。

【评注】方中白头翁苦寒，以清热解毒，凉血止利，为君。黄连、黄柏苦寒，以清热燥湿，泻火解毒；且黄连善清中上焦火，黄柏善治下焦热，二药共为臣。秦皮苦涩寒，以清热解毒，涩肠止利，为佐。四药合用，共奏清热解毒、凉血止利之功。

（七）呕病一方

吴茱萸汤

干呕吐涎沫，头痛者，吴茱萸汤主之。（378）

【评注】此条亦见《呕吐哕下利病脉证并治》篇中。干呕吐涎沫，谓呕而无物，唯有清涎稀沫随呕而出也。足厥阴经夹胃，与督脉会于颠顶，寒饮循经上逆于胃，则干呕吐涎沫；上冲于头，则头痛。此厥阴寒饮上逆之证，故与吴茱萸汤主之，以温中化饮，降逆止呕。

（八）哕病论

伤寒大吐、大下之，极虚，复极汗出者，以其人外气怫郁，复与之水，以发其汗，因得哕。所以然者，胃中寒冷故也。（380）

【评注】外气，表气也。怫郁，郁结不舒也。哕，呃逆也。伤寒大吐、大下之，误之极，必极虚其内也，故曰极虚；复极汗出者，更极发汗，伤阳竭津液也；津液干枯，营卫不行，阳越于外，故其人外气怫郁，面赤；渴欲饮水以充汗源，然复与之水，因得哕，此乃里虚寒极，阳越于上，水与阳格，水不得入之故。可与吴茱萸汤，以温中降逆。

（九）厥脱证论治二方

【评注】仲景论治厥阴病绝脱证，有厥脱证论，有四逆汤、通脉四逆汤二方，今辑注于下。

1.厥脱证论

下利脉沉而迟，其人面少赤，身有微热，下利清谷者，必郁冒汗出而解，病人必微厥，所以然者，其面戴阳，下虚故也。（366）

【评注】此条亦见《呕吐哕下利病脉证并治》篇中。郁冒，昏蒙也。下利脉沉而迟，下焦寒也；其人面少赤，身有微热，为阳微郁于上也；下利清谷者，上热下寒，阴阳不调，水谷不化也；寒热错杂，阴阳无序，故必昏蒙；汗出者，营卫自和，阴阳得调也，故曰解。此乃下焦虚寒，阳郁于上，阴阳不相顺接，故病人必微厥。知非阴盛格阳，虚阳上越之戴阳证也。

2. 四逆汤

大汗出，热不去，内拘急，四肢疼，又下利厥逆而恶寒者，四逆汤主之。（353）

【评注】大汗出，热不去，似阳明外热之证，必见渴饮、脉洪大也。今内外皆拘急疼痛，又下利厥逆而恶寒者，乃内外阴寒独盛，知其大汗出、热不去为阳亡于外之证，故与四逆汤主之，以回阳救逆。

大汗，若大下利而厥冷者，四逆汤主之。（354）

【评注】大汗，大下利而厥冷者，为阴寒独盛于内，阳气脱越于外，故与四逆汤主之，以回阳救逆。

呕而脉弱，小便复利，身有微热，见厥者，难治，四逆汤主之。（377）

【评注】此条亦见《呕吐哕下利病脉证并治》篇中。呕而脉弱，胃中虚寒也；小便复利，里无水饮也；身有微热，见厥者，非邪在表，乃阴寒内盛，格阳于外也。此时，当与四逆汤，以回阳救逆。其证似轻而实重，医患皆易疏忽而不察，故仲景明示：此为难治之证，失治误治，易变死证，切不可等闲视之。

3. 通脉四逆汤

下利清谷，里寒外热，汗出而厥者，通脉四逆汤主之。（370）

【评注】此条亦见《呕吐哕下利病脉证并治》篇中。下利清谷，里寒水谷不化也；外热，身发热也；若微汗出而厥利止者，为阳气来复，营卫自和，可自愈也。今发热汗出而厥利不止，乃阳气外脱，阴寒独留之证，故与通脉四逆汤主之，以回阳固脱。

六、厥阴病生死证

伤寒六七日，脉微，手足厥冷，烦躁，灸厥阴。厥不还者，死。（343）

【评注】伤寒六七日，脉微，手足厥冷，烦躁，此为厥阴阴寒盛极而格阳之脏厥证，当急施回阳救逆之法，灸足厥阴肝经大敦等穴最为便捷，恐汤药之济有所不及也。若厥不还者，乃阳亡不复，故死。

伤寒脉迟，六七日，而反与黄芩汤彻其热，脉迟为寒，今与黄芩汤复除其热，腹中应冷，当不能食，今反能食，此名除中，必死。（333）

【评注】彻，除也。伤寒脉迟，里寒也；六七日，见厥冷下利者，医作热厥而反与黄芩汤之苦寒，以除热止利，误之甚也。所以然者，脉迟为里寒，今反与黄芩汤复除其热，重损中阳，里寒愈甚，故腹中应冷；胃中寒凝不运，故当不能食；今反能食者，乃胃气败绝，欲强求食以自救，此名除中；胃气既败，虽食必不能化，后天之气绝，故必死。

伤寒下利，日十余行，脉反实者死。（369）

【评注】伤寒下利，日十余行，如此下利，必伤其正，然邪亦当随泻而减，其脉当虚；今脉反实者，邪盛也，正衰邪盛，其病必危，甚则死也。

伤寒六七日不利，便发热而利，其人汗出不止者，死，有阴无阳故也。（346）

【评注】便，遂也。伤寒六七日，邪当入厥阴之时；不利，里寒不甚也。若伤寒六七日，遂发热而下利，其人汗出不止者，乃阴寒内盛，格阳于外，阳气外越下脱，阴气独留之证，故曰死。

发热而厥，七日下利者，为难治。（348）

【评注】七，阳始成之数也。厥阴病，发热而厥七日，当阳气来复，阴寒退而厥利止；今七日仍下利不止者，乃阴寒盛极，阳气不复，故为难治。

下利，手足厥冷，无脉者，灸之不温，若脉不还，反微喘者死。（362上）

下利后脉绝，手足厥冷，晬时脉还，手足温者，生；脉不还者死。（368）

【评注】上362条亦见《呕吐哕下利病脉证并治》篇中。晬时，一整天也。下利，手足厥冷，无脉者，阴寒内盛，血脉凝滞也；速灸大敦、太冲、关元、神阙等，若手足仍不温，脉不还，为阳不回复也；反微喘者，为阳气脱于上，必兼见神昏，循衣摸床等，此乃阳脱神散之证，故曰死。若下利后脉绝，手足厥冷，乃阴寒凝滞，脉气不续也；晬时脉还，手足温者，阳气来复，阴寒得退，故曰生；脉不还者，阳不来复，阴寒独盛，故死。

伤寒发热，下利厥逆，躁不得卧者，死。（344）

伤寒发热，下利至甚，厥不止者，死。（345）

【评注】伤寒下利厥逆，阴寒内盛也；发热，躁不得卧者，为阴盛格阳，阳越神乱，虽有发热，非阳气来复也，故死。伤寒发热，下利至甚，厥不止者，阴寒盛极，虽有发热，亦非阳气来复之兆，乃阴盛格阳，虚阳外越下脱之证，故亦死。

辨合病并病脉证并治第十二

【评注】合病，多经同病，其邪必甚；仲景有太阳阳明合病、太阳少阳合病、阳明少阳合病、三阳合病四者。并病，一经病证未罢，又传他经，其邪则盛衰不一；仲景亦有太阳阳明并病、太阳少阳并病二者。故合病并病皆见于三阳之间，邪实正未虚，而去邪之法固殊，非汗、吐、下、和之一法可赅也。

一、太阳阳明合病三方

【评注】仲景治太阳阳明合病，有葛根汤、葛根加半夏汤、麻黄汤三方，今辑注于下。

1.葛根汤、葛根加半夏汤

太阳与阳明合病者，必自下利，葛根汤主之。（32）

太阳与阳明合病，不下利，但呕者，葛根加半夏汤主之。（33）

【评注】太阳与阳明合病者，谓外有脉浮、头项强痛、发热恶寒、无汗等太阳表实证，且内有烦热、下利等阳明证。此乃表实而里热，中焦不运，邪气下迫，故见烦热、下利；虽为太阳与阳明同病，而以太阳表实为主，故与葛根汤主之，以发汗解肌，生津止利，表解则里自和。若太阳与阳明合病，不下利，但呕者，乃邪不下迫而上冲之故，宜与葛根加半夏汤主之，以发汗解肌，降逆止呕。

葛根汤方

葛根四两　麻黄（去节）三两　桂枝二两　芍药二两　甘草（炙）二两　生姜（切）三两　大枣（擘）十二枚

上七味，㕮咀，以水一斗，先煮麻黄、葛根，减二升，去沫，内诸药，煮取三升，温服一升，覆取微似汗，不须啜粥，余如桂枝法将息及禁忌。

葛根加半夏汤方

于葛根汤内，加半夏半升，余依葛根汤法。

【评注】葛根汤由桂枝汤加葛根、麻黄而成。桂枝汤以解肌发表，调和营卫。葛根甘辛凉，以解肌发表，且升阳止泻，助桂枝汤则解肌发表之功倍。麻黄辛温，发汗解表，助桂枝汤以去表实。呕者，加半夏之辛温，以降逆止呕。诸药合用，共奏发汗解肌、生津止利、降逆止呕、太阳阳明两解之功。

2. 麻黄汤

太阳与阳明合病，喘而胸满者，不可下，宜麻黄汤。（36）

【评注】太阳与阳明合病，谓外有脉浮，头项强痛，发热恶寒、无汗等太阳表实证，且内有烦热等阳明证。此乃表实而里热，邪热上迫胸肺，肺气失宣，故见烦热、喘而胸满。下之则邪陷而成结胸等证，故不可下。虽为太阳与阳明同病，而以太阳表实为急，故宜与麻黄汤主之，以发汗解表，宣肺平喘。

二、太阳少阳合病二方

黄芩汤、黄芩加半夏生姜汤

太阳与少阳合病，自下利者，与黄芩汤；若呕者，黄芩加半夏生姜汤主之。（172）

【评注】太阳与少阳合病，谓脉浮、发热与口苦、咽干等证同见，乃太阳、少阳热盛也；自下利者，乃少阳热邪内迫阳明腑也。此太阳、少阳合病，且以少阳热盛为主，故与黄芩汤，以清热止利，和中缓急。若呕者，乃少阳邪热内迫阳明，上攻下窜，故更加半夏、生姜，以和胃降逆止呕。

黄芩汤方

黄芩三两　甘草（炙）二两　芍药二两　大枣（擘）十二枚

上四味，以水一斗，煮取三升，去滓，温服一升，日再服，夜一服。

黄芩加半夏生姜汤方

于黄芩汤方内，加半夏半升，生姜三两，余依黄芩汤法。

【评注】方中黄芩苦寒，清热燥湿，泻火解毒，以清少阳之热。白芍酸收，以抑木，敛阴，缓急。甘草、大枣甘平，以调和补中。四药合用，共奏清热止利、和中缓急之功。呕者，更加辛温之半夏、生姜，以和胃降逆止呕。

三、阳明少阳合病一方

大承气汤

阳明、少阳合病，必下利。其脉不负者为顺也；负者失也。互相克贼，名为负也。脉滑而数者，有宿食也，当下之，宜大承气汤。（256）

【评注】阳明、少阳合病，必下利，谓发热、下利、脉大，且口苦、咽干、脉弦同见，此热在阳明、少阳也。阳明，土也；少阳，木也；浮脉属金，其脉大稍弦不浮者，土木皆不被伐，故为顺也。若脉浮而弦，则木土被伐，各有所恃而相失；失，纵也。互相克贼，名为负；负，恃也。若脉滑数，腹胀而下利不爽者，此非阳明、少阳合病，乃胃中有宿食也，故当下之，宜与大承气汤，以攻下食积。

四、三阳合病论治一方

【评注】仲景论治三阳合病，有三阳合病论，有白虎汤一方，今辑注于下。

1. 三阳合病论

三阳合病，脉浮大，上关上，但欲眠睡，目合则汗。（268）

【评注】三阳合病，谓外有脉浮、恶风之太阳证，内有大热、脉大之阳明证，且见口苦、咽干之少阳证也。关属半表半里之部，脉浮大，表里皆热也；上关上，少阳半表半里亦热也；三阳皆热，壮火食气，营卫俱损，卫气不行，故但欲眠睡；营阴外泄，故目合则汗。

2. 白虎汤

三阳合病，腹满身重，难以转侧，口不仁，面垢，谵语，遗尿。发汗则谵语；下之则额上生汗，手足逆冷。若自汗出者，白虎汤主之。（**219**）

【评注】三阳合病，谓外有脉浮、恶风之太阳证，内有大热、脉大之阳明证，且见口苦、咽干之少阳证也。热结阳明腑，故腹满；内热上扰心神，下迫膀胱，故谵语、遗尿；胃热上灼口面，故口不仁、面垢。三阳经尽布于身躯，三阳合病，热郁于身，经气不舒，故身重甚而难以转侧。此乃三阳合病，而以阳明热证为主；若与发汗以发太阳之表，则更耗津液，胃必愈燥而热愈炽，神不得安，故谵语必甚；若下之以攻阳明之里，则胃中燥实未成，反极其阴而亡其阳，故额上生汗，手足逆冷。若大热、脉大、自汗出者，乃阳明外热证，故与白虎汤主之，以清热泻火，直折阳明外热。

五、二阳并病论

二阳并病，太阳初得病时，发其汗，汗先出不彻，因转属阳明，续自微汗出、不恶寒。若太阳证不罢者，不可下，下之为逆，如此可小发汗。设面色缘缘正赤者，阳气怫郁在表，当解之、熏之。若发汗不彻，不足言，阳气怫郁不得越，当汗不汗，其人躁烦，不知痛处，乍在腹中，乍在四肢，按之不可得，其人短气，但坐，以汗出不彻故也，更发汗则愈。何以知汗出不彻，以脉涩故知也。（**48**）

【评注】二阳并病，谓太阳外证未罢，又传阳明也。太阳初得病时，发其汗，正治也；汗先出不彻，邪未尽也；邪因入里而转属阳明，续发热、自微汗出、不恶寒反恶热，此邪始悉传阳明。若仍恶寒者，为太阳证不罢也，不可下，下之为逆，如此可与桂麻各半汤、桂枝二越婢一汤等小发汗，表和则自解也。若表已解而里未和，阳明里热成实者，下之则愈。缘缘，连续也。正，纯也。设面色连续纯赤者，热郁皮肤之下而不得发也，故曰阳气怫郁在表；当以汗解之，或熏之以发其表，使邪得从外而解。若当汗不汗，或汗不足言，此乃发汗不彻，必阳气怫郁不得越，邪漫于经，随经上下流窜，故其人躁烦，不知痛处，乍在腹中，乍在四肢，按之不可得；动则耗气，气机不续，故其人短气、但坐；邪郁滞经脉，气血不畅，故脉涩。此以汗出不彻，热郁不得越之故；更发汗，令邪随汗出则愈。

二阳并病，太阳证罢，但发潮热，手足漐漐汗出，大便难而谵语者，下之则愈，宜大承气汤。（220）

【评注】二阳并病，谓先太阳病未罢，又传阳明也。后太阳证罢，但发潮热，手足漐漐汗出，大便难而谵语者，乃胃中燥屎已成，故宜与大承气汤下之则愈，其理明矣。

六、太阳少阳并病论治三方

【评注】仲景论治太阳少阳并病，有太阳少阳并病论，有刺大椎、第一间、肺俞、肝俞，有刺期门，有刺大椎、肺俞、肝俞等三方，今辑注于下。

1. 太阳少阳并病论

太阳少阳并病，而反下之，成结胸，心下硬，下利不止，水浆不下，其人心烦。（150）

【评注】太阳少阳并病，心下硬，慎不可下，今反下之，致里虚邪陷而成结胸之变，心下硬，邪结于内也；误下伤中，里虚不运，邪气中阻，上攻下迫，故下利不止，水浆不下；正气内洞，邪复上扰，故其人心烦。此时里虚甚而邪亦实，刺大椎、肺俞、肝俞等已不可用，当与理中汤等急救其里，小陷胸汤等酌除其邪，待胃气得复，方可无虞。

2. 刺大椎、第一间、肺俞、肝俞；刺期门

太阳与少阳并病，头项强痛，或眩冒，时如结胸，心下痞硬者，当刺大椎、第一间、肺俞、肝俞。慎不可发汗，发汗则谵语。脉弦，五六日谵语不止，当刺期门。（142）

【评注】太阳与少阳并病，谓太阳病证未罢，又传少阳也。头项强痛，太阳证也；眩冒、时如结胸、心下痞硬者，少阳证也；太阳、少阳并病，发汗及和解之法皆有所忌，故当刺大椎、陶道，以除诸阳邪；刺肺俞，以泻太阳之邪；刺肝俞，以抑木而泄少阳之热。慎不可发汗，发汗则伤津而胃燥，故谵语。此误而致三阳并病之变，故慎不可发汗也。若更脉弦，为少阳木盛；五六日谵语不止，为胃中燥热。此三阳并病，有木盛伐土之象，慎不可下也，下之则里虚邪陷，必生结胸之变，当刺期门，泻肝抑木，和其少阳，

以调枢机为要。

3. 刺大椎、肺俞、肝俞

太阳少阳并病，心下硬，颈项强而眩者，当刺大椎、肺俞、肝俞，慎勿下之。（171）

【评注】太阳少阳并病，颈项强，太阳证也；心下硬而眩者，少阳证也；刺大椎，可泻三阳之邪；刺肺俞以泻太阳之邪；刺肝俞以泻少阳之邪；非阳明内实之证，故慎勿下之。

辨痓后劳复食复阴阳易病脉证并治第十三

【评注】伤寒初愈，邪已去而正未尽复，因起居劳倦而复病者，为劳复；因饮食不化而复病者，为食复；邪已去而阴阳失序，上热下寒者，为阴阳易。此仲景论病新痓，仍当慎调静养，视病所宜，不离脉证而治，待阴阳自和，方可完全康复。又《金匮玉函经·辨阴阳易痓后劳复病形证治》篇中，较本篇多一条原文，今予以辑补，并加说明。

一、痓后劳复病三方

【评注】仲景治痓后劳复病，有枳实栀子豉汤、枳实栀子豉加大黄汤、麦门冬汤三方，今辑注于下。

1. 枳实栀子豉汤、枳实栀子豉加大黄汤

大病痓后，劳复者，枳实栀子豉汤主之。（393）

若有宿食者，加大黄，如博棋子五六枚。

【评注】大病痓后，谓伤寒重病初愈，邪已去而未尽除，正已安而未尽复也。因起居劳倦而复病者，《内经》曰"阳气者，烦劳则张"，故枳实栀子豉汤主之，以清上泄下，通利三焦之气，待邪尽正复则愈。宿食，伤食而隔宿不化也。若有宿食内结者，宜加大黄如博棋子五六枚，以下其宿食，自可愈也。

枳实栀子豉汤方

枳实（炙）三枚　栀子（擘）十四枚　豉（绵裹）一升

上三味，以清浆水七升，空煮取四升，内枳实、栀子，煮取二升，下豉更煮五六沸，去滓，温分再服，覆令微似汗。

【评注】方中枳实苦辛微寒，以行气消积，化痰除痞，通达上下；栀子苦寒，以清热除烦，解毒利湿；淡豆豉辛微温，以解表，除烦；清浆水，为淘米水贮至酸者，味酸性凉，能开胃消滞，解渴除烦。诸药合用，且覆令微似汗，共奏清上泄下、通达内外、和利三焦之功。

2. 麦门冬汤

病后劳复发热者，麦门冬汤主之。

【评注】此条据《金匮玉函经·辨阴阳易瘥后劳复篇》辑入。病后邪以去而正未复，劳则气阴更伤；复发热者，阴损于内，虚热浮于外，故与麦门冬汤主之，以补阴益气除热。

麦门冬汤方

麦门冬七升　半夏一升　人参三两　甘草二两　粳米三合　大枣十二枚

上六味，以水一斗二升，煮取六升，温服一升，日三夜一服。

【评注】方中麦冬甘寒清润，滋养肺胃、兼清虚热，以重用为君。人参甘温，以益气生津，安神益智，为臣。轻用半夏之辛温，以降逆下气和胃；粳米、大枣之甘温平，以益气养脾，共为佐。甘草之甘平，以补气健脾，调和诸药，为使。诸药合用，共奏补阴益气除热之功。

二、瘥后未复病四方

【评注】仲景治瘥后未复病，有小柴胡汤、牡蛎泽泻散、理中丸、竹叶石膏汤四方，今辑注于下。

1. 小柴胡汤

伤寒瘥已，后更发热，小柴胡汤主之。脉浮者，以汗解之，脉沉实者，以下解之。（394）

【评注】伤寒初愈，或劳复，或食复，后更发热，脉浮者，邪在表，当以汗解之，与枳实栀子豉汤。若发热，脉沉实者，宿食在里，当以下解之，与枳实栀子豉加大黄汤。若发热，无表里脉证，知邪在半表半里，当以和解之，与小柴胡汤。

2. 牡蛎泽泻散

大病瘥后，从腰以下有水气者，牡蛎泽泻散主之。（395）

【评注】谓伤寒重病初愈，邪已去而未尽除，正已安而未尽复。从腰以下有水气而肿者，乃脾肾亏虚，脾不运化，肾不主水，土不制水，水停下焦之故。当逐水利小便，与牡蛎泽泻散主之，中病即止。

牡蛎泽泻散方

牡蛎（熬） 泽泻 瓜蒌根 蜀漆（暖水洗去腥） 商陆根（熬） 海藻（洗去咸） 苦葶苈（熬）各等分

上七味，异捣下筛为散，更入白中治之，白饮和服方寸匕，日三服，小便利，止后服。

【评注】方中商陆苦寒，有毒，以逐水消肿，通利二便，为君。泽泻甘淡寒，以利水渗湿；葶苈子苦辛大寒，以泻肺利水，共为臣。海藻苦咸寒，以软坚散结，消痰利水；蜀漆苦辛温，有毒，以除痰散结，共为佐。反佐牡蛎之咸微寒，以软坚收涩，恐利过而脱；瓜蒌根之苦甘寒，以清热生津，防水去而津亏。诸药合用，共奏逐水利尿之功。然方中皆峻利之品，极易伤正，当小量缓进，得小便利，止后服，恐病后正不能支也。

3. 理中丸

大病瘥后，喜唾，久不了了，胸上有寒，当以丸药温之，宜理中丸。（396）

【评注】大病瘥后，胃气未复，中焦虚寒，水湿不化，寒水上泛，随唾而出，故喜唾，日久不止。此中焦虚寒，寒水泛于胸上，故曰胸上有寒。宜与理中丸以温中散寒，待中暖寒散，则唾自止。

4. 竹叶石膏汤

伤寒解后，虚羸少气，气逆欲吐，竹叶石膏汤主之。（397）

【评注】伤寒解后，脾胃虚弱，水谷不化，后天乏源，气血不生，形肉不长，故虚羸少气；余热留胃，胃失和降，故气逆欲吐。与竹叶石膏汤主之，以补虚清热，降逆止呕。

竹叶石膏汤方

竹叶二把　石膏一斤　半夏（洗）半升　人参二两　甘草（炙）二两
粳米半升　麦冬（去心）一升

上七味，以水一斗，煮取六升，去滓，内粳米，煮米熟汤成。去米，
温服一升，日三服。

【评注】方由白虎加人参汤合麦门冬汤去知母、大枣，加竹叶而成。方
中白虎加人参汤以清热泻火，益气生津。麦门冬汤以滋养肺胃，降逆和中。
去知母之苦寒，大枣之腻滞。加竹叶之甘淡寒，以清热除烦，利尿。诸药合
用，共奏补益气阴、清热除烦、和胃降逆之功。

三、瘥后食复病论

病人脉已解，而日暮微烦，以病新瘥，人强与谷，脾胃气尚弱，不能
消谷，故令微烦，损谷则愈。（398）

【评注】病人脉已解，谓伤寒病脉已解，邪已去也。唯日暮微烦，日
暮，阳明病欲解之时也，知其以病新瘥，脾胃尚弱，强与纳谷，胃不能消
谷，食积于中，故令微烦。损谷则不药自愈；损，减也。

四、阴阳易病一方

烧裈散

伤寒，阴阳易之为病，其人身体重，少气，少腹里急，或引阴中拘挛，
热上冲胸，头重不欲举，眼中生花，膝胫拘急者，烧裈散主之。（392）

【评注】阴，下也。阳，上也。易，常之变也。阴阳易，为伤寒初愈，
余邪未尽，升降未复而上热下寒之证也。盖阴阳之动，阴气升于上，则阳得
养而制，阳气降于下，则阴得温而行，阴平阳秘，方得和平，此其常也。故
阴阳易之为病，仲景断无"病后行男女之事而病相传易"之说，皆后人见烧
裈散之治而附会也。其人身体重，为病后邪去而正未复也；少腹里急，或引
阴中拘挛，膝胫拘急，为在下阴气不得升，结于少腹或阴中、膝胫也；阳气
不得降而上冲，故热上冲胸、头重不欲举、眼中生花也。烧裈散主之，以阴

引阳，则阳得下行，热必从下出，阴阳调和，故可愈。

烧裈散方

妇人中裈近隐处，取烧作灰。

上一味，水服方寸匕，日三服，小便即利，阴头微肿，此为愈矣。妇人病，取男子裈烧服。

【评注】男女裈裆，阴气之所接也。烧灰则取火之性而留阴之体，以阴引阳而行收涩之用，则阳热得降而阴气得升。服后小便利、阴头微肿者，为阳热下趋于阴窍，热必从下而出，阴阳自和，故此为愈矣。

辨坏病脉证并治第十四

【评注】坏病，谓伤寒失治误治已多，阴阳错乱，证变复杂，针药难施者也。仲景论坏病有法乱、误汗、误下、误火、过经诸因，必当观其脉证，知其所犯为何而致逆，随证治之，方可救治。

一、法乱坏病论

太阳病三日，已发汗，若吐、若下、若温针仍不解者，此为坏病，桂枝不中与也。观其脉证，知犯何逆，随证治之。（16 上）

【评注】太阳病三日，邪未深也；已发汗而不解者，邪在表而汗不如法也；若吐、若下、若温针仍不解者，治不中病，反虚其里，损阴亡阳也；此误已多，证变不一，故曰此为坏病，虽有表证，亦不可泰然与服桂枝汤也。当观其脉证，必知其所犯为何而致逆，随证治之。《素问·至真要大论》曰："谨守病机，各司其属，有者求之，无者求之，盛者责之，虚者责之，必先五胜，疏其血气，令其调达，而致和平，此之谓也。"

太阳病，医发汗，遂发热恶寒，因复下之，心下痞；表里俱虚，阴阳气并竭，无阳则阴独，复加烧针。因胸烦，面色青黄，肤𥆗者，难治；今色微黄，手足温者，易愈。（153）

【评注】太阳病，医发汗，遂发热恶寒者，汗不如法而表不解也，当更与桂枝汤发汗则愈。因复下之，误也，反虚其里，表邪乘虚内陷，故心下痞。发汗则虚其表，下之则虚其里，故曰表里俱虚；过汗则亡其阳，下甚则竭其阴，故曰阴阳气并竭。无阳不生，阴独不长，复加烧针，致火气内攻，必成坏病矣。热郁胸中，故胸烦闷；面色青黄，肌肤瞤动者，土虚木乘，木盛动风也；此乃阴阳皆竭，土败木乘，热盛动风之坏病，故难治。今色微黄而不青，胃气复也；手足温而不瞤动者，阴阳尚和也，故易愈。

伤寒吐、下后，发汗，虚烦，脉甚微，八九日心下痞硬，胁下痛，气上冲咽喉，眩冒，经脉动惕者，久而成痿。（160）

【评注】伤寒当汗而吐下，治失其序，反虚其里，表邪乘虚内陷，结于阳明，胃气上逆，故心下痞硬，气上冲咽喉；邪陷少阳，故胁下痛。此时若表已解，当与小柴胡汤和之；若表未解，则三阳受邪，亦当和解，不可发汗；今误发汗，则更损其阳而耗其阴，使阴阳皆虚；阴虚不能养心，故虚烦；阳虚不温气血，故脉微；阳虚则气血不升，故眩冒；阴虚则筋脉失濡，故经脉动惕。阴阳俱亏，后天失调，胃气不复，气血日减，久则形气皆衰，筋骨痿软而成痿也。

本太阳病不解，转入少阳者，胁下硬满，干呕，不能食，往来寒热，尚未吐下，脉沉紧者，与小柴胡汤。（266）

若已吐、下、发汗、温针，谵语，柴胡汤证罢，此为坏病，知犯何逆，以法治之。（267）

【评注】本太阳病不解，转入少阳者，太阳少阳并病也；胁下硬满，干呕，不能食，往来寒热，少阳证也；尚未吐下，脉沉紧者，乃少阳证而见里寒脉，脉证相违，与小柴胡汤和之者，正论中"伤寒中风，有柴胡证，但见一证便是，不必悉具"之义也。若已吐、下、发汗、温针，此等皆误也。谵语，阳明证也；柴胡汤证已罢，故小柴胡汤不中与也。此数误而逆，故曰此为坏病。当知其所犯为何而致逆，以法治之，方可救逆也。

二、误汗坏病论治五方

【评注】仲景论治误汗坏病，有误汗坏病论，有甘草干姜汤、芍药甘草汤、调胃承气汤、四逆汤、禹余粮丸五方，今辑注于下。

1. 误汗坏病论

衄家不可发汗，汗出必额上陷脉紧急，目直视，不能眴，不得眠。（86）

【评注】衄家，谓平素易衄，或阴虚血燥，或气不摄血之人也；血汗同源，发汗则津伤血少而血愈燥，故不可发汗。额上陷脉，即今之颞浅动脉额支，属少阳之脉也。肝藏血，与少阳相表里；汗出则阴愈亏而血愈枯，木失所养，虚风内动，循经上冲，故汗出必额上陷脉紧急，目直视，不能眴；阴虚阳亢，阳不入阴，目不得合，故不得眠。

亡血家不可发汗，发汗则寒栗而振。（87）

【评注】亡血家，谓失血过多，血气皆虚而未复之人也。"气为血之帅，血为气之母"，失血过多，必气随血脱。发汗则更劫阴血而亡阳气，故不可发汗。血虚于内，阳亡于外，故寒栗而振。

咽喉干燥者，不可发汗。（83）

【评注】咽喉干燥者，阴津不足也；发汗则更损津液，故不可发汗。

淋家不可发汗，发汗则便血。（84）

【评注】淋家，谓久患淋病之人也。淋病多属下焦湿热，膀胱不利；或肾虚寒湿，气化不行。前者发汗，虽去其湿而必助其热，热灼阴络，迫血妄行，故二便皆可下血；后者发汗，虽去其湿而必伤其气，气不摄血，血液离经，故亦可便血也。

疮家虽身疼痛，不可发汗，发汗则痉。（85）

【评注】疮家，谓生疮日久不愈者。生疮日久不愈，营卫俱虚，虽有类似表证之身疼痛，皆不可发汗，发汗则营卫更伤，虚风内动，筋脉拘急而成痉。

2. 甘草干姜汤、芍药甘草汤、调胃承气汤、四逆汤

伤寒脉浮，自汗出，小便数，心烦，微恶寒，脚挛急，反与桂枝汤，欲攻其表，此误也。得之便厥，咽中干，烦躁吐逆者，作甘草干姜汤与之，以复其阳；若厥愈足温者，更作芍药甘草汤与之，其脚即伸；若胃气不和，谵语者，少与调胃承气汤；若重发汗，复加烧针者，四逆汤主之。（29）

【评注】伤寒脉浮，自汗出，微恶寒，表虚证也；小便数，心烦，脚挛

急，为阴液亏虚，虚热内迫，筋脉失养；当与芍药甘草汤，以敛阴和营，柔筋养脉；反与桂枝汤，欲发汗以攻其表，则更损其阳而夺其阴，此大误也。得之便阳亡而厥；阴伤则咽中干；虚热内扰，故烦躁；胃气不和，故吐逆。此误汗亡阳而厥，故作甘草干姜汤与之，以复胃阳而和中缓急，滋后天之化源。若厥愈足温者，桂枝汤之误已得救，当更作芍药甘草汤与之，以敛阴和营，柔筋养脉，复治其原本之证，故其脚即伸。若胃气不和，谵语者，阳明燥热内结，故少少与调胃承气汤，令胃气和则愈。若重发汗，复加烧针者，此重亡阳而绝阴，必见厥逆而汗不止，甘草干姜汤已非所宜，当与四逆汤主之，以回阳救逆为急。

3. 甘草干姜汤、芍药甘草汤、调胃承气汤

问曰：证象阳旦，按法治之而增剧，厥逆，咽中干，两胫拘急而谵语。师言夜半手足当温，两脚当伸。后如师言。何以如此？答曰：寸口脉浮而大，浮为风，大为虚，风则生微热，虚则两胫挛，病形象桂枝，因加附子参其间，增桂令汗出，附子温经，亡阳故也。厥逆，咽中干，烦躁，阳明内结，谵语烦乱，更饮甘草干姜汤，夜半阳气还，两足当热，胫尚微拘急，重与芍药甘草汤，尔乃胫伸，以承气汤微溏，则止其谵语，故知病可愈。(30)

【评注】据《妇人产后病脉证并治》篇云："阳旦汤即桂枝汤内加黄芩。"证象阳旦，谓病似桂枝汤证，按法与阳旦汤治之而证增剧，并厥逆，咽中干，两胫拘急而谵语。所以然者，脉浮而大，浮，中风脉也；大而无力，中虚脉也；风属阳，为微邪，故风胜生微热；阴阳俱虚，筋脉失养，故两胫挛；病形象阳旦汤证而实非，乃表阳虚之证。因误增服阳旦汤攻其表，则更损其阳而夺其阴；阳亡于外则厥逆、汗出不止；阴伤于内则咽中干；阴阳俱虚，筋脉失养则两胫拘急；胃中津亏热结则谵语。此误治致逆，其危立见也。因而加附子于桂枝汤中，以救其表；更饮甘草干姜汤，以复胃阳而和中缓急，滋后天之化源，以救其里，则夜半阳气还，两足当热。若胫仍微拘急者，复与芍药甘草汤，以敛阴和营，柔筋养脉，后乃胫伸；若仍谵语烦乱者，乃阳明燥热内结，故以调胃承气汤少少与之，令大便微溏，其谵语则止。此救逆得法，其效亦速，故知病当日夜半可愈也。

甘草干姜汤方

甘草（炙）四两　干姜（炮）二两

上二味，以水三升，煮取一升五合，去滓，分温再服。

【评注】方中甘草甘平，补中缓急，以滋化源；干姜辛热，温中散寒，以助阳运。甘草倍干姜，甘入脾，重补中之虚；辛助阳，轻用而不失其燥。药虽二味，辛甘化阳，可复胃阳而补脾虚，滋后天之化源，以救里也。

芍药甘草汤方

芍药四两　甘草（炙）四两

上二味，以水三升，煮取一升五合，去滓，分温再服。

【评注】方中芍药酸微寒，以敛阴和营，养血柔筋；甘草甘平，补脾益气，缓急和中。二药共享，酸甘化阴，共奏敛阴和营、补中缓急之功。

4. 禹余粮丸

汗家重发汗，必恍惚心乱，小便已，阴痛，与禹余粮丸（本方阙）。（88）

【评注】痛，一作"疼"。汗家，谓平素多汗，表虚之人也；重发汗，发汗过多，损阴亡阳也；心主血脉，血汗同源，过汗血亡，阳无所依，心无所主，故必恍惚心乱；阴津枯少，肾阳不振，水道失荣，故小便已而阴痛。此其人素虚，过汗伤阴亡阳，邪已不存而正气内洞，故与禹余粮丸固精养阳，温中补虚。慎起居，和饮食，假以时日，必正复而愈。

禹余粮丸方

禹余粮四两　人参三两　附子二枚　五味子三合　茯苓三两　干姜三两

上六味，蜜为丸，如梧子大，每服二十九。

【评注】原方缺，今据桂林古本《伤寒杂病论》辑入。方中禹余粮味甘涩，性平，《神农本草经》载其"主咳逆上气，癥瘕、血闭漏下，除邪气；久服，耐寒暑，不饥轻身，飞行千里，神仙"，被列为上品。附子、干姜辛热，以温阳养气。五味子酸温，以敛肺滋肾，生津敛汗，涩精止泻，宁心安神。人参、茯苓甘平，以补中健脾。诸药合则固精养阳，温中补虚。炼蜜为丸，轻剂缓图，久久为功。

三、误下坏病二方

【评注】仲景治误下坏病，有柴胡加龙骨牡蛎汤、麻黄升麻汤二方，今辑注于下。

1. 柴胡加龙骨牡蛎汤

伤寒八九日，下之，胸满烦惊，小便不利，谵语，一身尽重，不可转侧者，柴胡加龙骨牡蛎汤主之。（107）

【评注】伤寒八九日，正邪相持，邪未解也；下之，虚其里而邪得胜也；邪陷于少阳，故胸满；热扰于心，神不得宁，故烦惊；热入阳明，故谵语；邪陷太阳腑，膀胱气化不行，故小便不利；水湿浸渍，故一身尽重，不可转侧。此误下伤中，三阳受邪，水火无制之证，故与柴胡加龙骨牡蛎汤主之，以和解达邪，补虚镇固。

柴胡加龙骨牡蛎汤方

柴胡四两　半夏（洗）二合　龙骨一两半　黄芩一两半　人参一两半　大黄二两　牡蛎一两半　茯苓一两半　铅丹一两半　桂枝一两半　生姜一两半　大枣（擘）二枚

上十二味，以水八升，煮取四升，内大黄切如棋子，更煮一二沸，去滓，温服一升。

【评注】方中柴胡、黄芩以和少阳而利枢机；桂枝调太阳而宣阳化气，通利膀胱；大黄治阳明，泻里热而和胃气；龙骨、牡蛎、铅丹重镇安神，以除烦定惊；半夏、生姜和胃降逆；茯苓宁心利水；人参、大枣益气补中。诸药合用，共奏和解清热、镇固补虚之功。

2. 麻黄升麻汤

伤寒六七日，大下后，寸脉沉而迟，手足厥逆，下部脉不至，咽喉不利，唾脓血，泄利不止者，为难治，麻黄升麻汤主之。（357）

【评注】伤寒六七日，邪未解而热郁于里也；医以阳明腑实大下之，误虚其里也。寸脉沉而迟，下部脉不至，脉短之谓也；《素问·脉要精微论》曰："短则气病。"阳气郁而不伸，故脉短；阴阳不相顺接，故手足厥逆；大下则阳夺于下，故泄利不止；热郁于上，故咽喉不利；热胜肉腐，灼伤阳络，故唾脓血。此阳郁热甚于上，中虚寒甚于下，故为难治，宜与麻黄升麻汤主之，以清解其上而温其下也。

麻黄升麻汤方

麻黄（去节）二两半　升麻一两一分　当归一两一分　知母十八铢　黄芩十八铢　萎蕤十八铢　石膏（碎，绵裹）六铢　白术六铢　干姜六铢　芍药六铢　天冬（去心）六铢　桂枝六铢　茯苓六铢　甘草（炙）六铢

上十四味，以水一斗，先煮麻黄一二沸，去上沫，内诸药，煮取三升，去滓，分温三服，相去如炊三升米顷，令尽。汗出愈。

【评注】方中麻黄、桂枝、升麻以升散宣阳开郁；生石膏、黄芩、知母以清热泻火；干姜、茯苓、白术、甘草以补脾温中散寒，合桂枝以通阳利水化饮；当归、芍药、天冬、萎蕤以养阴血。诸药合用，共奏清解郁热、补中散寒之功。诸药皆量小而气轻，清宣郁热而不伤中，散寒而不助热，补虚而不滞邪。汗出者，郁热得去，营卫得调，胃气和矣，故愈。

四、误火坏病论治三方

【评注】仲景论治误火坏病，有误火坏病论，有桂枝加桂汤、桂枝去芍药加蜀漆龙骨牡蛎救逆汤、桂枝甘草龙骨牡蛎汤三方，今辑注于下。

1. 误火坏病论

太阳病中风，以火劫发汗，邪风被火热，血气流溢，失其常度，两阳相熏灼，其身发黄，阳盛则欲衄，阴虚则小便难，阴阳俱虚竭，身体则枯燥，但头汗出，剂颈而还，腹满微喘，口干咽烂，或不大便，久则谵语，甚者至哕，手足躁扰，捻衣摸床，小便利者，其人可治。（111）

【评注】太阳病中风，桂枝证也；以火劫发汗，风火皆属阳，邪风被火炽热，风火相扇，血气妄行，失其常度；风火相熏灼，热郁血瘀内蒸，故其身发黄；热盛上迫，则欲衄；热灼津枯，阴虚液竭，则小便难；阴阳俱虚竭，身体失所养，则枯燥；热邪上迫，故但头汗出、齐颈而还；热结于里，上壅于肺，燔灼咽喉，故腹满微喘，口干咽烂；热结胃中，故不大便；热久神乱，则谵语；甚者阴绝于下，阳越于上则哕；阳越于外，则手足躁扰，捻衣摸床。小便利者，阴液尚存，肾气不绝，故其人可治。

形作伤寒，其脉不弦紧而弱，弱者必渴，被火者必谵语。弱者，发热，脉浮，解之当汗出愈。（113）

【评注】形作伤寒，谓病形似伤寒，见恶寒发热，体痛等；伤寒脉弦紧，弦主痛，紧主寒。今其脉不弦紧而弱，故知非伤寒也；弱，谓脉较弦紧弱，非真弱脉，为营阴不足之象。热盛伤津，故脉稍弱而必渴。若被火疗劫汗者，则伤津助热而热更甚，神不得宁，故必谵语。若发热，脉浮而稍弱者，邪仍在表，当以汗解之，与桂枝二越婢一汤，得微微汗出则愈。

太阳病，以火熏之，不得汗，其人必躁，到经不解，必圊血，名为火邪。（114）

【评注】太阳病，以火熏之而不得汗者，乃其人营阴不足，卫阳被郁，与熏之火反变火邪为患，内扰于心，故必躁；火热流至经脉而不得解，灼伤阴络，迫血妄行，故必圊血。到，至也。圊血，大便下血也。

脉浮热甚，反灸之，此为实，实以虚治。因火而动，故咽燥而吐血。（115）

【评注】脉浮，邪在表也；热甚，邪热盛也。此为表热实证，医反以虚寒而灸之，此实实之误也。邪热因灸火之助而妄动，上结咽喉，故咽燥；灼伤阳络，迫血妄行，故吐血。

微数之脉，慎不可灸，因火为邪，则为烦逆，追虚逐实，血散脉中，火气虽微，内攻有力，焦骨伤筋，血难复也。（116上）

【评注】微数之脉，谓病脉微而数，微为虚，数有热；此时当慎求其虚实，与补虚泻实，不可孟浪大意。盖苦寒之品清热，过则败中，温补之药补虚，过则助热，用之不可不慎也。更不可灸，因灸火可助其虚热为患，重劫其阴而耗其气，火热内扰则烦；正气耗损则逆证丛生；阴血耗散于脉中，则脉愈微；灸火之气虽微，其助热内攻之力则宏，灼骨伤筋，坏病已成，故血难复。血，脉也。

脉浮，宜以汗解，用火灸之，邪无从出，因火而盛，病从腰以下必重而痹，名火逆也。（116中）

【评注】脉浮，邪在表，宜以汗解。若误用火灸之；邪不能从外而出，反因灸火上炎而助邪热更盛。阳热郁于上，升降失司，阳气不能下温肾水，阴寒独居于下，故病从腰以下必重着而痹；阴水不能上济心火，阳热独盛于上而愈炽。此为火灸之误所致逆证，故名火逆也。

太阳伤寒者，加温针必惊也。（**119**）

【评注】太阳伤寒者，与麻黄汤发汗则愈；今又加温针更迫其汗，必太过也。惊，骇也，谓太过也。

问曰：得病十五十六日，身体黄，下利，狂欲走。师脉之，言当清血，如豚肝乃愈，后如师言，何以知之？师曰：寸口脉阳浮，阴濡而弱，阳浮则为风，阴濡弱为少血，浮虚受风，少血发热，风则微寒洒渐，项强，头眩。医加火熏，郁令汗出，恶寒遂甚，客热因火而发，怫郁蒸肌肤，身目为黄，小便微难，短气，从鼻出血，而复下之，胃无津液，泄利遂不止，热瘀在膀胱，蓄结成积聚，状如豚肝，当下未下，心乱迷愦，狂走赴水，不能自制。蓄血若去，目明心了。此皆医为，无他祸患，微难得愈，剧者不治。

【评注】此条原文据《金匮玉函经·辨不可火病形证治》篇辑入。阳，轻取也。阴，重按也。得病十五十六日，邪已过经也；身体黄，下利，太阴证也；狂欲走，瘀血证也。所以然者，其脉寸口轻取浮，按之则濡弱；举之脉浮则为风伤于卫，太阳中风则表虚，故微寒洒渐，项强；风性动，袭于上则头眩；按之濡弱为营血少，营阴不足，则营弱卫强，故发热。此时当与桂枝汤和其营卫，则愈；而医加火熏，郁蒸营阴，令其汗出，反更伤其阳而夺其阴，助其热；表更虚，故恶寒遂甚；邪热因得火之助而为患，怫郁瘀热，蒸灼肌肤，故身目为黄；气津受伤，故小便微难，短气；热迫于上，灼伤阳络，故从鼻出血。此时瘀热已随衄欲去，当休息调理，待其邪去正复则安。而医复下之，损伤脾阳，而夺胃中津液，故泄利遂不止；热瘀乘虚下趋膀胱，蓄结瘀血成积聚，状如豚肝；豚，猪也。此时当下其瘀血，医反未下，瘀热蓄积，心无所主，故心乱迷愦，狂走赴水，不能自制。若下之则蓄血得去，而目明心了，故言当清血，如豚肝乃愈。此皆医之误所为，无他祸患。微难，言病轻也。病轻者，正尚能御，虽经数误而邪终得去，正自复，故得愈；病剧者，正不能御，邪漫溢于脏，故不治。

2. 桂枝加桂汤

烧针令其汗，针处被寒，核起而赤者，必发奔豚，气从少腹上冲心者，先灸核上各一壮，与桂枝加桂汤，更加桂。（**117**）

【评注】烧针，温针也。烧针令汗出，虚其表而伤其阳也；针处被寒所中，血脉凝滞，火热郁于其中，故状如核硬，肿起而色赤；阳虚寒凝，引在下之寒水，乘虚上泛，其气从少腹上冲心，故必发奔豚。先灸核上各一壮，以温散其寒，继与桂枝加桂汤，以调和营卫，通阳化气，平冲降逆。

桂枝加桂汤方

于桂枝汤方内，更加桂二两，成五两，余依桂枝汤法。

【评注】方中桂枝汤调营卫而和其表，更加桂枝以通阳化气，令水从膀胱气化而出，水不为患，则冲平逆降，奔豚自愈矣。

3. 桂枝去芍药加蜀漆龙骨牡蛎救逆汤

伤寒脉浮，医以火逼劫之，亡阳，必惊狂，起卧不安者，桂枝去芍药加蜀漆龙骨牡蛎救逆汤主之。（112）

【评注】伤寒脉浮，表实证也，当与麻黄汤汗解之。医反以火逼劫之而汗出不止，阳气随汗而泄，故亡阳。亡，逃也。阳骤泄而心无所主，故必惊狂，起卧不安。此伤寒误治，过汗骤伤心阳，六神无主之证，故与桂枝去芍药加蜀漆龙骨牡蛎救逆汤主之，以救表镇固，定惊安神。

桂枝去芍药加蜀漆龙骨牡蛎救逆汤方

桂枝三两　甘草（炙）二两　生姜（切）三两　牡蛎（熬）五两　龙骨四两　大枣（擘）十二枚　蜀漆（洗去脚）三两

上为末，以水一斗二升，先煮蜀漆，减二升，内诸药，煮取三升，去滓，温服。

【评注】方中桂枝汤救表，去芍药之酸收阴柔，以取效速；加龙骨、牡蛎以镇心安神，潜阳固涩；蜀漆之辛苦平，以平在上之火逆。诸药合用，共奏救表镇固、定惊安神之功。

4. 桂枝甘草龙骨牡蛎汤

火逆下之，因烧针烦躁者，桂枝甘草龙骨牡蛎汤主之。（118）

【评注】火逆，即上116条"脉浮，宜以汗解，用火灸之，邪无从出，因火而盛，病从腰以下必重而痹"也。其邪仍在表，当以汗解；医反下之，病必不愈，徒虚其里，此再误也；复因与烧针劫汗，阳气骤泄，心无所主，神乱不安，故烦躁。此乃数误致表里俱虚，心阳骤泄之烦躁，故与桂枝甘草龙骨牡蛎汤主之，以救表固里，镇心安神。

桂枝甘草龙骨牡蛎汤方

桂枝一两　甘草（炙）二两　龙骨二两　牡蛎（熬）二两

上四味，为末，以水五升，煮取二升半，去滓，温服八合，日三服。

【评注】方中桂枝、甘草辛甘化阳，以温阳救表；龙骨、牡蛎镇心安神，潜阳固涩，以敛阳固里。诸药合用，共奏救表固里、镇心安神之功。

五、过经坏病论

寸口脉洪而大，数而滑，洪大则营气长，滑数则胃气实，营长则阳盛怫郁不得出，胃实则坚难，大便则干燥。三焦闭塞，津液不通，医发其汗，阳盛不周，复重下之，胃燥热蓄，大便遂摈，小便不利，营卫相搏，心烦发热，两眼如火，鼻干面赤，舌燥齿黄焦，故大渴。过经成坏病，针药所不能制。与水灌枯槁，阳气微散，身寒，温衣覆汗出，表里通利，其病即除。形脉多不同，此愈非法治，但医所当慎，妄犯伤营卫。

【评注】此条原文据《金匮玉函经·辨可水病形证治》篇辑入。营气，阳明经气也。长，盛也。摈，弃也。寸口脉洪而大，为阳明外热；数而滑，为里热。阳明外热，则阳明经气过盛；滑数则胃腑热实；阳明外热盛而怫郁不得出，则身大热；胃腑实热则燥结，大便干燥。此时阳明内外皆热，三焦闭塞，津液不通，当与白虎汤先清解阳明外热；若外热去，胃燥实仍在者，复与承气汤下之则愈。医反发其汗，阳热更盛，且重伤阴津，治必不周。医复重下之，更夺津液，则胃中燥热蓄结，遂不得大便；津枯则小便不利；荣阴耗损，营卫不和；热盛于上，津液大伤，故心烦发热，两眼如火，鼻干面赤，舌燥齿黄焦，大渴。此为邪已太阳过经而不解，热入阳明，误发汗遂成坏病。此时邪热大盛，津液干枯，情急之下，针药一时不能制者，与水外灌，以解外热；以水与饮，以润里之枯槁；待热气稍散，身觉恶寒者，与衣温覆令微汗出，则表里通利，营卫自和，其病即除。过经之形脉多不同，非正治之法，妄犯伤荣卫，遂成坏病，此医者所当慎也。今之所用，非针药之法治，而以水制火，调和营卫，故亦可愈。

辨温病脉证并治第十五

【评注】温病属《内经》广义伤寒范畴，与狭义伤寒在邪气性质、传变途径、脉证表现、用药法则、转归等皆不相同。仲景辨温病有风温、冬温、湿温、伏气四者，亦宗《内经》所述，而论热病阴阳交并生死证。伏气已在《辨脉法》篇中详论，此篇不再重复。而本篇条文多据《金匮玉函经》所论辑入，并加以说明。

一、风温病论

太阳病，发热而渴，不恶寒者，为温病。发汗已，身灼热者，名风温。风温为病，脉阴阳俱浮，自汗出，身重多眠睡，鼻息必鼾，语言难出。若被下者，小便不利，直视失溲；若被火者，微发黄色，剧则如惊痫，时瘛疭；若火熏之，一逆尚引日，再逆促命期。（6）

【评注】太阳病，邪在表，当发热恶寒而不渴。今病初起，即见发热而渴，不恶寒之证，知此非伤寒之太阳病。其人或冬由皮毛感寒，伏而不去，至春夏有感始发；或春夏从口鼻感温热之邪，一触即病；其邪温热，与伤寒迥异，故统称为温病。温病有风温、春温、暑温、湿温、温燥、冬温、伏暑、温毒、温疫等不同。

风温为病，其证有八：脉阴阳俱浮，一也；发热不恶寒，二也；渴，三也；自汗出，四也；身重，五也；多眠睡，六也；鼻息必鼾，七也；语言难出，八也。风热在卫，故脉阴阳俱浮。其邪温热，故发热不恶寒，或初微恶寒，不久必自罢也。热伤津液，故渴。风性疏泄，热蒸肌腠，故自汗出。热盛耗气，故身重多眠睡。邪从口鼻而入，鼻窍不通，舌窍不利，故鼻息必鼾，语言难出。

若与麻、桂等发汗，必更伤津而助其热，故身灼热加甚。若被攻下，必更竭津液，水源干枯，故小便不利；肝开窍于目，水不涵木，肝木失养，故直视；肾亏不固，故失溲。若被火疗，必助热而内熏营血，瘀热已欲郁蒸，故微发黄色；甚者热极生风，则如惊痫，时瘛疭；热甚灼皮熏肤，故若火熏之。一逆，谓风温而与发汗也；风温之初，当与辛凉、甘寒而解，故发汗为逆也；一逆已伤阴，急救其阴，尚有望延长时日。再逆，谓汗后更攻下，或汗后复与火，或三者有之；再逆则阴亡，故必促命短寿也。

伤寒有五，皆热病之类也。同病异名，同脉异经，病虽俱伤于风，其人素有痼疾，则不得同法。其人素伤风，因复伤于热，风热相薄，则发风温，四肢不收，头痛身热，常汗出不解。治在少阴、厥阴，不可发汗。汗出谵语独语，内烦躁扰不得卧，善惊，目乱，无精，治之复发其汗，如此者，医杀之也。

【评注】此条原文据《金匮玉函经·辨不可汗病形证治》篇辑入。脉，途径也。痼疾，顽疾也。《难经·五十八难》曰："伤寒有五，有中风，有伤寒，有湿温，有热病，有温病，其所苦各不同。"《难经》所谓，为广义之伤寒也。仲景谓此五者，皆有发热，故曰皆热病之类也。然皆属广义伤寒，而分五种不同病名，故曰同病异名。同属外感一途，邪寄之经则各异，故曰同脉异经。病虽俱伤于风，然其人素有顽疾不愈，则所病必不同，治亦不得同法。其人素伤风未愈，因复伤于热，风热相薄，见发热、或微恶风寒，头痛、咳嗽、口渴、脉浮数等证，则发为风温；热伤气津，故四肢疲软不收；热上攻外炽，故头痛身热；邪热迫津而不随汗泄，故常汗出不解。此时肾水因发热汗出而伤，肝阴因素有伤风不愈而损，当辛凉泄热，生津和阴，故治在少阴、厥阴；辛温发汗，则更助热而复伤津，故不可发汗。汗出津枯，热扰神明，故谵语独语，内烦躁扰不得卧，善惊；阴亏液竭，目失所养，故目乱无精。此时若复误发其汗，如此治之者，必津枯液竭而亡，为医之误杀之也。

二、冬温病论

冬温，发其汗，必吐利，口中烂，生疮。

【评注】此条原文据《金匮玉函经·辨不可汗病形证治》篇补入。《伤寒例》云："其冬有非节之暖者，名为冬温。冬温之毒与伤寒大异。冬温复有先后，更相重沓，亦有轻重，为治不同。"谓冬当寒而反暖，为时行之气，感而即病者，名曰冬温。冬温为时行病，与冬感于寒而即病之伤寒大异。冬温病发又有先后，更有相重沓至，病亦有轻重，为治不同。若冬温病反按伤寒而与辛温之药发汗，病必不除，反伤津助热，胃热上攻，故呕吐、口中烂；热迫大肠，故下利，必黏腻臭秽，里急后重；热灼肉腐，故生疮痈。

三、湿温病论

伤寒湿温，其人常伤于湿，因而中暍，湿热相薄，则发湿温病。若两胫逆冷，腹满叉胸，头目痛苦，妄言，治在足太阴，不可发汗，汗出必不能言，耳聋，不知痛所在，身青面色变，名曰重暍。如此者，医杀之也。

【评注】此条原文据《金匮玉函经·辨不可汗病形证治》篇辑入。暍，暑热也。伤寒湿温，为其人常伤于湿，因而复中暑热，湿热相薄，见身热不扬，头身困重疼痛，汗出热不解，腹胀纳呆，胸闷恶心者，则发为湿温病。湿为阴邪，阻遏清阳，不达于下，则两胫逆冷；不达于上，则头目痛苦；郁结于中，胸阳不振，则腹满叉胸；暑热扰心，则妄言。此为暑湿困阻于脾之湿温病，故治在足太阴，不可发汗。汗出则阴津更伤，心无所主，故必不能言，不知痛所在；清窍闭塞，故耳聋；营卫不行，故身青面色变。此为湿温误治之危证，名曰重暍。如此治之者，为医之误而杀之也。

四、论热病阴阳交并生死证

【评注】本篇八条，未见《伤寒论》中，而见于《金匮玉函经》。其文与《内经》所论多同，然亦有精辟之处，故辑入于此，并阐发其旨，以享有志于此者。

问曰：温病汗出，辄复热，而脉躁疾，不为汗衰，狂言不能食，病名为何？对曰：病名阴阳交，交者死。人所以汗出者，生于谷，谷生于精。今邪气交争于骨肉之间，而得汗者，是邪却而精胜也，精胜则当能食，而不复热。热者邪气也，汗者精气也，今汗出而辄复热者，邪胜也。不能食者，精无俾也；汗而热留者，寿可立而倾也。夫汗出而脉尚躁盛者死，今脉不与汗相应，此不能胜其病也。狂言者是失志，失志者死。有三死，不见一生，虽愈必死。

【评注】此条见今本《灵枢·热病》，本条"不能食者，精无俾也；汗而热留者，寿可立而倾也"，《灵枢》作"不能食者精毋，精毋，瘅也，而留者，其尽可立而伤也"。《太素·伤寒·热病说》云："汗者，阴液也。热者，阳盛气也。阳盛则无汗，汗出则热衰。今出而热不衰者，是阳邪盛，其复阴起，两者相交，故名阴阳交也。精者，谷之精液，谓之汗也。伤寒邪气，谓之热也。今邪气与精气交争于骨肉之间，精胜则邪却，邪胜则精消。今虽汗出而复热者，是邪战胜精，故致死也。热邪既胜则精液无，精液无者唯有热也。瘅，热也。其热留而不去者，五脏六腑尽可伤之，故不能食也。夫汗出则可脉静，今汗出脉犹躁盛，是为邪胜明矣，知定死也。志者，记也，肾之神也。肾间动气，人之生命，动气衰矣，则志神去之，故死也。汗出而热不衰，死有三候：一不能食，二犹脉躁，三者失志。汗出而热，有此三死之候，未见一生之状，虽瘥必死。又有三分之死，未见一分之生也。"

热病已得汗，而脉尚躁盛，此阴脉之极也，死。其得汗而脉静者生。

【评注】此条见今本《灵枢·热病》。《太素·伤寒·热病说》云："热病得汗热去，即须脉静，而躁盛者是阴极，无阴故死。得汗脉静者热去，故脉静而生也。"

热病脉尚躁盛，而不得汗者，此阳脉之极也，死。脉躁盛得汗者生。

【评注】此条见今本《灵枢·热病》。《太素·伤寒·热病说》云："热病不得汗，脉常盛躁者，是阳极盛脉，故死。得汗，脉静者，生也。"

热病已得汗，而脉尚躁喘，且复热，勿肤刺，喘甚者死。

【评注】此条见今本《灵枢·热病》。本条"肤"《灵枢》作"庸"。《太素·伤寒·热病说》云："热病已得汗，其脉当调，犹尚躁喘，且复身热，此阴阳交，不可刺也，刺之者危。喘甚热盛者死，不须刺也。"

热病阴阳交者死。

【评注】阴，里也。阳，表也。交，交争也。谓热病内外两感，表里俱热，交争益甚者，为邪胜正，其阴必亡，故死。

热病阳进阴退，头独汗出，死；阴进阳退，腰以下至足汗出，亦死。阴阳俱进，汗出已，热如故，亦死。阴阳俱退，汗出已，寒栗不止，鼻口气冷，亦死。

【评注】热病两感，表热益甚，里热渐退，头独汗出者，为阳越于外而脱于上，故死；里热益甚，表热渐退，腰以下至足汗出者，为阴竭于内而脱于下，故亦死。表里热皆益甚，汗出已，热如故，此为阴阳交，其阴必亡，故亦死。表里皆无热，汗出已，寒栗不止，鼻口气冷，其阳必亡，故亦死。

热病，所谓并阴者，热病已得汗，因得泄，是谓并阴，故治（一作活）。

【评注】热病并阴，谓热由表而入里，非两感也。热得随汗而泄，脉静体安，为阴津未虚，正胜邪也，故治。

热病，所谓并阳者，热病已得汗，脉尚躁盛，大热汗出，虽不汗出，若衄，是谓并阳，故治。

【评注】热病并阳，谓热由里而出表，非两感也。热病已得汗，脉尚躁盛，或大热汗出，或虽不汗出，若衄者，为阴津未虚，正胜邪退，热从外泄之证，故治。

辨霍乱病脉证并治第十六

【评注】仲景辨霍乱，有霍乱病论、霍乱病传、霍乱病解、霍乱病诫、霍乱外病证治、霍乱里病证治诸论，今辑而论之。

一、霍乱病论

问曰：病有霍乱者何？答曰：呕吐而利，此名霍乱。（382）

【评注】霍，急疾也。乱，吐利无度也。故霍乱有二证：起病急疾，一也；吐利无度，二也。此霍乱之纲也。

问曰：病发热，头痛，身疼，恶寒，吐利者，此属何病？答曰：此名霍乱，自吐下，又利止，复更发热也。（383）

【评注】霍乱之疾，风寒湿热、饮食不节、饮停肠胃等皆可为病，或直中于里，或表里同病，必急骤而自暴吐利也。邪漫于表，则发热恶寒，头痛身疼；邪乱于里，则吐利无序。纵利自止，必不能食，里未和也；邪无出路，表里不解，故复更发热也。

二、霍乱病传

伤寒，其脉微涩者，本是霍乱，今是伤寒，却四五日至阴经上，转入阴必利，本呕下利者，不可治也。欲似大便而反失气，仍不利者，此属阳明也，便必硬，十三日愈，所以然者，经尽故也。（384 上）

【评注】伤寒，谓病见发热，头痛，身疼，恶寒，吐利等；若脉浮紧者，即伤寒。其脉微涩者，乃吐利无序，阳微阴亏之象，此非伤寒，原本即是霍乱也。若是伤寒，初不吐利，却在四五日，邪传至三阴，方有吐利。此病初即呕下利者，为霍乱，不可作伤寒治也。若欲似大便而不下利，反排屎气者，津液已伤，大便必硬，此属阳明也。虽有便硬，而无所苦，待十三日经尽，胃气自和，津液自复，必自愈也。若十三日过经不解，仍不大便者，宜调胃承气汤少少与之，令胃气和则愈。

三、霍乱病解

下利后，当便硬，硬则能食者愈。今反不能食，到后经中，颇能食，复过一经能食，过之一日当愈，不愈者，不属阳明也。（384 下）

【评注】下利后，津液已伤，胃中空虚，不下利而转屎气者，大便当硬，若能食者，为胃气和，津液必复，故愈。今反不能食，为邪未尽，胃气未和也，待过十三日，邪到后经中，若颇能食者，此胃气自和，第十四日当愈也。若过十三日，仍不能食而不愈者，乃下利后，脾胃虚寒，阴邪留连，转入三阴，而不转属阳明也。

四、霍乱病诫

吐利发汗，脉平、小烦者，以新虚不胜谷气故也。（391）

【评注】谓霍乱吐利，虽内虚而邪亦去，发汗则津有损而表亦解。脉平，阴阳和也。小烦者，以吐利、发汗后，邪已去而里新虚，强与纳谷，胃虚未复，谷入不化，不胜谷气之扰也。阴阳既平，则节食减谷，必自愈。

五、霍乱病外证三方

【评注】仲景治霍乱病外证，有五苓散、理中丸、桂枝汤三方，今辑注于下。

1. 五苓散、理中丸

霍乱，头痛发热，身疼痛，热多欲饮水者，五苓散主之；寒多不用水者，理中丸主之。（386）

【评注】霍乱有寒有热，由所感而发。若其人素体多热，邪袭肌表，故头痛发热，身疼痛；外感内引，升降无序，上冲下迫，遂成霍乱而暴吐利；邪从阳而热，故热多；吐利液乏，热复伤津，引水自救，故欲饮水；水入不化，故在上必吐而渴不止，在下必泻而小便不利。此霍乱伤津，饮水多而不化之证，故与五苓散主之，以化气行水，表里两解。若其人素体虚寒，复感于寒，寒邪中阻，上冲下迫，亦成霍乱而吐利；邪从阴而寒，故寒多；虽伤津而不渴，故不欲饮水。此脾胃虚寒，中寒不运之霍乱证，故与理中丸主之，以温中散寒，健脾补虚。

2. 桂枝汤

吐利止，而身痛不休者，当消息和解其外，宜桂枝汤小和之。（387）

【评注】消息，酌情也。霍乱之吐利已止，里已和也；身痛不休者，表未尽解也。此时当酌情以和解其外，宜与桂枝汤轻剂，稍和营卫则愈。

六、霍乱病里证三方

【评注】仲景治霍乱病里证，有四逆汤、四逆加人参汤、通脉四逆加猪胆汁汤三方，今辑注于下。

1. 四逆汤

既吐且利，小便复利，而大汗出，下利清谷，内寒外热，脉微欲绝者，

四逆汤主之。(389)

【评注】霍乱既吐且利，津液必损，当小便不利；今小便复利，而大汗出，下利清谷，脉微欲绝，乃吐利亡阳，阴寒内盛，虚阳外脱之兆，故曰内寒外热。此阴盛阳脱之证，故与四逆汤主之，以回阳固脱。

吐利汗出，发热恶寒，四肢拘急，手足厥冷者，四逆汤主之。(388)

【评注】霍乱吐利，阳虚阴盛，四肢失温，故四肢拘急，手足厥冷；表阳不固，风寒外袭，故汗出、发热恶寒。此阳虚而表里俱寒之证，当先救里，与四逆汤主之，以回阳救逆。若吐利止，厥愈足温，仍汗出，发热恶寒者，此里和而表未解也，可与桂枝加附子汤，复救其表则愈。

2. 四逆加人参汤

恶寒脉微而复利。利止，亡血也，四逆加人参汤主之。(385)

【评注】"利止"当在"恶寒"之前，文义始属。血，火也。谓霍乱吐利已止，今又恶寒、脉微而复利，此阳气衰微，阴寒内盛，里无火以温，故曰亡血也。宜与四逆加人参汤主之，以回阳救逆，益气固脱。

四逆加人参汤方

于四逆汤方内，加人参一两，余依四逆汤法。

【评注】方由四逆汤加人参而成。方中四逆汤回阳救逆，加人参之甘平，以大补元气，复脉固脱，补中生津。四药合用，共奏回阳救逆、益气固脱之功。

3. 通脉四逆加猪胆汁汤

吐已下断，汗出而厥，四肢拘急不解，脉微欲绝者，通脉四逆加猪胆汁汤主之。(390)

【评注】下，利也。断，中止也。谓上条服四逆汤后，吐利已止，仍汗出而厥，四肢拘急不解，且脉微欲绝者，寒极而凝于中，四逆汤虽热，不得入而化之，故与通脉四逆加猪胆汁汤主之，以回阳救逆，引阴和阳。

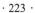

【评注】仲景可与不可诸篇，《伤寒论》仅有《辨不可汗病脉证并治》《辨可汗病脉证并治》《辨发汗后病脉证并治》《辨不可吐病脉证》《辨可吐病脉证》《辨不可下病脉证并治》《辨可下病脉证并治》《辨发汗吐下后病脉证并治》八篇，而《金匮玉函经》除无《辨发汗后病脉证并治》外，还有《辨可温病形证治》《辨不可火病形证治》《辨可火病形证治》《辨不可灸病形证治》《辨可灸病形证治》《辨不可刺病形证治》《辨可刺病形证治》《辨不可水病形证治》《辨可水病形证治》九篇。今据《金匮玉函经》辑入诸篇，以相互参详，使学者择其善者而用之。然可与不可诸篇，与三阴三阳诸篇条文多有重复，今裁其重复，辑而论之。

辨可汗病脉证第十七

夫以为疾病至急，仓卒寻按，要者难得，故重集诸可与不可方治，比之三阴三阳篇中，此易见也。又时有不止是三阴三阳，出在诸可与不可中也。

【评注】诸事皆有急者，而以疾病之急为最，仓卒之间，欲寻治病之方，难得要领。汗、吐、下三法，去邪之要者也，故重集此三法之可与不可及方治，比没之于三阴三阳篇中，在此更易见也。又时有不止是三阴三阳篇中之文，其为三法之要者，亦出在诸可与不可篇中也。

大法，春夏宜发汗。

【评注】大，常也。春则阳生阴长，夏则阳隆阴盛，其气升散而外趋。其感邪也，从其类而病常在表。去邪之法，则因势利导，故宜发汗，使邪从外而解，此春夏治病之大法。

凡发汗，欲令手足俱周时出，以漐漐然，一时间许，亦佳，不可令如水淋漓。若病不解，当重发汗，汗多者必亡阳，阳虚不得重发汗也。

【评注】周时，一昼夜也。凡发汗之法，欲令手足遍身周时微微汗出为佳，遍身微微汗出一时许，亦佳，其表当解；若病不解，为汗出不彻，当如法重发其汗。切不可令汗出如水淋漓，否则病必不除，反汗多亡阳；此时病虽不解，因过汗而阳已虚，故不得重发汗也。

凡服汤发汗，中病即止，不必尽剂也。

【评注】凡服汤发汗，遍身微微汗出而解，可止后服，恐过汗亡阳，故曰中病即止，不必尽剂也。

凡云可发汗，无汤者，丸散亦可用，要以汗出为解。然不如汤，随证良验。

【评注】凡云可发汗而一时无汤者，备丸散之剂亦可用，要以微微遍身汗出为解。然丸散皆为定方，效亦稍缓，不如汤剂随证化裁，精准而效速，故有良验。

夫病脉浮大，问病者，言但便硬耳，设利者为大逆，硬为实，汗出而解，何以故？脉浮当以汗解。

【评注】病见脉浮大，表邪仍甚也；但便硬而无痞满痛，虽里实而无急下之证也；按法当先救其外，得汗出而解，表解则里自和，大便自下也；若表已解而里未和者，可与调胃承气汤少少饮之，令胃气和则愈。设先与下而利大便者，外邪乘虚内陷，必生他变，故为大逆。

下利后，身疼痛，清便自调者，急当救表，宜桂枝汤发汗。

【评注】此条见《金匮玉函经·辨可发汗病形证治》篇中。《伤寒论》91条原文云："伤寒，医下之，续得下利清谷不止，身疼痛者，急当救里；后身疼痛，清便自调者，急当救表。救里宜四逆汤，救表宜桂枝汤。"伤寒，外寒也，医下之，误也，反虚其内而损其阳，脾胃虚寒已甚，水谷不化，清浊混杂而下，故续得下利清谷不止；身疼痛者，表寒未解也。今内外皆寒，而里寒犹急，故急当救里，宜与四逆汤温阳散寒，以救里逆之急。救里后，仍身疼痛者，表未解也；清便自调者，里寒已散也。此里和而表未解，法当救表，宜与桂枝汤，和其营卫，令表亦解，则表里皆愈也。

辨不可汗病脉证第十八

脉濡而弱，弱反在关，濡反在颠，微反在上，涩反在下。微则阳气不足，涩则无血，阳气反微，中风汗出，而反躁烦，涩则无血，厥而且寒，阳微发汗，躁不得眠。

【评注】前四"反"字，同"返"，归也。后二"反"字，转也。脉濡，脉浮而细软也。脉弱，脉沉而细软也。脉濡而弱，表里俱虚也。关部轻取脉濡，按之脉弱，此中气不足也。颠，顶也。上，关之上，寸也。下，关之下，尺也。濡反在颠、微反在上、涩反在下，谓关濡、寸微、尺涩，三部皆不足之脉，为阴阳气血虚损，后天乏源之象。寸微则阳气不足，卫表不固，风邪乘虚而入，故恶风、汗出；尺涩则阴血少，汗出则血愈亏，心神失养，故躁烦；阳虚血少，不达手足，故厥而且寒。虽有中风，不可发汗；发汗则亡阳绝阴，神不得安，故躁不得眠。

脉濡而弱，弱反在关，濡反在颠，弦反在上，微反在下，弦为阳运，微为阴寒，上实下虚，意欲得温，微弦为虚，不可发汗，发汗则寒栗，不能自还。

【评注】脉濡而弱，表里俱虚之脉也。濡反在颠、弦反在上、微反在下，谓关濡，寸弦，尺微也。弦主饮，寸弦，水饮上泛也；濡主虚，主湿；微主阳虚内寒；关濡、尺微，脾肾虚寒也；此下虚上实之脉。阳，向上也；阳运，向上移徙也。下焦虚寒，土不制水，少阴寒水上凌心肺而喘，故寸弦而尺微。弦指水饮由下向上移徙，故为阳运。微指阳虚内寒于下，故为阴寒，意欲得温。饮实于上而喘，阳虚于下而寒，故曰上实下虚。此虽恶寒而喘，然寒乃阳虚阴盛之寒，喘乃寒水上泛之喘，故不可发汗。发汗则亡阳，阴寒独盛，故寒栗，不能自还。

诸脉得数动微弱者，不可发汗，发汗则大便难，腹中干，胃燥而烦，其形相像，根本异源。

【评注】诸脉，诸病之脉也。脉得数而动微弱者，为阴液内虚之脉，故不可发汗。发汗则更伤津液，遂见大便难，腹中干，胃燥而烦；其病形虽与阳明燥热内结证相像，然彼属热入阳明之燥热实证，此为里虚误汗所致津枯内燥证，其病源不同，故曰根本异源。

厥，脉紧，不可发汗；发汗则声乱咽嘶，舌萎声不得前。

【评注】厥，里寒也；脉紧主寒，紧而不浮，寒不在表，故不可发汗。发汗则损阳夺阴，厥必不愈，反增里寒，阴寒上凝咽喉，故声乱咽嘶；阴阳俱损，喉舌不荣，故舌萎喉涸，声不得前。

动气在右，不可发汗，发汗则衄而渴，心苦烦，饮即吐水。动气在左，不可发汗；发汗则头眩，汗不止，筋惕肉瞤。动气在上，不可发汗；发汗则气上冲，正在心端。动气在下，不可发汗；发汗则无汗，心中大烦，骨节苦痛，目晕恶寒，食则反吐，谷不得前。

【评注】动气，于脐左右上下窜动、筑动之气也。脐居一身正中，大腹中央，任脉直行其中，旁夹冲、三阴、三阳诸脉，为先天气血出入之门户，内通五脏，外连六腑，故有"神阙"之称。据《难经·十六难》之旨，脐中候脾，脐右候肺，脐左候肝，脐上候心，脐下候肾。动气在右，则肺气不守，肺金内虚，故不可发汗；发汗则肺液更伤，心火乘虚上乘肺金，故渴，心苦烦；迫血妄行，故衄；子病及母，脾土不运，胃气不降，土不制水，故饮即吐水。动气在左，则肝气不守，肝木不荣，故不可发汗；发汗则津枯，水不涵木，木气不升，故头眩；甚而汗不止者，则肝阴竭，筋肉失荣，虚风内动，故筋惕肉瞤。动气在上，则心气不守，心气内泄，故不可发汗；发汗则心阳更伤，肾水乘虚上乘心火，故气上冲，正在心端。动气在下，则肾气不守，肾精不藏，故不可发汗；发汗则肾中水枯，故无汗；肾主骨，肾阳衰微，故恶寒，骨节苦痛；肾水不济心火，故心中大烦；肾精不足，脑髓失养，故目晕；水虚土乘，土雍于中，升降失司，故食则反吐，谷不得前；前，进也。

咽中闭塞，不可发汗；发汗则吐血，气微绝，手足厥冷，欲得蜷卧，不能自温。

【评注】咽居五脏之上，下通六腑，诸经交会，为水谷所入之处，后天源泉之关口，咽中畅顺，则后天源泉不断，脏腑俱安。今咽中闭塞，则水谷不入，脏腑皆空，故不可发汗。发汗则亡阳绝阴，故气微绝，手足厥冷，欲得蜷卧，不能自温；气不摄血，血脱脉外，故吐血。

咳者则剧，数吐涎沫，咽中必干，小便不利，心中饥烦，晬时而发，其形似疟，有寒无热，虚而寒栗。咳而发汗，蜷而苦满，腹中复坚。

【评注】谓咳者，剧则数吐涎沫，乃寒饮伏于肺间，甚者随咳上涌，频频而出；饮不化津上承，故咽中必干；肺不宣肃，水道不通，故小便不利；津液不生，心脉空虚，心失所养，故心中饥烦。晬时，一整天也。六经气血，一日之内，皆有盛衰，随时而至。手太阴旺时，肺中寒饮得化，正盛邪退则安；及其气衰，其饮复聚，正衰邪进而再发，故其形似疟，晬时而发。证虽似疟之休作，然寒饮为患，故有寒无热；阴寒内盛，阳气必虚，故寒栗。此寒饮伏肺，阳虚阴盛之寒咳，故不可发汗；发汗则阳气外泄，阴寒益甚，阴盛于外则蜷，寒凝于内则苦满，腹中复坚。

咳而小便利，若失小便者，不可发汗；汗出则四肢厥而逆。

【评注】失，遗也。咳而小便利，里不停饮也；若咳而小便自遗者，肺气虚于上，肾气脱于下，故不可发汗。发汗则气泄阳脱，手足失温，故四肢厥而逆。

诸逆发汗，病微者难瘥；剧者言乱，目眩者死，命将难全。

【评注】谓不可汗而汗之者，所致逆证甚多，故曰诸逆。逆病轻微者，虽可救逆，然阴阳气血已乱，故难瘥；逆病甚者，阴脱于下，阳越于上，故言乱、目眩；阴阳既离，故命必难全，死之将至矣。

伤寒头痛，翕翕发热，形象中风，常微汗出，自呕者，下之益烦，心懊憹如饥；发汗则致痉，身强难以屈伸；熏之则发黄，不得小便；灸则发咳唾。

【评注】伤寒头痛，翕翕发热，形象中风，常微汗出，自呕者，此表虚证也，当与桂枝汤和表则愈。若误下之，则虚其里而热内陷，热扰胸膈，故益烦、心懊憹如饥。若误与麻黄汤发汗，则表更虚而风不去，且耗伤津液，筋脉不荣，故致痉，身强难以屈伸。若误熏之，则蒸劫津液，水液不得下输膀胱，故不得小便；水不化津而酿湿，与热瘀结于中，湿热郁蒸，故发黄。若误灸之，则火迫热郁，内伤肺金，故发咳唾。

辨可吐病脉证第十九

大法，春宜吐。

【评注】四时之春，阳生阴长，其气升发而象木。其感邪也，从其类而病常郁在上。去邪之法，则因势利导，故宜吐，使郁邪从上而除，此春时治病之大法。

凡用吐汤，中病便止，不必尽剂也。

【评注】凡服吐汤，在上之郁邪随吐而去，可止后服，恐过吐伤中，故曰中病便止，不必尽剂也。

病胸上诸实，胸中郁郁而痛，不能食，欲使人按之，而反有涎唾，下利日十余行，其脉反迟，寸口脉惟滑，此可吐之。吐之利则止。

【评注】诸实邪郁结胸上，故胸中郁郁而痛。寒实内结，胃不受纳，故不能食；按之则郁结稍舒，故欲使人按之；寒饮上冲，故反有涎唾；寒饮下迫，故下利日十余行；寒凝于内，故其脉反迟；痰饮上冲，故寸口脉惟滑。此邪欲上涌，可因势利导而吐之，使寒饮从上而出，则在上诸证自可除也。寒饮既除，水谷得化，利亦必自止。

病手足逆冷，脉乍结，以客气在胸中，心下满而烦，欲食不能食者，病在胸中，当吐之。

【评注】病手足逆冷，脉乍结，此阴寒内结，脉气不续也。寒邪郁结在胸中而不去，故心下满而烦；胃中无邪，故欲食；寒凝于胸，胃不得受纳，故不能食。此病为寒积在胸中，使邪从上而去则途近易达，故当吐之。

宿食在上脘者，当吐之。

【评注】宿食，食入隔宿不化也；证见脘腹胀痛，恶心厌食，嗳腐吞酸等。又胃受纳水谷者为脘；胃上口之上为上脘，主受纳；胃下口之下为下脘，主排泄；胃上下口之中为中脘，主运化。宿食在上脘者，食入隔宿仍未达于中脘，必不得化，故当吐之，除其害也。

辨不可吐病脉证第二十

【评注】见三阳三阴篇中。

辨可下病脉证第二十一

大法，秋宜下。

【评注】大，常也。秋凉阳杀而降，其气收敛而成实，其象应金。其感邪也，常从其类，病多实于中而趋于下。去邪之法，实则泻之，故宜下，使实邪从下而去，此秋时治病之大法。

凡可下者，用汤胜丸散，中病便止，不必尽剂也。

【评注】凡可下之病，皆宜速效，然丸散方药既定而效缓，不如汤剂随证精准而效速，故用汤胜丸散。凡攻下者，若得大便下，则可止后服，恐过下伤正，故曰中病便止，不必尽剂也。

下利，三部脉皆平，按之心下硬者，急下之，宜大承气汤。

【评注】此条亦见《呕吐哕下利病脉证并治篇》中。下利，三部脉皆平者，虽下利而里不虚也；按之心下坚，腹痛满痛者，为里实已甚，热结旁流也；当舍脉从证，急下之，宜与大承气汤，以攻下热结。

下利，脉迟而滑者，内实也。利未欲止，当下之，宜大承气汤。

【评注】此条亦见《呕吐哕下利病脉证并治》篇中。而，到也，往也。下利、脉迟，阴寒脉证也；脉先迟后转滑者，为里寒化热，属里实之证，虽利而里实不去，其人必利而不爽，黏腻臭秽，里急后重，故利未欲止。此热结积滞，急下热积者，宜大承气汤攻之。

问曰：人病有宿食，何以别之？师曰：寸口脉浮而大，按之反涩，尺中亦微而涩，故知有宿食，当下之，宜大承气汤。

【评注】据文义，"微而涩"当为"微涩"。微，稍也。谓宿食之辨，寸口脉浮取大而实，沉按之，寸关尺三部脉反实而稍涩，又无传经实邪，故知有宿食。今宿食内阻，腑气不通，故当下之，宜大承气汤。

下利不欲食者，以有宿食故也，当下之，宜大承气汤。

【评注】饮食所伤，宿食下迫，故下利；食入不化，故不欲食；若无他证，节食则愈。若下利而利不畅、酸腐臭秽、腹胀满等，此宿食内积，腑气不通，故当下之，宜大承气汤。

下利瘥，至其年月日时复发者，以病不尽故也，当下之，宜大承气汤。

【评注】此条亦见《呕吐哕下利病脉证并治》篇中。下利瘥，谓初下利已愈，后至其初病之月日下利复发者，为初病邪去而不尽，匿伏于胃腑之中，至其期受天地之气所引乃发。欲去此隐邪，当下之，荡涤胃腑以尽其邪，宜大承气汤。

下利脉反滑，当有所去，下乃愈，宜大承气汤。

【评注】此条亦见《呕吐哕下利病脉证并治》篇中。下利脉反滑，为里有实邪，欲从下而去也，当因势利导，下之乃愈，宜大承气汤。

病腹中满痛者，此为实也，当下之，宜大承气汤。

【评注】谓病见腹中满痛者，此为内实也，欲去其实，当下之，宜大承气汤。

脉双弦而迟者，必心下硬，脉大而紧者，阳中有阴也，可下之，宜大承气汤。

【评注】双，倍也。脉弦紧甚而迟，迟主寒，弦主饮、主痛；寒饮内结于中，故必心下硬而痛。此寒实结胸，可与三物白散，以散寒逐水，涤饮破结。脉大属阳，紧，坚实之谓也。脉大而紧，为阳热盛而内结，阴液未伤，故曰阳中有阴也。既已热结成实，故可下之，宜大承气汤。

伤寒后脉沉，沉者，内实也，下之解，宜大柴胡汤。

【评注】谓伤寒后外不解，又脉沉而实者，为外虽未解，内实已成也，当下之而解，宜大柴胡汤，以两解表里。

辨不可下病脉证第二十二

脉濡而弱，弱反在关，濡反在颠，微反在上，涩反在下。微则阳气不足，涩则无血；阳气反微，中风汗出，而反躁烦；涩则无血，厥而且寒，阳微则不可下，下之则心下痞硬。

【评注】前四"反"字，同"返"，归也。后二"反"字，转也。脉濡，脉浮而细软也。脉弱，脉沉而细软也。脉濡而弱，表里俱虚也。关部轻取脉濡，按之脉弱，此中气不足也。颠，顶也。上，关之上，寸也。下，关之下，尺也。濡反在颠、微反在上、涩反在下，谓关濡，寸微，尺涩，三部皆不足之脉，为阴阳气血虚损，后天乏源之象。寸微则阳气不足，卫表不固，风邪乘虚而入，故恶风、汗出；尺涩则阴血少，汗出则血愈亏，心神失养，故躁烦；阳虚血少，不达手足，故厥而且寒。纵有大便干涩难出，乃阴血枯少，肠道失润所致，故既不可发汗，亦不可下。下之则中阳虚竭，阴寒内凝，故心下痞硬。

脉濡而弱，弱反在关，濡反在颠，弦反在上，微反在下。弦为阳运，微为阴寒，上实下虚；意欲得温，微弦为虚，虚者不可下也。

【评注】脉濡而弱、弱反在关、濡反在颠、弦反在上、微反在下，谓关濡弱，寸弦，尺微也。弦主饮，寸弦，水饮上泛也；濡主虚，主湿；微主阳虚内寒；关濡、尺微，脾肾虚寒也。此下虚上实之脉。阳，向上也；阳运，向上移徙也。下焦虚寒，土不制水，少阴寒水上凌心肺而喘，故寸弦而尺微。弦指水饮由下向上移徙，故为阳运。微指阳虚内寒于下，故为阴寒，意欲得温。饮实于上而喘，阳虚于下而寒，故曰上实下虚。此乃阳虚阴盛，寒水上泛之证，故既不可发汗，亦不可下也。

脉濡而弱，弱反在关，濡反在颠，浮反在上，数反在下。浮为阳虚，数为无血；浮为虚，数生热；浮为虚，自汗出而恶寒；数为痛，振而寒栗；微弱在关，胸下为急，喘汗而不得呼吸，呼吸之中，痛在于胁。振寒相搏，形如疟状，医反下之，故令脉数发热，狂走见鬼，心下为痞，小便淋漓，少腹甚硬，小便则尿血也。

【评注】"医反下之"当在"微弱在关"之前，文义始属。脉濡而弱、弱反在关、濡反在颠、浮反在上、数反在下，谓关濡弱，寸浮，尺数也。寸浮为阳虚，阳，表也，上也；表虚，故自汗出而恶寒。尺数无力为无血，血，营血也，阴也；营阴不足，阴虚生内热，故数生热。表虚邪凑，血虚风袭，故身痛，振而寒栗。医反下之，关脉由濡弱转为微弱，中阳更虚；邪乘虚内陷胸膈，故胸下为急；胸中邪气随呼吸上攻外迫，故喘而不得呼吸，呼吸之中，痛在于胁；表虚不固，故汗出。虚阳尚能与邪相争，故振寒，形如疟状。阳胜则热，故令脉数发热；热扰神乱，故狂走见鬼；热下迫灼津，故小便淋漓；灼伤阴络，迫血妄行，故小便则尿血。阴胜则寒，阴寒凝结于中，故心下为痞，少腹甚硬也。

脉濡而紧，濡则卫气微，紧则荣中寒；阳微卫中风，发热而恶寒；荣紧卫气冷，微呕心内烦。医为有大热，解肌而发汗，亡阳虚烦躁，心下苦痞坚，表里俱虚竭，卒起而头眩，客热在皮肤，怅怏不得眠。不知胃气冷，紧寒在关元，技巧无所施，汲水灌其身，客热因时罢，栗栗而振寒；重被而覆之，汗出而冒颠，体惕而又振，小便为微难，寒气因水发，清谷不容间，呕变反肠出，颠倒不得安，手足为微逆，身冷而内烦。迟欲从后救，安可复追还。

【评注】脉濡而紧，谓脉举之则濡，按之则紧。濡为表虚，卫阳不足，故曰卫气微；紧主寒，表虚寒袭，寒伤营，故荣中寒。卫阳虚微，风伤卫，故发热而恶寒；风寒两伤营卫，营卫俱寒，故曰荣紧卫气冷；风寒外束，里阳郁遏，胃气失和，故微呕；心阳不舒，故心内烦。医以为表有大热，与解肌而大发其汗，表邪不解，反亡其阳，故虚烦而躁；寒邪乘虚入中，胃气虚冷，故心下苦痞坚；表里俱虚竭，阳气不升，营卫不行，故卒起而头眩。风仍在表，风生热，故曰客热在皮肤；正虚邪扰，故怅怏不得眠。医不知中焦胃气已冷，下焦关元已寒，无所适从，但见皮肤客热，即汲冷水灌其身，客热虽因此得一时之罢，却反增其寒，故栗栗而振寒。继与重被而覆之，令汗出，则更伤其阳，遂致头晕目眩，体惕振栗。阴寒内盛，寒水不化，下趋大肠，则下利清谷；胃寒不纳，食入则呕，甚者反肠中之物随呕而出，气逆颠倒不得安；水液不得渗于膀胱，故小便少而难。阳虚寒盛，故脉微，手足厥逆，身冷；五脏皆不得安，故内烦。此时方欲救逆，则迟矣，命将不续，追亦不可复还也。

脉浮而大，浮为气实，大为血虚；血虚为无阴，孤阳独下阴部者，小便当赤而难，胞中当虚，今反小便利而大汗出，法应卫家当微，今反更实，津液四射；荣竭血尽，干烦而不得眠，血薄肉消，而成暴液，医复以毒药攻其胃，此为重虚。客阳去有期，必下如污泥而死。

【评注】"而成暴液"当在"津液四射"之下，文义始属。脉浮而大，谓轻取脉大，按之无力也。脉浮而大，为气盛于外，故曰浮为气实；脉大无力，为阴血虚于内，故曰大为血虚。血属阴，血虚甚，则为无阴；阴消则阳长，无阴则阳乘其位，则孤阳独下阴部，小便当赤而难，胞中当虚。今反见小便利而大汗出，按法应属卫表虚弱之证，今脉浮而大，脉不见虚而反变实，乃孤阳迫津下注，故小便利，迫津外泄，故大汗出，遂成暴液之证。暴液，津液急骤丢失也。阴液耗尽，营血枯竭，孤阳内扰，故干烦而不得眠；血肉不得荣，故血薄肉消。医误作阳明燥实证，复以峻药泻其胃，此则犯虚虚之戒，故为重虚。客，寄也。绝其胃气，后天不生，寄存于身之阳气将很快耗尽，脾胃衰败，必下大便如污泥而死。

伤寒，脉阴阳俱紧，恶寒发热，则脉欲厥；厥者，脉初来大，渐渐小，更来渐大，是其候也。如此者，恶寒甚者，翕翕汗出，喉中痛；若热多者，目赤脉多，睛不慧。医复发之，咽中则伤；若复下之，则两目闭，寒多便清谷，热多便脓血；若熏之则身发黄；若熨之，则咽燥。若小便利者，可救之；若小便难者，为危殆。

【评注】伤寒，脉阴阳俱紧，恶寒发热，似太阳伤寒之脉证也。则，候也。若候得脉紧，且初来大，渐渐小，更来渐大，即是欲厥之候，已非伤寒表实证也。如此者，其厥有寒甚热甚之分：寒甚而厥者，必随寒而厥，脉大少而小多，恶寒甚而发热微；表虚营阴外泄，故翕翕汗出；寒凝少阴，故喉中痛。若热甚而厥者，必随热而厥，脉大多而小少，发热甚而恶寒微；热郁厥阴，上冲于目，故目之赤脉多，睛不明。医误以寒厥为伤寒表实证，复发其汗，则重损其阳而益寒，少阴更冷，则喉中闭塞；若热厥而误发汗，则更劫其阴而助其热，郁热上攻，故咽中则伤。若误以热厥为阳明内实证，复攻下之，则更夺阴液，水不涵木，目不得养，则两目闭；误下伤阳，阴寒内盛，则下利清谷；误下伤阴，阴不制阳，虚热反盛，下迫大肠，灼伤阴络，则下利脓血。若以熏蒸散其寒，热与湿结，湿热郁蒸，则身发黄。若以熨烫温其外，热伤津液，则咽燥。虽数误致逆，若小便利者，阴津未亡，故尚可救之；若小便难者，阴津已亡，故为危殆。

伤寒发热，口中勃勃气出，头痛目黄，衄不可制，贪水者必呕，恶水者厥。若下之，咽中生疮，假令手足温者，必下重便脓血。头痛目黄者，若下之，则目闭。贪水者，若下之，其脉必厥，其声嘤，咽喉塞；若发汗，则战栗，阴阳俱虚。恶水者，若下之，则里冷不嗜食，大便完谷出；若发汗，则口中伤，舌上白苔，烦躁，脉数实，不大便六七日，后必便血；若发汗，则小便自利也。

【评注】据整条文义，前"头痛目黄"后当脱一"者"字。"烦躁，脉数实，不大便六七日，后必便血；若发汗，则小便自利"当为"若发汗，则小便自利，烦躁，脉数实，不大便六七日，后必便血"，且应在"若下之，则目闭"之下，文义始属。

伤寒发热，热在外也；口中勃勃气出，气并于上也。邪热上攻，故头痛；热入营阴，瘀热郁蒸，故目黄；热上迫营血，此欲自衄之兆，得自衄者，则热随衄而泄，可自愈也，故曰衄不可制；制，止也。渴饮者，热已入里，当少少与饮，以和胃气；今贪水而饮水过多，遂成水逆，故必呕，小便亦必不利。恶水者，上热而下寒，故手足厥冷。伤寒发热，口中勃勃气出者，当清其上热；若误下之，上热不除，更夺其阴，故咽中生疮；假令手足温者，即上下皆热，误下虚其里，邪热下迫大肠，灼伤阴络，故必下重便脓血。头痛目黄者，自衄则愈；若误下之，阴亏于下，热炽于上，则目闭；若误发汗，则更损津液，胃热燥结，故烦躁，脉数实，不大便六七日；热灼阴络，迫血妄行，故后必便血；津液不能返还胃中，而偏渗膀胱，故小便自利。贪水而成水逆者，当与五苓散化气利水则愈；若误下之，则饮不去而损其阳，阳退阴盛，其脉紧，且初来大，渐渐小，更来渐大，故曰脉必厥；嘤，声细弱也；寒饮上冲咽喉，故其声嘤，咽喉塞；若复发汗，则阳重虚而阴亦损，致阴阳俱虚，故战栗。恶水者，上热而下寒，当与干姜黄芩黄连人参汤之属，调和上下；若误下之，则更伤中阳，胃寒不纳，故里冷不嗜食；食入不化，故大便完谷出；若误发汗，则助上热，故口中伤；重损中阳，故舌上白苔也。

微则为咳，咳则吐涎，下之则咳止，而利因不休；利不休，则胸中如虫啮，粥入则出，小便不利，两胁拘急，喘息为难，颈背相引，臂则不仁，极寒反汗出，身冷若冰，眼睛不慧，语言不休。而谷气多入，此为除中。口虽欲言，舌不得前。

【评注】微，脉微也，为阳虚阴盛之脉；咳，肺之力也，其生于胃；涎，肺胃之寒饮也。咳者，鼓肺气以御邪也；吐涎者，虽虚尚可逐邪也。此时当温中化饮，若欲去饮而下之，误也，饮不能去，反伤中阳，生源被夺，土不生金，肺无力以咳，故咳止；阳气重虚，寒饮内盛，故利不休；阴寒不化，寒饮日盛，积于胸中，故胸中如虫啮；中寒不纳，阳衰不运，故粥入则出，完谷不化，甚则吐利无度；寒饮不化，直趋大肠，不能渗于膀胱，故小便不利；寒饮凝滞胸胁，故两胁拘急；上迫于肺，故喘息而呼吸难；内外俱寒，故颈背相引，臂则不仁；极寒则阳脱于外，故反汗出，身冷若冰；阳脱于上，故眼睛不慧，语言不休。胃气将绝，反欲纳谷自救，故谷气多入；谷入必不能任，反绝胃气，故此为除中危候。心气欲绝，故口虽欲言，舌不得前。五脏已绝，必死矣。

脉数者，久数不止，止则邪结，正气不能复，正气却结于脏，故邪气浮之，与皮毛相得。脉数者，不可下，下之必烦，利不止。

【评注】据文义，"止则邪结"上当脱一"不"字。常人动多则脉滑数，静后则数渐止，若其人静而久数不止者，则为邪热内结之象也。正气，元气也。却，退也。结，归也。元气不足，不能养护全身，而退归于脏以内守，则表虚，故邪热乘虚而袭表，与皮毛相合。此脉数为邪热在表，故不可下；若误下之，则表热乘虚入里，邪热内扰，故必烦；热乘虚下迫，则利不止，且里急后重，黏腻臭秽也。

脉浮大，应发汗，医反下之，此为大逆。

【评注】脉浮大，邪盛于表，应发汗而解；医误为里实而反下之，必生他变，此为大逆之举也。

动气在右，不可下；下之则津液内竭，咽燥鼻干，头眩心悸也。动气在左，不可下；下之则腹内拘急，食不下，动气更剧，虽有身热，卧则欲蜷。动气在上，不可下；下之则掌握热烦，身上浮冷，热汗自泄，欲得水自灌。动气在下，不可下；下之则腹胀满，卒起头眩，食则下清谷，心下痞也。

【评注】谓动气见于脐之左右上下，皆不可汗，亦不可下也。动气在右，则肺气不守，肺金内虚，故不可下；下之则肺更伤，津液内竭，血脉不充，故咽燥鼻干，头眩心悸也。动气在左，则肝气不守，肝木不荣，故不可下；下之则津枯液竭，木不得养，肝气内动，故腹内拘急；肝气乘胃，故食不下，动气更剧；虽下而表热必不得解，故有身热；误下重虚，阴阳俱损，故卧则欲蜷。动气在上，则心气不守，心气内泄，故不可下；下之则夺其肾水，心火无制，故掌握热烦，热汗自泄，欲得水自灌；汗泄则表虚，故身上浮冷。动气在下，则肾气不守，肾精不藏，故不可下；下之则脾肾俱伤，中寒不运，故腹胀满，食则下清谷，心下痞；里虚不足，故卒起头眩也。

咽中闭塞，不可下；下之则上轻下重，水浆不下，卧则欲蜷，身急痛，下利日数十行。

【评注】上轻下重，上，阳也；下，阴也；轻，微也；重，甚也。咽中闭塞，阳气不足，阴寒凝结也，故不可下。下之则更伤其阳，阳气衰微，阴寒内甚，中寒不纳，故水浆不下，下利日数十行，卧则欲蜷；内外皆寒，故身急痛。

诸外实者，不可下；下之则发微热。亡脉厥者，当脐握热。

【评注】亡，无也。诸外实者，实不在里，故不可下；下之则虚其里，外邪乘虚入中，故外之发热微也。无脉，手足厥冷而属外实者，乃阴寒外束，阳气被郁，不达四末也。何以知之？手虽厥，当脐以上尺肤握之则热，故知寒束于外，阳郁于内也。

太阳病，有外证未解，不可下，下之为逆。

【评注】太阳病，有外证未解，当汗之，不可下。下之则治过病所，邪不去而反伤正，必生他变，故为逆。

病欲吐者，不可下。呕多虽有阳明证，不可攻之。

【评注】《呕吐哕下利病脉证并治》云："病人欲吐者，不可下之。"病欲吐者，邪在膈上，当吐之，不可下。呕多，少阳证也；少阳病，虽有阳明证，当先和之，不可攻之。

夫病阳多者热，下之则硬。

【评注】凡病，阳证多者，虽有邪热，必在外、在上，其气尚散，未内结成实也，不可下之。下之则邪热内陷，必见心下痞硬。

无阳阴强，大便硬者，下之，必清谷腹满。

【评注】阳衰阴盛，大便硬者，当扶阳抑阴，大便自调，不可下之。下之，则阳脱于下，故必下利清谷；中寒益甚，故腹满。

伤寒，发热头痛，微汗出，发汗则不识人；熏之则喘，不得小便，心腹满；下之则短气，小便难，头痛背强；加温针则衄。

【评注】伤寒，发热头痛，微汗出，病形象中风表虚证也，当与桂枝汤和表则愈。前已言若误与麻黄汤发汗，则表更虚而风不去，且耗伤津液，筋脉不荣，而致痉、身强难以屈伸；今谓发汗亦伤津助热，甚则热盛神昏、不识人。前已言下之，则虚其里而热内陷，热扰胸膈，而致益烦、心懊憹如饥；今谓下之亦气阴俱损，筋脉不荣，而致短气、小便难、头痛背强似痉。前已言熏之，则蒸劫津液，水液不得下输膀胱，水不化津而酿湿，与热瘀结于中，湿热郁蒸，而致发黄、不得小便；今谓熏之亦阴津内竭，热蒸皮毛，内迫肺气，热壅于胃，而致喘、不得小便、心腹满。前已言灸之，则火迫热郁，内伤肺金，而发咳唾；今谓加温针则热入血脉，内迫营血而致衄。故仲景谆谆告诫，其至矣。

下利脉大者，虚也，以强下之故也。设脉浮革，因尔肠鸣者，属当归四逆汤。

【评注】尔，此也。谓假设脉轻取浮大，按之中空者，为血脉内虚，邪气外盛，虽与"手足厥寒，脉细欲绝"之当归四逆汤证不同，然其病机则一，故曰属当归四逆汤，此时应与当归四逆汤，以养血和表。医不知此而下之，则重虚其里，中寒不运，故肠鸣下利；外邪不解，故脉大；里已空虚，故脉虽大，必按之无力。此皆误下之变，医之过也。

诸虚者，不可下，下之则大渴，求水者易愈，恶水者剧。

【评注】此条原文《伤寒论》有，而《医宗金鉴》未见。谓诸虚者，虽不大便，法当益气推舟，或增水行舟，必不可下也；下之则重虚其虚，亡津液，故大渴；求水者，津亡而阳存，故易愈；恶水者，阴阳皆亡，故剧而难愈。

辨发汗吐下后病形脉证第二十三

【评注】《伤寒论》中有《辨发汗后病脉证并治法》一篇，而《金匮玉函经》无。《辨发汗吐下后病形脉证》则两者皆有。然《伤寒论·辨发汗吐下后病形脉证》篇中条文，尽见于三阴三阳诸篇，而《金匮玉函经·辨发汗吐下后病形脉证》篇中有五条未见于《伤寒论》，另一条见于《伤寒论·辨发汗后病脉证并治法》篇。今据《金匮玉函经·辨发汗吐下后病形脉证》篇辑入，以全仲景法道。

发汗后身热，又重发其汗，胸中虚冷，必反吐也。

【评注】《千金翼方》"胸"作"胃"。素虚之体，发汗后身热，又重发其汗者，热虽去而阳重伤，胸中虚冷，食入则寒隔，故必反吐也。

发其汗，反躁，无表证者，宜大柴胡汤。

【评注】发其汗，无表证者，外已解也；反躁，心下满痛者，心下实热内结也，故宜大柴胡汤主之，以和解攻里。《腹满寒疝宿食病脉证并治》云："按之心下满痛者，此为实也，当下之，宜大柴胡汤。"此其义也。

发汗多，亡阳狂语者，不可下，可与柴胡桂枝汤，和其营卫，以通津液，后自愈。

【评注】此条亦见《伤寒论·辨发汗后病脉证并治法》篇。谓一时发汗过多，外未解而阳暂伤，故曰亡阳；阳浮于上，心神被扰故狂语；其非阳明腑实之谵语，故不可下。此时外未解而里未和，故可与柴胡桂枝汤，和其营卫，以通津液，则表解而里自和，故后自愈。

太阳病，五日，下之，六七日不大便而坚者，属柴胡汤证。

【评注】太阳病，五日，下之，六七日不大便而坚，有柴胡证者，宜大柴胡汤主之，以和解攻里。《辨少阳病脉证并治》篇云："太阳病过经十余日，反二三下之，后四五日，柴胡证仍在者，先与小柴胡汤。呕不止，心下急，郁郁微烦者，为未解也，与大柴胡汤下之则愈。"此其义也。

趺阳脉微弦，而如此，为强下之。

【评注】《腹满寒疝宿食病脉证并治》篇云："趺阳脉微弦，法当腹满，不满者必便难，两胠疼痛，此虚寒从下上也，当以温药服之。"胠（qū），胁也。趺阳脉，胃脉也。上，患上也。趺阳脉微弦，微为脾胃阳虚，故法当腹满；弦为肝脉，主痛，故两胁疼痛；腹不满者，为中寒凝滞，胃不纳谷，传化失司，故必便难。此强下而得之虚寒也，故当以温药服之，散其寒也。此可互参。

大下后，口燥者，里虚故也。

【评注】大下后，余证已除，唯口燥渴者，为大下气津两伤，里虚之故也。与糜粥自养则愈。

辨可温病形证治第二十四

【评注】《金匮玉函经》有此篇，而《伤寒论》则无。今据《金匮玉函经·辨可温病形证治》篇辑入未见于《伤寒论》条文四条，以广其法。

大法，冬宜服温热药及灸。

【评注】大，常也。冬寒而闭密，阳气潜藏，其象应水。其感邪也，常从其类，而病多寒。去邪之法，寒者热之，故宜服温热药及灸，此冬时治病之大法。

下利欲食者，就当温之。

【评注】欲食，胃无病也；下利者，为胃能纳而脾寒不运之故，治当温中健脾，故曰就当温之。

下利，脉迟紧，为痛未欲止者，当温之，得冷者满而便肠垢。

【评注】肠垢，肠中腐败物也。下利，为水谷不化，下趋大肠也；脉迟紧，为寒盛于里，不能随下利而去，故腹痛未欲止。治当温里散寒，故当温之。若反与生冷寒凉之品，则里寒更甚，故腹满痛；甚则下利日数十行，便肠垢。

诸温之属，可与理中四逆附子汤，热药治之。

【评注】谓当温而治之诸病，可与理中汤、四逆汤、附子汤等温阳散寒之方，及温热类药物治之。此可温方药之大略也。

辨可火病形证治第二十五

【评注】《金匮玉函经》有此篇，而《伤寒论》无。今据《金匮玉函经·辨可火病形证治》篇辑入未见于《伤寒论》条文一条，以广其用。

下利，谷道中痛，当温之，以为宜火熬末盐熨之。一方灸枳实熨之。

【评注】谷道，后阴也。下利清谷不止，肛门中痛，甚则脱肛者，治当温之，宜以火熬盐末熨其脐腹，或灸枳实熨之。此温阳散寒外治法之一二也。

辨不可火病形证治第二十六

【评注】此篇仅见《金匮玉函经》。其中有一条原文未见于《伤寒论》，而前已辑入《辨坏病脉证并治·误火坏病》中。

辨可灸病形证治第二十七

【评注】《金匮玉函经》有此篇，而《伤寒论》无。今据《金匮玉函经·辨可灸病形证治》篇辑入未见于《伤寒论》条文一条，以全其用。

诸下利，皆可灸足大都五壮，一云七壮。商丘、阴陵泉皆三壮。

【评注】诸下利，多为脾虚湿蕴，故皆可灸足太阴脾经之大都、商丘、阴陵泉等穴，以温中健脾，化湿止利。

辨不可灸病形证治第二十八

【评注】此篇仅见《金匮玉函经》。其条文皆见于《伤寒论》中。

辨可刺病形证治第二十九

【评注】《金匮玉函经》有此篇，而《伤寒论》无。今据《金匮玉函经·辨可刺病形证治》篇辑入未见于《伤寒论》条文一条，恐遗仲景之法也。

伤寒喉痹，刺手少阴，少阴在腕，当小指后动脉是也，针入三分补之。

【评注】风寒结于咽喉之伤寒喉痹，与刺手少阴郄穴，少阴郄穴在腕横纹尺侧上半寸，当小指后动脉处是也；针入三分补之，以祛风散寒，利咽散结。所以然者，手少阴经其支脉从心系上夹咽故也。

辨不可刺病形证治第三十

【评注】此篇仅见《金匮玉函经》。其文不见于《伤寒论》者五条，且皆《灵枢》之文。今据《金匮玉函经·辨不可刺病形证治》篇辑入，以不失仲景谆谆之苦心。

大怒无刺（大，一作新，后同），已刺无怒（已，一作新，下同）。新内无刺，已刺无内。大劳无刺，已刺无劳。大醉无刺，已刺无醉。大饱无刺，已刺无饱。大饥无刺，已刺无饥。大渴无刺，已刺无渴。大惊无刺。

【评注】此条见《灵枢·终始》。谓大怒则气逆，刺则气动，两者互害，故互禁之。内，房事也。新行房事泄其精，耗其气，新刺动其气，两者互害，故互禁之。大劳耗气，已刺气动，两者互害，故互禁之。醉则气乱，刺则气动，两者互害，故互禁之。饱则谷入而气未成，勿刺以动其气；已刺其气已动，勿饱以滞其气；两者互害，故互禁之。饥则气少，刺易损气，两者互害，故互禁之。渴则津少，营卫滞涩，刺易伤营卫，两者互害，故互禁之。大惊则气散，必定其气乃可刺之，其气未定，当禁刺；反之，新刺当禁惊恐也。

无刺熇熇之热，无刺漉漉之汗，无刺浑浑之脉。

【评注】此条见《灵枢·逆顺》。《太素·九针之三·量顺刺》云："熇，呼笃反，热炽盛也。堂堂，兵盛貌。兵之气色盛者，未可即击，待其衰，然后击之。刺法亦尔，邪气盛者，消息按摩，折其大气，然后刺之，故曰无刺熇熇热也。漉漉者，血气泄甚大虚，故不可刺之也。浑浑，浊乱也。凡候脉浊乱者，莫知所病，故不可刺也。"

身热甚，阴阳皆争者，勿刺也。其可刺者，急取之，不汗则泄。所谓勿刺者，有死征也。

【评注】此条见《灵枢·热病》。本条"争"《灵枢》作"静"。《太素·伤寒·热病说》云："阴阳之脉皆静，谓为阴阳交争，是其死征，故不可刺也。非阴阳争，宜急取之，若不泄汗，即泄利也。"

无刺病与脉相逆者。上工刺未生，其次刺未盛，其次刺已衰。

【评注】此条见《灵枢·逆顺》。《太素·九针之三·量顺刺》云："形病脉不病，脉病形不病，名曰相逆。逆，反也。内外二邪虽有，未起病形，刺之以为上工也。已成微病，未为盛者，刺之以为上工者也。病虽已衰，未即能愈，刺之以为中工者也。"

粗工逆此，谓之伐形。

【评注】此条《灵枢·逆顺》作"下工，刺其方袭也，与其形之盛者也，与其病之与脉相逆者也"。《太素·九针之三·量顺刺》云："方，正方。袭，重也。正病重叠，病形复盛，病脉相反，刺之以为下工者也。"

辨可水病形证治第三十一

【评注】此篇仅见《金匮玉函经》。其中有一条原文未见于《伤寒论》，而前已辑入《辨坏病脉证并治·过经坏病》中。

辨不可水病形证治第三十二

【评注】此篇仅见《金匮玉函经》。其中有一条原文未见于《伤寒论》，今据《金匮玉函经·辨不可水病形证治》篇辑入。

下利，其脉浮大，此为虚，以强下之故也。设脉浮革，因尔肠鸣，当温之，与水者哕。

【评注】《辨不可下病脉证》篇有云："下利脉大者，虚也，以强下之故也。设脉浮革，因尔肠鸣者，属当归四逆汤。"尔，此也。谓假设脉轻取浮大，按之中空无力者，为血脉内虚，阴寒外盛，虽与"手足厥寒，脉细欲绝"之当归四逆汤证不同，然其病机则一，故曰属当归四逆汤。此时应与当归四逆汤，以养血和表。医不知此而下之，则重虚其里，中寒不运，故肠鸣下利；外邪不解，故脉大；里已空虚，故脉虽大，必按之无力；治当温阳散寒。若与饮冷水，则寒甚气逆，故哕。哕，呃逆也。皆医之过也。

痉湿暍病脉证并治第三十三

【评注】《伤寒论》《金匮要略》《金匮玉函经》皆有此篇，其条文，《金匮玉函经》比《金匮要略》多一条，《金匮要略》比《伤寒论》多十四条，今以《金匮要略》为底，补入《金匮玉函经》一条而成篇。

伤寒所致太阳病，痉、湿、暍，此三种，宜应别论，以为与伤寒相似，故此见之。

【评注】太阳病，风寒暑湿燥火皆可为邪，伤寒乃其一也。痉、湿、暍三种，其感病之途与伤寒相似，其病证、转归则异，故宜应别论而见于此。此为篇首之引，使开卷无惑也。《伤寒论》和《金匮要略》均有此篇，仲景必无重篇之理，而《金匮要略》无此条，知此篇为后人从《金匮要略》又移至《伤寒论》之缘由，非仲景之言也。

一、痉病

【评注】仲景论痉，有痉病论、痉病解、痉病诫、治痉三方，今辑而论之。

（一）痉病论

脊强者，五痉之总名，其证卒口噤，背反张而瘛疭。诸药不已，可灸身柱、大椎、陶道穴。

【评注】本条仅见《金匮玉函经·痉湿暍病脉证并治》篇中。五痉，风、寒、湿、燥、火皆可致痉，此五者，外邪之所至，皆可名曰脊强，故曰脊强者，五痉之总名。其证有四：一卒然起病，二口噤，三背反张，四瘛疭。若与疏风、散寒、祛湿、润燥、清热等药，病仍不已者，必为内虚，筋脉失荣。《素问·骨空论》曰："督脉为病，脊强反折。"故可灸身柱、大椎、陶道穴，此三穴皆督脉要穴，灸之可温阳益气，以壮督脉，养筋骨，则脊强可愈。

病者，身热足寒，颈项强急，恶寒，时头热，面赤，目赤，独头动摇，卒口噤，背反张者，痉病也。若发其汗者，寒湿相搏，其表益虚，即恶寒甚。发其汗已，其脉如蛇。

【评注】病者身热恶寒，邪在表也；热郁于上，故时头热；面赤，阳明热也；目赤，少阳热也；上盛下虚，热上郁而不能下达，寒凝于下，故足寒；热郁极而风生于上，筋脉失养，故颈项强急，独头动摇，卒口噤，背反张。此为痉病之形证，与伤寒异也。若发其汗而多者，其表益虚，热虽去而阳愈伤，寒凝湿聚，故即恶寒甚。痉脉本按之紧如弦，直上下行，然发其汗已，则阳虚寒凝，其脉由直变曲，由劲急变迟缓，沉伏迟滞，如蛇行状。

夫痉脉，按之紧如弦，直上下行。

【评注】直上下行，三部脉皆紧弦也。风、寒、湿、燥、火皆可致痉，然必皆化风，或实风，或虚风，风动劲急，肢体强直，脉随其变，故按之紧如弦，直上下行。

《脉经》云：痉家，其脉伏坚，直上下。

【评注】《脉经》，上古医典也。《素问·示从容论》云"雷公曰：臣请诵《脉经》上下篇，甚众多矣，别异比类，犹未能以十全，又安足以明之"，即可证也。上条脉紧弦，为外风致痉；此条脉伏坚，为实热内结，化燥生风致痉也。

太阳病发热无汗，反恶寒者，名曰刚痉。太阳病发热汗出，而不恶寒，名曰柔痉。

【评注】痉病，有发热无汗、恶寒等类太阳表寒证者，名曰刚痉；有发热汗出、不恶寒等类太阳表热证者，名曰柔痉。此言痉病有刚柔之异也。

（二）痉病解

暴腹胀大者，为欲解；脉如故，反伏弦者，痉。

【评注】若痉病见暴腹胀大而软者，为邪不能伏，而转入阳明腑，其势已衰，必随屎气而解，故为欲解。若脉紧弦如故，或不紧弦而反伏弦者，为邪伏不退，故痉未愈也。

（三）痉病诫

太阳病，发热，脉沉而细者，名曰痉，为难治。

【评注】痉病之证，上已详论，今辨其脉也。谓病见发热恶寒，时头热面赤，目脉赤，足寒，颈项强急，独头面摇，卒口噤，背反张者，为痉病之证；下虚寒凝，故其脉沉而细。与痉病常见之紧弦、伏坚、沉迟等实脉不同，脉沉而细为虚脉，为正虚而邪盛，故难治。

夫风病，下之则痉，复发汗，必拘急。

【评注】风病，外感风邪之病也。风病初当发汗而下之，误也，反虚其里而夺其津，风邪乘虚入里，筋脉失养，故痉；复发汗，重伤津液，故必拘急。此医之过也。

太阳病，发汗太多，因致痉。

【评注】太阳病，发汗太多，津液骤失，水不养木，筋失其柔，虚风内生，此因虚致痉也。

疮家，虽身疼痛，不可发汗，汗出则痉。

【评注】疮疡已成，气血已伤，虽有身疼痛等表证，亦不可发汗；若发汗则阴液更损，筋脉失养，故致痉。

痉病有灸疮，难治。

【评注】痉病已阴津不足，本不当灸，恐更伤津液。今误灸，且有灸疮，为灸太过，阴津枯竭，故难治。

（四）痉病三方

【评注】仲景治痉有葛根汤、大承气汤、瓜蒌桂枝汤三方。葛根汤、瓜蒌桂枝汤所治之痉，为邪在太阳；大承气汤所治之痉，为热盛阳明之里。今辑注于下。

1.葛根汤

太阳病，无汗而小便反少，气上冲胸，口噤不得语，欲作刚痉，葛根汤主之。

【评注】太阳病，发热恶寒、头项强痛、无汗，太阳伤寒也。膀胱经被寒气所凝，水液不能下输膀胱，故小便反少。津液不布，筋脉失养，气逆于上，故气上冲胸、口噤不得语。虽暂无颈项急、背反张、脉紧弦等痉病之证，但已有发热恶寒、项强无汗、气逆上冲、口噤不得语，为欲作刚痉之兆。与葛根汤主之，以发汗解肌，和表舒筋。

葛根汤方

葛根四两　麻黄三两（去节）　桂枝三两（去皮）　芍药二两（切）　甘草二两（炙）　生姜三两（切）　大枣十二枚（擘）

上七味，哎咀，以水一斗，先煮麻黄、葛根，减二升，去沫，内诸药，煮取三升，去滓，温服一升，覆取微似汗，不须啜粥，余如桂枝法将息及禁忌。

【评注】葛根汤由桂枝汤加葛根、麻黄而成。桂枝汤以解肌发表，调和营卫。葛根甘辛凉，以解肌发表，且生津舒筋止痉，助桂枝汤则解肌和表之功倍。麻黄辛温，发汗解表，助桂枝汤则去表实之功益彰。诸药合用，共奏发汗解肌、和表舒筋之功。

2. 大承气汤

痉为病，胸满口噤，卧不着席，脚挛急，必齘齿，可与大承气汤。

【评注】齘（xiè），切齿也。痉而胸满，邪盛于里也；口噤齘齿、卧不着席、脚挛急，为阳明热盛，灼津生风，风动筋急，上下皆甚也。可与大承气汤，以急泻其热而存其阴。

大承气汤方

大黄（酒洗）四两　厚朴（炙，去皮）半斤　枳实（炙）五枚　芒硝三合

上四味，以水一斗，先煮二物，取五升，去滓，内大黄，煮取二升，去滓，内芒硝，更上火，微一二沸，分温再服，得下止服。

【评注】方中大黄苦寒，以泻热攻下，荡涤胃肠；芒硝咸寒，以泻下除热，软坚润燥；厚朴苦辛温，以行气除胀；枳实苦辛微寒，以破气消痞。诸药合奏急下热结、除胀消满之功。分温服，以下为度，勿太过也。

3. 瓜蒌桂枝汤

太阳病，其证备，身体强，几几然，脉反沉迟，此为痉，瓜蒌桂枝汤主之。

【评注】几几（jǐjǐ），犹几许、少许之义。太阳病，虽发热恶寒、头项强痛悉备，身体强而不甚，脉不浮而反沉迟者，此为痉病，非太阳病也。此风邪已入滞筋脉，故与瓜蒌桂枝汤主之，以和表去风，生津柔筋。不用葛根汤者，葛根汤治邪在肌表之刚痉，此为风邪入阴化燥之痉，故去葛根、麻黄之散，而改瓜蒌根之清润也。

瓜蒌桂枝汤方

瓜蒌根二两　桂枝三两　芍药三两　甘草二两　生姜三两　大枣十二枚

上六味，以水九升，煮取三升，分温三服，取微汗；汗不出，食顷，啜热粥发之。

【评注】方由桂枝汤加瓜蒌根而成。方中桂枝汤和表以祛外风；瓜蒌根甘微苦、微寒，以清热生津，柔筋润燥以润内燥。诸药合奏和表祛风、生津柔筋之功。

二、湿病

【评注】湿为阴邪，或由外而入，困于太阳；或由内而生，阻滞太阴；或兼夹风、寒、暑、热诸邪，各视邪之所在，随证治之。

（一）湿病论

湿家之为病，一身尽疼，发热，身色如熏黄也。

【评注】湿家，诸湿之谓也。湿病有三证：一身尽疼，一也；发热，二也；身色如熏黄，三也。此三者，湿病之纲也。湿为阴邪，其性黏滞下趋，易伤阳气。诸湿之为病，或外感而入，或由内而生；留连于体，三阳经气痹阻，故一身尽疼；湿滞太阴，阻遏气机，郁而化热，故发热；瘀热郁蒸，故身色如熏黄也。

湿家病，身疼发热，面黄而喘，头痛鼻塞而烦，其脉大，自能饮食，腹中和无病，病在头中寒湿，故鼻塞，内药鼻中则愈。

【评注】诸湿为患，身上疼痛，发热，面黄，乃其证也。湿在上，宜与羌活胜湿汤；湿在下，宜与茵陈五苓散。若见头痛鼻塞者，湿蒙清窍也；湿雍鼻窍，肺气不宣，故喘；病势缠绵，日久不愈，心神不安，故烦；其脉大，正盛邪实也；自能饮食，腹中和而无病，知湿不在中下焦。此病为寒湿袭于上而蒙在头，故有鼻塞等证；纳药鼻中，以散寒化湿通窍，令湿浊从鼻而出则愈。

太阳病，关节疼痛而烦，脉沉而细者，此名湿痹。湿痹之候，小便不利，大便反快，但当利其小便。

【评注】湿痹之候有五：关节疼痛，一也；烦，二也；脉沉而细，三也；小便不利，四也；大便反快，五也。脉沉主里，脉细主湿；湿困于身，留连骨节，痹阻不通，故关节疼痛；病势缠绵，日久不愈，心神不安，故烦；湿困太阳，膀胱气化不行，故小便不利；水湿下趋大肠，故大便反快。此湿困于里，痹阻不通之证，故但当利其小便，则湿从小便出，自可愈也。

（二）湿病解

风湿相抟，一身尽疼痛，法当汗出而解。值天阴雨不止，医云此可发汗，汗之病不愈者，何也？盖发其汗，汗大出者，但风气去，湿气在，是故不愈也。若治风湿者，发其汗，但微微似欲汗出者，风湿俱去也。

【评注】抟，聚合也。谓风湿相抟，一身尽疼痛，下之则误，法当汗出而解。时值天阴雨不止，湿气犹盛，医虽发汗而病不愈者，乃汗不如法，发汗太过，令汗大出，风邪可随汗而去；又天时湿气过盛，大汗表虚，湿虽随汗出而减，然湿气亦易从外而入，湿邪必不能除，是故不愈。若欲治风湿者，必避天时风湿邪气，发其汗，但使微微似欲汗出，则风湿俱去而愈。

（三）湿病诫

湿家，其人但头汗出，背强，欲得被覆、向火，若下之早则哕，或胸满，小便不利，舌上如苔者，以丹田有热，胸中有寒，渴欲得水，而不能饮，则口燥烦也。

【评注】诸湿为患，若其人但头汗出，背强，乃湿困于上，阳郁于下，不得泄而上蒸；欲得被覆、向火者，湿为阴邪，伤阳则寒，故喜温也。阳热郁于下而未成实，若过早下之，反虚其里，阴寒湿邪乘虚内陷于胃，故哕；陷于胸，故胸满；寒湿中阻，不能下趋膀胱，气化不行，故小便不利；寒湿在上，故舌上白滑如苔。下焦丹田有郁热，热灼津液，故渴欲得水；胸上、胃中有寒湿阻隔，故不能饮；升降失司，寒热不和，水津不化，故口燥甚而烦也。

湿家下之，额上汗出，微喘，小便利者，死；下利不止者，亦死。

【评注】湿家下之，误也，徒虚其里。虚阳无依，脱越于上，故额上汗出。微，乃脉微，阳竭于内也。气脱于上，故喘。小便利者，谓小便自遗，阴脱于下也，故死。若下利不止者，脾肾皆败，故亦死。

（四）湿病六方

【评注】仲景治湿病有麻黄加术汤、麻黄杏仁薏苡甘草汤、防己黄芪汤、桂枝附子汤、去桂枝加白术汤、甘草附子汤六方，辨湿之表里虚实而用，今辑而分论之。

1. 麻黄加术汤

湿家，身烦疼，可与麻黄加术汤，发其汗为宜，慎不可以火攻之。

【评注】湿家，身烦疼，为寒湿在表，故可与麻黄加术汤，发其汗，以散寒去湿为宜；慎不可以火攻之，恐劫汗太过，必生他变。

麻黄加术汤方

麻黄（去节）三两　桂枝（去皮）二两　甘草（炙）二两　杏仁（去皮、尖）七十个　白术四两

上五味，以水九升，先煮麻黄，减二升，去上沫，内诸药，煮取二升半，去滓，温服八合，覆取微似汗。

【评注】方由麻黄汤加白术而成。方中麻黄汤发汗解表，以去外湿；白术味苦甘，性温，健脾利水，以去内湿。诸药合奏发汗解表、散寒去湿之功。

2. 麻黄杏仁薏苡甘草汤

病者一身尽疼，发热，日晡所剧者，名风湿。此病伤于汗出当风，或久伤取冷所致也，可与麻黄杏仁薏苡甘草汤。

【评注】风湿之因有二：一伤于汗出当风，二或久伤取冷。其证亦有二：一身尽疼，一也；发热，日晡所剧，二也。一身尽疼，湿病之证也；风为阳邪，或乘汗出表虚之时而感，或伤湿日久，湿郁化热，风寒再袭；二者皆阳邪为患，故发热；风湿困于身，故一身尽疼；日晡为阳气盛之时，二阳叠至，故热剧。此风湿病之纲也。可与麻黄杏仁薏苡甘草汤，以解表祛风化湿。

麻黄杏仁薏苡甘草汤方

麻黄（去节，汤泡）半两　甘草（炙）一两　薏苡仁半两　杏仁（去皮、尖，炒）十枚

上锉麻豆大，每服四钱，水盏半，煮八分，去滓，温服，有微汗，避风。

【评注】方中麻黄辛温，发汗解表，祛风散寒，利水除湿；杏仁苦泄宣降；薏苡仁甘淡凉，健脾渗湿，除痹祛风；甘草补中，调和诸药；四药合用，共奏解表祛风、化湿除痹之功。

3. 防己黄芪汤

风湿，脉浮，身重，汗出恶风者，防己黄芪汤主之。

【评注】脉浮、身重，风湿在表也；汗出恶风者，表虚证也；表虚不固，风湿乘虚犯表，故与防己黄芪汤主之，以固表和卫，祛风除湿。

防己黄芪汤方

防己一两　甘草半两　白术七钱半　黄芪（去芦）一两一分

上锉麻豆大，每炒五钱匕，生姜四片，大枣一枚，水盏半，煎八分，去滓，温服，良久再服。

喘者，加麻黄半两。胃中不和者，加芍药三分。气上冲者，加桂枝三分。下有陈寒者，加细辛三分。

服后当如虫行皮中，从腰下如冰，后坐被上，又以一被绕腰以下，温令微汗瘥。

【评注】方中防己苦辛寒，以祛风除湿，利水消肿；黄芪甘温，以补气固表，利水祛湿，二者共为君。白术苦甘温，以健脾益气，燥湿利水，止汗，为臣。甘草、大枣、生姜补脾和中，调和诸药，共为佐使。诸药合用，共奏固表和卫、祛风除湿之功。喘者，加麻黄少量，以宣肺平喘。胃中不和

者，加芍药，以柔肝、缓急、和中。气上冲者，加桂枝，以平冲、降逆。下有久寒者，加细辛，以温经散寒。

4. 桂枝附子汤、去桂枝加白术汤

伤寒八九日，风湿相抟，身体疼烦，不能自转侧，不呕不渴，脉浮虚而涩者，桂枝附子汤主之；若大便坚，小便自利者，去桂枝加白术汤主之。

【评注】伤寒八九日而无太阳伤寒证；不呕，邪不在少阳；不渴，邪不在阳明。平素湿盛，阳气既虚，又感风寒，风湿相抟，困于肌表，故身体疼、不能自转侧；心神不安，故烦；邪在肌表，故脉浮；阳虚湿阻，故脉虚而涩。此风寒湿困阻肌表之证，故与桂枝附子汤主之，以温经散寒，祛风除湿。若其人大便硬，小便自利者，为寒湿中阻，土不制水，水液不化，脾不行津，故去桂枝之辛散发表，加白术以补脾利湿。

桂枝附子汤

桂枝（去皮）四两　附子（炮，去皮，破）三枚　生姜（切）三两　大枣（擘）十二枚　甘草（炙）二两　上五味，以水六升，煮取二升，去滓，分温三服。

去桂枝加白术汤方

附子（炮，去皮，破）三枚　白术四两　生姜（切）三两　大枣（擘）十二枚　甘草（炙）二两

上五味，以水六升，煮取二升，去滓，分温三服。初一服，其人身如痹，半日许，复服之，三服都尽，其人如冒状，勿怪。此以附子、术，并走皮肉，逐水气未得除，故使之耳，法当加桂四两。此本一方二法，以大便硬、小便自利去桂也。以大便不硬、小便不利，当加桂。附子三枚，恐多也。虚弱家及产妇，宜减服之。

【评注】桂枝附子汤与桂枝去芍药加附子汤，药同而名异。此方桂枝增至四两，附子增至三枚，其方证治已变，故易其名。方中重用桂枝，以祛风发表，通经散寒；犹重用附子，以温经助阳，散寒除湿；生姜、大枣、甘草补中气，调营卫，和诸药。五药合用，共奏温经散寒、祛风除湿之功。若其人大便硬，小便自利者，乃寒湿中阻，土不制水，故去桂枝之辛散发表，加白术以补脾利湿，亦名白术附子汤。服汤后，其人如昏冒状者，此为附子、白术之力，使水气并走皮肉而未得除之故，《尚书·说命》曰"药不瞑眩，

厥疾勿瘳"，故勿怪。若大便不硬，小便不利者，法当加桂四两，使皮肉之水从表而解，则愈。方中附子辛甘大热，有毒，三枚量大，宜久煎，分服；虚弱家及产妇减服之。

5. 甘草附子汤

风湿相抟，骨节疼烦，掣痛不得屈伸，近之则痛剧，汗出短气，小便不利，恶风不欲去衣，或身微肿者，甘草附子汤主之。

【评注】风湿相抟，骨节疼烦，风湿证也；掣痛不得屈伸，近之则痛剧，风邪甚也；汗出短气，恶风不欲去衣，乃风邪伤于外，阳气衰于内也；水湿不化而内停，故小便不利，或身微肿。此风湿相抟，表里俱虚之证，故与甘草附子汤主之，以温经散寒，祛风除湿，补虚固表。

甘草附子汤方

甘草（炙）二两　　附子（炮，去皮，破）二枚　　桂枝四两　　白术二两

上四味，以水六升，煮取三升，去滓，温服一升，日三服。初服得微汗则解，能食。汗止复烦者，服五合。恐一升多者，宜服六七合为妙。

【评注】方由桂枝附子汤去姜、枣，加白术而成。去生姜，恐其辛散助汗也；去大枣，恐甘缓多而滞其湿也。加白术，以补气健脾，燥湿利水，止汗也。若初服得微汗者，风湿俱去也；能食者，里亦和，此邪去正复，必自愈，止后服。汗止复烦者，为未尽解，当减量服之，自可愈也。

三、暍病

【评注】暍，伤暑也。故暍为太阳中热之病，其邪在表，其治与伤寒殊异，故仲景别论之，此学者不可不知也。

（一）暍病论

太阳中暍，发热恶寒，身重而疼痛，其脉弦细芤迟，小便已，洒洒然毛耸，手足逆冷，小有劳，身即热，口开，前板齿燥。若发其汗，则恶寒甚；加温针，则发热甚；数下之，则淋甚。

【评注】太阳中暍者，暑热中太阳，营卫俱伤，故发热恶寒，身重而疼痛，类伤寒之证也。其脉弦细芤迟，主里虚，非伤寒之脉也。暑热大伤气

津，太阳表里俱虚，故小便已，洒洒然毛耸，手足逆冷。劳则耗气伤阴，正虚邪恋，故小有劳身即热；气不足，故口开；阴不足，故前板齿燥。若发汗则表更虚，故恶寒甚；若加温针则更助暑邪，故发热甚；若数下之则阴液更伤，水源将竭，故淋甚而小便点滴难出。知汗、下、温针皆中暍之忌，可与白虎加人参汤主之。

（二）暍病二方

【评注】仲景治暍病有白虎加人参汤、一物瓜蒂汤二方，分治中暍伤津、夏月伤冷水二证。今辑而分论之。

1. 白虎加人参汤

太阳中热者，暍是也。汗出恶寒，身热而渴，白虎加人参汤主之。

【评注】太阳，阳之盛也，主夏，主表。太阳中热者，夏伤暑，即中暍是也。暑伤于卫，故其人汗出恶寒；暑邪热盛，故身热；暑热大伤气津，故渴必甚而引饮。与白虎加人参汤主之，以清热解暑，益气生津。

白虎加人参汤方

知母六两　石膏（碎）一斤　甘草二两　粳米六合　人参三两

上五味，以水一斗，煮米熟，汤成去滓，温服一升，日三服。

【评注】方由白虎汤加人参而成。方中白虎汤清热泻火，救津止渴。人参益气、生津、安神。合用共奏清热解暑、益气生津之功。

2. 一物瓜蒂汤

太阳中暍，身热疼重，而脉微弱，此以夏月伤冷水，水行皮中所致也，一物瓜蒂汤主之。

【评注】夏月暑热灼身，皮腠开泄，易伤津耗气，其人或贪凉冷浴，或淋雨湿身，水湿乘虚入于皮中，暑热郁于肌腠，故身热；寒湿束于皮中，故身疼重；气阴不足，故脉微弱。此虽中暍，却属表实困暑，与上条不同，发汗可去皮中寒湿之困，使暑热外透则愈，宜香薷饮。暑湿、秽浊、水饮、痰食等蕴结内外者，可与一物瓜蒂汤主之，以吐其邪而泻其水。

一物瓜蒂汤方

瓜蒂二十个

上锉，以水一升，煮取五合，去滓，顿服。

【评注】方由瓜蒂一味药组成。瓜蒂味苦，性寒。可清热利湿，有涌吐暑湿、秽浊、水饮、痰食之功。然其有毒，用量宜小：煎服，每次 2.5～5g；入丸散服，每次 0.3～1g；纳鼻适量。

百合狐惑阴阳毒病脉证并治第三十四

【评注】仲景论百合、狐惑、阴阳毒三病，或病在经络百脉，或病在皮肤黏膜，皆位于外而部浅，未入脏腑之中，且脉证多变，故同为一篇而论之。

一、百合病

【评注】百合病者，取其病如百合之形，一蒂而百瓣，似人之头面，会通十二经脉、三百六十五络之血气也。《灵枢·邪气脏腑病形》云："十二经脉，三百六十五络，其血气皆上于面而走空窍。"今辑仲景之论，有百合病论、百合病解、百合病诫、百合病七方，各明其义而发之。

（一）百合病论

论曰：百合病者，百脉一宗，悉致其病也。

【评注】宗，归也，合也。头为诸阳之会，髓之海，脑之所居，七窍所附，元神之府也。百脉皆会于头，故曰百脉一宗；头之病，或风袭，或热侵，或阳亢，或髓空，或神伤，或窍闭，百脉皆可见其病，故曰悉致其病也。

意欲食复不能食，常默默然，欲卧不能卧，欲行不能行，欲饮食或有美时，或有不用闻食臭时，如寒无寒，如热无热，口苦，小便赤，诸药不能治，得药则剧吐利，如有神灵者，身形如和，其脉微数。

【评注】病在头，脑与心连，神生于心而藏于脑，神伤无所主，故意欲食复不能食，常默默然，欲卧不能卧，欲行不能行，欲饮食或有美时，或有不用闻食臭时。如寒无寒，如热无热，口苦，小便赤者，谓证时似三阴三阳而非三阴三阳，似寒非寒，似热非热，六经方药皆不能治，甚者得药则剧吐利，如有神灵作祟。身形如和，其脉微数，为阴虚内热，邪亦不甚也。

（二）百合病解

每溺时头痛者，六十日乃愈；若溺时头不痛者，淅然者，四十日愈；若溺快然，但头眩者，二十日愈。

【评注】肾主骨生髓，与膀胱相表里，气化则小便得出；膀胱经上行至头，从颠入络脑，外主一身之大表。每溺时头痛者，为肾精不足，脑髓空虚，须静养其精，日久方愈。言六十日乃愈者，谓数月乃愈也。若溺时头不痛，淅然者，为肾阳不足，表气不固，须调养阳气，月余方愈；言四十日者，谓一月有余也。若溺快然，但头眩者，为先天精气尚足，后天气血虚弱，谨慎调理，不出一月则愈；言二十日者，不过一月也。

（三）百合病诫

其证或未病而预见，或病四五日而出，或病二十日，或一月微见者，各随证治之。

【评注】其证或未病而预见，谓百合病未发，身无明显不适，而口苦、小便赤、脉微数等已预先出现。或病四五日而出，谓或百合病发，身体不适，四五日后，百合病证才出而见。或二十日或一月微见者，谓百合病发，身体不适，或二十日或一月后，病证仍轻微也。故其病因微邪扰头，散见百脉，不入脏腑，气血不调，脑神不定，其证阴阳多变，治无定法定方，各随证所在，治之可也。

百合病，见于阴者，以阳法救之；见于阳者，以阴法救之。见阳攻阴，复发其汗，此为逆；见阴攻阳，乃复下之，此亦为逆。

【评注】百合病，总为阴虚内热之证。若病见阴证，常默默然，欲卧，畏寒，不能食者，此为阳郁于内，不达于外，当以四逆散等宣阳解郁之法救治。若病见阳证，欲饮食，欲行，不卧，恶热，口苦，小便赤，脉微数者，此为阴虚内热，阴不制阳，当以滋阴清热之法救治。若见阳证，不养阴以制阳，反劫其阴，虚热愈甚，复发其汗而伤其阳，此反其道而治，故为逆。若见阴证，不解其郁而宣其阳，反夺阳气，遂阴寒内盛，乃复下之而损其阴，此亦反其道而治，故为逆。

（四）百合病七方

【评注】百合病，虽一病而证多，故仲景治之，有百合地黄汤、百合滑石散、百合洗方、瓜蒌牡蛎散、百合知母汤、滑石代赭汤、百合鸡子汤七方，各随其证而用之。

1. 百合地黄汤

百合病，不经吐、下、发汗，病形如初者，百合地黄汤主之。

【评注】百合病，阴虚内热，正虚邪微之证；不经吐、下、发汗，病形如初者，谓无汗、吐、下之误，病形亦日久不变。治当滋阴清热，调治百脉，与百合地黄汤主之。

百合地黄汤方

百合（擘）七枚　生地黄汁一升

上以水洗百合，渍一宿，当白沫出，去其水，更以泉水二升，煎取一升，去滓，内地黄汁，煎取一升五合，分温再服。中病勿更服，大便常如漆。

【评注】《素问·宝命全形论》云"人以天地之气生，四时之法成"，万物莫不如此，或以形相济，或以形相制，或以性相成，或以性相害，以应生克制化之序。百合有众瓣一蒂之形，味甘、微苦，性微寒，能滋阴清热，安心宁神，定胆益志，养五脏，以应百合病之形，而调百合病之性，为君。生地黄甘、苦，寒，以清热凉血，养阴生津，为臣。二药合奏滋阴清热、调治百脉之功。

2. 百合滑石散

百合病，变发热者，百合滑石散主之。

【评注】百合病之证，本如热无热，今变发热而无恶寒者，为热蕴于内也；与百合滑石散主之，以滋阴清热，降火利湿，使热从小便而解。

百合滑石散方

百合（炙）一两　滑石三两

上为散，饮服方寸匕，日三服。当微利，则止服，热则除。

【评注】方中百合能滋阴清热，安心宁神，定胆益志，养五脏，为君。滑石甘、淡，性寒，以利尿通淋，清热解暑，祛湿浊，降心火，为臣。二药合奏滋阴清热、降火利湿之功。

3. 百合洗方

百合病，一月不解，变成渴者，百合洗方主之。

【评注】百合病，其证轻者，不出一月当自愈。今病一月不解，反变成渴者，为百脉不调，皮毛开合失司，水不化津上承，与百合洗方主之，以清热养阴，外调皮毛，输布津液，则渴自止。

百合洗方

百合一升

上以水一斗，渍之一宿，以洗身；洗已，食煮饼，勿以盐豉也。

【评注】方以百合之形性，而治百合病之诸证，则内服外用皆有所宜。百合渍之一宿，水中已尽得百合之性味也，以此水洗身，外调皮毛，而和百脉，使水津四布；继淡食煮饼，内滋五脏。煮饼，香甜可口，酥沙不腻，为饼中上品。此外治内调之要妙也。

4. 瓜蒌牡蛎散

百合病，渴不瘥者，用后方主之。

【评注】承上条之义，谓百合病不解，变成渴，与百合洗方主之而渴不瘥者，此为虚热内盛，津伤液竭，当用瓜蒌牡蛎散主之，以清热生津，滋阴潜阳。

瓜蒌牡蛎散方

瓜蒌根　牡蛎（熬）等分

上为细末，饮服方寸匕，日三服。

【评注】方中瓜蒌根苦、微甘、寒，以清热生津止渴，为君。牡蛎咸、微寒，以潜阳软坚，收敛固津，为臣。二药合奏清热生津、滋阴潜阳之功。

5. 百合知母汤

百合病，发汗后者，百合知母汤主之。

【评注】百合病为阴虚内热之证，不应发汗，发汗则更伤津液，病必不解，与百合知母汤主之，以滋阴清热，降火润燥。

百合知母汤方

百合（擘）七枚　知母（切）三两

上先以水洗百合，渍一宿，当白沫出，去其水，更以泉水二升，煎取一升，去滓；别以泉水二升，煎知母，取一升，去滓后合和，煎取一升五合，分温再服。

【评注】方中百合滋阴清热，安心宁神，定胆益志，养五脏，为君。知母苦、甘、寒，以清热泻火，滋阴润燥，为臣。二药合奏滋阴清热、降火润燥之功。

6. 滑石代赭汤

百合病，下之后者，滑石代赭汤主之。

【评注】百合病非燥实在里之证，不应攻下，攻下则更伤其阴而虚其里，邪热乘虚入中，上攻下迫，易生他变，与滑石代赭汤主之，以滋阴清热，降火利湿，凉血平冲。

滑石代赭汤方

百合（擘）七枚　滑石（碎，绵裹）三两　代赭石（碎，绵裹）如弹丸大一枚

上先以水洗百合，渍一宿，当白沫出，去其水，更以泉水二升，煎取一升，去滓；别以泉水二升，煎滑石、代赭，取一升，去滓，后合和，重煎取一升五合，分温服。

【评注】方由百合滑石散加代赭石而成。方中百合滑石散以滋阴清热，降火利湿。代赭石苦寒，以潜阳降逆，清热凉血。诸药合奏滋阴清热、降火利湿、凉血平冲之功。

7. 百合鸡子汤

百合病，吐之后者，用后方主之。

【评注】百合病，非实邪上壅，阻于胸膈、胃脘、咽喉之证，不宜吐法，吐后必虚其中而损阴血，用百合鸡子汤主之，以滋阴清热，养血润燥。

百合鸡子汤方

百合（擘）七枚　鸡子黄一枚

上先以水洗百合，渍一宿，当白沫出，去其水，更以泉水二升，煎取一升，去滓，内鸡子黄，搅匀，煎五分，温服。

【评注】方中百合滋阴清热，安心宁神，定胆益志，养五脏，为君。鸡子黄甘平，以滋阴润燥，养血补中，为臣。二药合奏滋阴清热、养血润燥、补虚安神之功。

二、狐惑病

【评注】狐惑，疑惑也。狐惑病，或上伤于眼，或中伤于喉，或下伤于阴，变而不定，神不得宁，故名。

（一）狐惑病论

狐惑之为病，状如伤寒，默默欲眠，目不得闭，卧起不安。蚀于喉为惑，蚀于阴为狐。不欲饮食，恶闻食臭，其面目乍赤、乍黑、乍白。

【评注】蚀，毁伤也。狐惑病，蚀于喉为惑，蚀于阴为狐。其证有七：状如伤寒，一也；默默欲眠，目不得闭，二也；卧起不安，三也；不欲饮食，恶闻食臭，四也；其面目乍赤、乍黑、乍白，五也；蚀于上部则声嗄，六也；蚀于下部则咽干，七也。其病皆为气阴不足，虚热内盛，复感湿毒，留连上下，不入脏腑。湿毒外侵，故状如伤寒；神伤无主，故默默欲眠，目不得闭，卧起不安；湿毒中阻，故不欲饮食，恶闻食臭；邪蔓经脉，随血气之行而变，故其面目乍赤、乍黑、乍白。

（二）治狐惑病五方

【评注】仲景治狐惑病，有甘草泻心汤、苦参汤、雄黄熏方、猪苓散、赤小豆当归散五方，今分而论之。

1. 甘草泻心汤、苦参汤、雄黄熏方

蚀于上部则声嗄，甘草泻心汤主之。蚀于下部则咽干，苦参汤洗之。蚀于肛者，雄黄熏之。

【评注】嗄（shà），声音嘶哑也。湿热毒邪，上攻下注，在上蚀于喉，则咽痛、声嘶；在下蚀于阴，则阴痛，咽干。治当内服外用。内服与甘草泻心汤主之，以益气养阴，清热利湿。外用苦参汤洗之，以清热、祛湿、杀虫；蚀于肛者，与雄黄熏之，以解毒、化浊、杀虫。

甘草泻心汤方

甘草四两　黄芩　人参　干姜各三两　黄连一两　大枣十二枚　半夏半升

上七味，水一斗，煮取六升，去滓，再煎，温服一升，日三服。

【评注】方中重用生甘草清热解毒，补中缓急；人参益气生津，健脾补中，二药共为君。芩、连苦寒，清热祛湿，泻火解毒，凉血坚阴，二药共为臣。干姜温中，半夏降气和中，共为佐。大枣甘缓，调和诸药，为使。诸药合奏益气固阴、清热解毒、祛湿化浊、缓急降逆之功。

苦参汤方

苦参一升

水一斗，煮取七升，熏洗，日三。

【评注】方由一味苦参而成。苦参苦、寒，熏洗阴部，有清热燥湿、杀虫之功。亦可内服，量5～10克为宜，多用复方。

雄黄熏方

雄黄

上一味为末，筒瓦二枚，合之烧，向肛熏之。

【评注】雄黄辛、温，有毒；涂熏肛门，有解毒杀虫、燥湿祛痰、定惊之功。

2. 猪苓散

《脉经》云：病人或从呼吸，上蚀其咽；或从下焦，蚀其肛阴。蚀上为惑，蚀下为狐。狐惑病者，猪苓散主之。

【评注】谓上古医典《脉经》之论：狐惑病，湿毒从呼吸而入，上蚀其咽者，为惑。湿毒从下焦而入，蚀其肛阴者，为狐。若狐惑病以水湿为患者，与猪苓散主之，以健脾利水。

猪苓散方

猪苓、茯苓、白术各等分。

上三味，杵为散，饮服方寸匕，日三服。

【评注】方中猪苓、茯苓甘淡，平，以利水渗湿，茯苓又健脾宁心；白术甘苦，温，以健脾益气，燥湿利水。三药合用，使水湿从小便而出，从中焦而化。

3. 赤小豆当归散

病者脉数，无热，微烦，默默但欲卧，汗出。初得之三四日，目赤如鸠眼，七八日，目四眦黑，若能食者，脓已成也，赤小豆当归散主之。

【评注】病者脉数，有热也；阳热入于阴分，不扬于外，故身无热，默默但欲卧；邪热内扰，故微烦；迫津外泄，故汗出。病初得之三四日，邪热即入血络，上冲于目，故目赤如鸠眼；至七八日，血络受伤，瘀热壅滞，热胜肉腐，故目四眦黑；若能食者，热毒已聚而化脓于外也；当清热解毒，消痈和营，与赤小豆当归散主之。

赤小豆当归散方

赤小豆（浸令芽出，曝干）三升　　当归

上二味，杵为散，浆水服方寸匕，日三服。

【评注】方中赤小豆甘、酸，微寒，以利湿消肿，清热解毒，散血消痈。当归甘辛，温，以和营活血。浆水甘酸，微温，以和胃调气，消食止渴。三药合奏清热解毒、利湿消肿、消痈和营之功。

三、阴阳毒病二方

升麻鳖甲汤、升麻鳖甲汤去雄黄蜀椒

阳毒之为病，面赤斑斑如锦文，咽喉痛，唾脓血。五日可治，七日不可治。升麻鳖甲汤主之。阴毒之为病，面目青，身痛如被杖，咽喉痛。五日可治，七日不可治。升麻鳖甲汤去雄黄蜀椒主之。

【评注】阳毒，当与升麻鳖甲汤去雄黄蜀椒主之；阴毒，当与升麻鳖甲汤主之。原文谓阳毒与升麻鳖甲汤主之、阴毒与升麻鳖甲汤去雄黄蜀椒主之，于理不合，必为传抄之误。毒，为邪之烈者，疫毒之类也。邪毒上受，从口鼻而入，其人素体阳热者，化阳而成阳毒，素体阴寒者，化阴而成阴毒；故病虽分阴毒、阳毒，然其邪则一。邪毒上受化阳，弥漫于上，入于血络，故面赤斑斑如锦文；结于喉咙，血络受伤，故咽喉痛，唾脓血。邪毒上受化阴，弥漫于上，故面目青；凝于营阴，故身痛如被杖；结于喉咙，故咽喉痛。此时毒甚病急，无论阳毒、阴毒，急当清解邪毒，和营活血，方可救治。阳毒者，与升麻鳖甲汤去雄黄蜀椒主之，恐雄黄、蜀椒之辛热也；阴毒者，与升麻鳖甲汤主之。病五日，五脏当受邪，而病不增，为五脏未虚，正可御邪，邪必渐衰，故谓五日可治。病七日，五脏皆受邪，病当减而不见减，为五脏已虚，正不胜邪，邪必不退，故谓七日不可治。

升麻鳖甲汤方

升麻二两　当归一两　蜀椒（炒，去汗）一两　甘草二两　鳖甲（炙）手掌大一片　雄黄（研）半两

上六味，以水四升，煮取一升，顿服之；老小再服，取汗。

【评注】方中升麻辛、微甘、微寒，归肺、脾、胃、大肠经，以解表透邪，清热解毒，升阳辟秽，为君。鳖甲咸寒，归肝经，以滋阴清热，潜阳散结，为臣。当归和营活血；甘草清热解毒；蜀椒辛热，温中止痛，以散阴邪；雄黄辛苦温，以解毒燥湿，辟邪化浊，共为佐。甘草又补中，调和诸药，为使。诸药合用，共奏清解邪毒、和营活血之功。

疟病脉证并治第三十五

一、疟病论

师曰：疟脉自弦，弦数者多热，弦迟者多寒。弦小紧者下之瘥，弦迟者可温之，弦紧者可发汗、针灸也，弦浮大者可吐之，弦数者风发也，以饮食消息之。

【评注】疟，寒热休作之病，其邪伏半表半里之间，属少阳之地，故脉自弦。据其脉证，疟病证治有七：脉弦数者，数主热，故发时热多而寒少，一也；脉弦迟者，迟主寒，故发时热少而寒多，二也；弦小而紧者，邪内结成实也，下之则邪去，故下之瘥，三也；弦迟，主寒在里，故可温之，四也；弦紧，主风寒在表，故可发汗、针灸，以解表，五也；弦浮大者，其邪在外、在上，故可吐之，使邪上越而出，六也；弦数者，风热之邪所发也，可疏而散之，七也。疟发之时，当以去邪为要；未发之时，当适以饮食消息

调之，养其正也。

二、四疟证治

【评注】上仲景总论疟病有七证，其治亦异。下论以疟母、瘅疟、温疟、牝疟四者为例，详分其病证而行方药也。

（一）疟母一方

鳖甲煎圆

病疟以月，一日发，当以十五日愈；设不瘥，当月尽解。如其不瘥，当云何？师曰：此结为癥瘕，名曰疟母，急治之，宜鳖甲煎圆。

【评注】"以月"之"以"，同"已"，止也。谓病疟者，一月而止。假令一日一发者，当十五日而愈，所以然者，五日为一候，三候为一气，气过则邪衰，故愈；若一气而不愈者，二气必瘥，故当月尽解。如仍不瘥者，此疟日久，邪已入里，随气血痰瘀等结于胁下而为癥瘕，名曰疟母。当急治之，宜鳖甲煎圆，以软坚散结，行气活血，化痰消积。

鳖甲煎圆方

鳖甲（炙）十二分　乌扇（烧）三分　黄芩三分　柴胡六分　鼠妇（熬）三分　干姜三分　大黄三分　芍药五分　桂枝三分　葶苈（熬）一分　石韦（去毛）三分　厚朴三分　牡丹（去心）五分　瞿麦二分　紫葳三分　半夏一分　人参一分　䗪虫（熬）五分　阿胶三分　蜂窠（炙）四分　赤硝十二分　蜣螂（熬）六分　桃仁二分

上二十三味为末，取煅灶下灰一斗，清酒一斛五斗，浸灰，候酒尽一半，着鳖甲于中，煮令泛烂如胶漆，绞取汁，内诸药，煎为丸，如梧子大，空心服七丸，日三服。

【评注】方中鳖甲咸寒，入肝经，以滋阴清热，软坚散结，为君。桃仁、桂枝、大黄、赤硝，取桃核承气汤之义，攻太阳腑，以逐瘀泻热；柴胡、黄芩、半夏、人参、大黄、芍药，取小柴胡汤合大柴胡汤之义，以和解攻里，去半表半里之邪；大黄、赤硝、厚朴，取大承气汤之义，以攻阳明实邪，共为臣。乌扇（射干）苦寒，以清热解毒，祛痰；鼠妇酸凉，以破血，利水，解毒，止痛；葶苈子苦辛，大寒，以通降上焦，利水消肿；石韦苦甘，微寒，归肺、膀胱经，以利水通淋，化痰止咳；牡丹皮苦辛，微寒，以清热凉血，活血散瘀，退虚热；瞿麦苦寒，以利水通淋；紫葳（凌霄花根）甘酸，寒，以凉血，祛风，行瘀；䗪虫咸寒，有小毒，以破血逐瘀；阿胶甘平，以补血，滋阴，润燥；蜂窠甘平，有毒，祛风，攻毒，杀虫；蜣螂咸寒，有毒，以解毒，消肿，共为佐。干姜辛热，以温中散寒，制诸药之寒，为反佐。灶下灰和中健脾，酒辛温，以行药力，共为使。诸药合用，共奏软坚散结、行气活血、化痰消积之功。

（二）瘅疟病论

师曰：阴气孤绝，阳气独发，则热而少气、烦冤，手足热而欲呕，名曰瘅疟；若但热不寒者，邪气内藏于心，外舍分肉之间，令人消铄肌肉。

【评注】阴气，阴寒之邪也。阳气，阳热之邪也。瘅，热也。冤，闷也。其论与《内经》同。瘅疟为阴邪少或无，阳邪炽盛而发，故热而无寒；热盛伤气，故少气；热藏于心，水不制火，故烦冤；热外舍分肉之间，消铄肌肉，故手足热；热迫于胃，故欲呕。《素问·疟论》云："其但热而不寒，阴气绝，阳气独发，则少气烦冤，手足热而欲欧，名曰瘅疟。"仲景不出治法，当参考温疟而治，宜与白虎汤或白虎加桂枝汤。

（三）温疟病一方

白虎加桂枝汤

温疟者，其脉如平，身无寒，但热，骨节疼烦，时呕，白虎加桂枝汤主之。

【评注】平，常也，谓如疟之常脉。此言温疟，其证有五：其脉弦数，一也；身无寒，二也；但热，三也；骨节疼烦，四也；时呕，五也。《素问·疟论》云："帝曰：先热而后寒者何也？岐伯曰：此先伤于风，而后伤于寒，故先热而后寒，亦以时作，名曰温疟。"《太素》云："温疟者，得之冬中风，寒气藏于骨髓之中，至春则阳气大发，邪气不能出，因遇大暑，脑髓铄，脉肉销泽，腠理发泄，因有所用力，邪气与汗偕出，此病藏于肾，其气先从内出之于外，如是则阴虚而阳盛，则病矣，衰则气复反入，入则阳虚，阳虚则寒矣，故先热而后寒，名曰温疟。"

白虎加桂枝汤方

知母六两　甘草（炙）二两　石膏一斤　粳米二合　桂枝三两

上锉，每五钱，水一盏半，煎至八分，去滓，温服，汗出愈。

【评注】方由白虎汤加桂枝而成。方中白虎汤清热泻火，桂枝解肌通络，合奏清里和表之功。

（四）牝疟病一方

蜀漆散

疟多寒者，名曰牝疟，蜀漆散主之。

【评注】牝，雌也。雌属阴，故多寒；与《内经》之寒疟同。《素问·疟论》云："帝曰：疟先寒而后热者何也？岐伯曰：夏伤于大暑，其汗大出，腠理开发，因遇夏气凄沧之水寒，藏于腠理皮肤之中，秋伤于风，则病成矣。夫寒者阴气也，风者阳气也，先伤于寒而后伤于风，故先寒而后热也，病以时作，名曰寒疟。"

蜀漆散方

蜀漆（洗去腥）　云母（烧二日夜）　龙骨等分

上三味，杵为散，未发前，以浆水服半钱匕。温疟加蜀漆半分，临发时服一钱匕。

【评注】方中蜀漆苦辛温，有毒，以除痰，截疟，消积。云母甘温，以纳气坠痰。龙骨甘涩平，以镇静安神，敛阴息风，收涩固脱。合奏散寒截疟、除痰息风、安神定志之功。

中风历节病脉证并治第三十六

【评注】中风、历节二病，皆见肢体不用，风邪为患之证，然其病因病机实不相同，所治殊异，此仲景合而论之，详而辨之，使不相混也。

一、中风病论

【评注】仲景所论中风病，有证而无方，此必传抄有失，且论中风病与痹病之别，学者又当明审之也。

夫风之为病，当半身不遂，或但臂不遂者，此为痹。脉微而数，中风使然。

【评注】夫风之为病，或从外而入，太阳中风是也；或从内而生，偏枯是也。《素问·生气通天论》云："汗出偏沮，使人偏枯。"沮，湿也。谓汗出偏身而湿，乃津泄于外，血枯于内，虚风内生，半身不荣，如大树被风所摧，当风之侧，枝叶皆折而枯，故使人偏枯，半身不遂。或但臂不遂而痛者，此风寒湿杂合而阻于臂，为痹病，非中风也。然亦有一肢废用、麻木不仁之中风者，与痹病不同，医者须明审之。脉微细，阴血少也；脉数，里热盛也；阴血枯于身半，里热更劫津液，虚风内生，故曰中风使然。

寸口脉浮而紧，紧则为寒，浮则为虚，寒虚相搏，邪在皮肤。浮者血虚，络脉空虚，贼邪不泻，或左或右；邪气反缓，正气即急，正气引邪，喝僻不遂。邪在于络，肌肤不仁；邪在于经，即重不胜；邪入于腑，即不识人；邪入于脏，舌则难言，口吐涎。

【评注】寸口脉浮而紧，风寒在表也。伤寒为表实，中风为表虚，故曰紧则为寒，浮则为虚，寒虚相搏，邪在皮肤。脉浮而不紧者，为营弱而卫强之表虚；营阴不足，故血虚，络脉空虚；风邪乘虚入而不去，或犯在左，或犯在右；风为阳邪，其性柔弱，故风邪所中一侧，肢体废用而反缓；未病一侧，肢体正常牵引而拘急；未病一侧牵引病侧，故喝僻不遂。邪在于络，则肌肤不用，故肌肤不仁。邪在于经，则筋脉不用，故即重不胜。邪入于腑，则孔窍闭塞，耳目不聪，故即不识人。邪入于脏，心无所主，神无所归，故舌则难言、口吐涎。

寸口脉迟而缓，迟则为寒，缓则为虚；荣缓则为亡血，卫缓则为中风；邪气中经，则身痒而瘾疹；心气不足，邪气入中，则胸满而气短。

【评注】寸口脉迟而缓，虽缓而不和，为虚寒脉也；寒在里则脉迟，故迟则为寒；缓而无力，则营卫不足，故缓则为虚；荣缓则营虚，阴血不足，故为亡血；卫缓则表虚，故为中风。营卫不足，风中经络之外，郁于肌腠，则身痒而瘾疹。心气不足，气血衰于内，邪入心胸之中，则胸满而气短。

二、历节病

【评注】仲景所论历节病，本于肝肾不足，筋软骨弱，风寒湿热之邪杂合而至，游历筋骨，结于关节，留而不去为患。今辑而注之。

（一）历节病论

寸口脉沉而弱，沉即主骨，弱即主筋，沉即为肾，弱即为肝，汗出入水中，如水伤心，历节黄汗出，故曰历节。

【评注】沉为筋骨之部，弱主不足，故寸口脉沉而弱，为筋骨虚弱也。肾主骨，肝主筋，故曰沉即主骨，弱即主筋，沉即为肾，弱即为肝。血汗同源，汗为心之液，汗出则心虚，血脉空虚，风邪乘虚而入；又入水中，则风寒湿杂合而至，留连血脉，凝聚筋骨关节，游历不去，则关节肿痛，不可屈伸；如水湿伤及血脉，则关节痛处，湿似黄汗出，故曰历节病。

跌阳脉浮而滑，滑则谷气实，浮则汗自出。

【评注】跌阳脉，胃脉也。谷气，胃气也。跌阳脉浮而滑，滑则胃气实，气实则有余，有余则热；浮则邪在阳明之表，风热外蒸肌腠，迫津外泄，故汗自出。

少阴脉浮而弱，弱则血不足，浮则为风，风血相搏，即疼痛如掣。

【评注】少阴脉，肾脉也。少阴脉浮而弱，弱则阴血不足，浮则风在少阴之表；风乘血脉之虚而入，与血相搏，留连血脉之中，结于骨节之间，故即疼痛如掣。

盛人脉涩小，短气，自汗出，历节疼，不可屈伸，此皆饮酒汗出当风所致。

【评注】盛人，过胖之人也。其人多喜肥甘厚味，酒食无节，湿浊内生。脉涩小，为形盛于外，气虚血少于内，脉道不利之象；气虚，表气不固，故短气、自汗出；风邪乘虚而入，与湿邪共搏于血脉之中，游历骨节之间，故历节疼，不可屈伸。此皆饮食酒肉肥甘不节，又汗出当风所致。

味酸则伤筋，筋伤则缓，名曰泄，咸则伤骨，骨伤则痿，名曰枯；枯泄相搏，名曰断泄。荣气不通，卫不独行，荣卫俱微，三焦无所御，四属断绝，身体羸瘦。

【评注】四属，四肢筋骨连属之处也。五味各有所属，皆随其所喜各归其脏。酸入肝，咸入肾，各有其度。过酸则伤肝，肝伤则筋伤，筋伤则气泄，筋纵弛缓，故名曰泄；咸入肾，过咸则伤肾，肾伤则骨伤，骨伤则髓枯，骨弱肉痿，故名曰枯。髓枯气泄，骨弱肉痿，筋纵弛缓，不可屈伸，名曰断泄。又营气不通，卫不能独行，营卫虚微，三焦无元气通行，四肢无气血滋养，骨弱筋纵，关节不可屈伸，身体羸瘦。

（二）历节病二方

【评注】仲景治历节病有乌头汤、桂枝芍药知母汤二方，各随其证而用之。

1. 乌头汤

独足肿大，黄汗出，胫冷。假令发热，便为历节也。病历节，不可屈伸，疼痛，乌头汤主之。

【评注】若独见足骨节肿大，黄汗出，发热，胫冷，不可屈伸，疼痛者，乃风寒湿邪杂合凝于关节而不去，便为历节病。与乌头汤主之，以祛风散寒除湿，通行营卫。

乌头汤方

麻黄　芍药　黄芪各三两　甘草　川乌（㕮咀，以蜜二升，煎取一升，即出乌头）五枚

上五味，㕮咀四味，以水三升，煮取一升，去滓，内蜜煎中，更煎之，服七合；不知，尽服之。

【评注】方中重用川乌之辛苦热、大毒，用蜜制减毒，以祛风除湿，温经止痛，为君。麻黄辛温，以散寒解表，通行营卫，为臣。芍药酸凉，以养血敛阴，柔肝止痛；黄芪甘温，以益卫固表，补气升阳，利水消肿，共为佐。甘草益气健脾，调和诸药，为使。五药合用，共奏祛风散寒除湿、通行营卫之功。

2. 桂枝芍药知母汤

诸肢节疼痛，身体尪羸，脚肿如脱，头眩短气，温温欲吐，桂枝芍药知母汤主之。

【评注】尪（wāng）羸，瘦弱貌。诸肢节疼痛，为风寒凝于骨节也；身体瘦弱，为营卫虚弱，不能滋养也；脚肿如脱，谓独见足骨节肿大，肉少如脱，为湿聚关节也；头眩短气，为气血不足，清阳不升也；愠愠欲吐，为寒邪中阻，胃气上逆也。与桂枝芍药知母汤主之，以祛风除湿，通阳散寒，和胃清热。

桂枝芍药知母汤方

桂枝四两　芍药三两　甘草二两　麻黄二两　生姜五两　白术五两
知母四两　防风二两　附子（炮）二枚

上九味，以水七升，煮取二升，温服七合，日三服。

【评注】方中桂枝温经散寒，通阳化气，利水消肿；芍药养血敛阴，柔肝止痛，共为君。麻黄散寒解表，通行营卫；附子温阳散寒，除湿止痛；防风祛风胜湿，解痉止痛，共为臣。知母苦甘、寒，以清热泻火，滋阴润燥；白术苦甘、温，以补气健脾，燥湿利水；生姜辛温，以散寒和胃降逆，共为佐。甘草甘缓，调和诸药，为使。九药合用，共奏祛风除湿、通阳散寒、和胃清热之功。

血痹虚劳病脉并治第三十七

【评注】血痹、虚劳二病，皆本于脏腑经络不坚，气血亏虚，久而不复，或风邪乘虚而入，痹阻血脉；或脏腑失荣，病及周身。故仲景合而论之，以明其道。

一、血痹病

【评注】血痹病，为血脉阻痹，身体不仁，状如风痹之病。仲景论治血痹病，有血痹病论，有治血痹病一法一方，今辑注于下。

（一）血痹病论

问曰：血痹病从何得之？师曰：夫尊荣人，骨弱肌肤盛，重因疲劳，汗出，卧不时动摇，加被微风，遂得之。

【评注】尊荣人，尊贵荣耀之人也。尊荣人衣食无忧，肥甘厚味，不事劳作，故素来骨弱肌肤盛，形盛而气血弱，稍遇劳困，则汗出不止，加上卧时转侧不安，被微风所中，风入血脉，与血相抟，血脉痹阻，身体不仁，遂成血痹病。

（二）血痹病一法一方

【评注】仲景据血痹病之深浅，治有针引一法，有黄芪桂枝五物汤一方，各谨随脉证，详而用之。

1. 针引

但以脉自微涩，在寸口关上小紧。宜针引阳气，令脉和紧去则愈。

【评注】微，稍也。承上条，谓血痹病但见脉自微涩，在寸口关上小紧，而无他证者，为风寒微邪痹阻经脉所致。宜针刺导引经络营卫之阳气，令风寒从外得解，血痹得通，邪去脉和则愈。

2. 黄芪桂枝五物汤

血痹，阴阳俱微，寸口关上微，尺中小紧，外证身体不仁，如风痹状，黄芪桂枝五物汤主之。

【评注】阴阳，浮沉也。血痹六脉浮沉俱微细、稍涩而紧，外证身体不仁，可如风痹游走而痛不甚之状。与黄芪桂枝五物汤主之，以益气温经，调和营卫，祛风通痹。

黄芪桂枝五物汤方

黄芪三两　芍药三两　桂枝三两　生姜六两　大枣十二枚

上五味，以水六升，煮取二升，温服七合，日三服。（一方有人参）

【评注】方由桂枝汤去甘草加黄芪而成。方中黄芪固表补中，益气行血。桂枝汤调和营卫，温经除痹，祛风通络；去甘草之缓，以直入其血。五药合奏益气温经、调和营卫、祛风通痹之功。

二、虚劳病

【评注】虚劳，为虚而劳之，久不能复之谓也。仲景论治虚劳病，有虚劳病论、治虚劳病七方，今辑而论之。

（一）虚劳病论

夫男子平人，脉大为劳，极虚亦为劳。

【评注】劳，损也。夫男子平人，以四时五脏平脉为常。今形虽似平人，然脉大无力，为里虚，虚而日久不复，故为劳。极虚之脉，气血阴阳必极虚，极虚则难复，故亦为劳。

人年五六十，其病脉大者，痹侠背行。若肠鸣、马刀、侠瘿者，皆为劳得之。

【评注】《素问·阴阳应象大论》云："年五十，体重，耳目不聪明矣。年六十，阴痿，气大衰，九窍不利，下虚上实，涕泣俱出矣。"人年五六十岁，阴阳已衰。其病见脉大无力者，里虚也。背为督脉、背俞之所在；今痹夹背行，则知其脏腑阴阳气血不得行。若肠鸣者，为脾虚不运；马刀、侠瘿者，为痰瘀阻于上。此为脏腑阴阳气血俱虚于内，日久不愈，致气血、痰瘀痹阻于外，故皆为劳得之。

劳之为病，其脉浮大，手足烦，春夏剧，秋冬瘥，阴寒精自出，酸削不能行。

【评注】烦，劳也，困也。谓虚劳之为病，其阴阳不调，气血不足，故脉浮大无力、手足困乏；春夏则阳气外发，里虚更甚，故春夏困乏加剧；秋冬则阳气内藏，里气稍实，故秋冬困乏得瘥；肾阳虚衰，故阴冷；肾虚不能摄精，故精滑自出；精亏不养，故腰膝酸软，瘦削不能行。

男子脉虚沉弦，无寒热，短气里急，小便不利，面色白，时目瞑兼衄，少腹满，此为劳使之然。

【评注】目瞑，目昏眩也。男子脉虚，气血不足也；沉弦，里有水饮也。无寒热，无外邪也；气血亏虚，故短气、面色白；水饮内停而下迫，故里急、小便不利、少腹满；水饮上冲，故时目瞑；气不摄血，故衄。此脾虚不运、气血不生为本，水饮内停为标，故为劳使之然。

男子面色薄者，主渴及亡血，卒喘悸。脉浮者，里虚也。

【评注】薄，淡也。男子面色淡而不红润者，为气血不足；津血同源，津亏则血少，故主渴及亡血；气虚而劳倦，肺失所主，故卒喘；气血虚而劳，心失所养，故卒悸。脉浮大无力者，为里虚。此皆虚劳之脉证也。

男子脉浮弱而涩，为无子，精气清冷。

【评注】男子脉浮弱而涩，浮为阳气不藏，弱为气血不足，涩为精亏寒凝，故精气清冷，为无子也。

男子平人，脉虚弱细微者，善盗汗也。

【评注】男子形似平人，而脉或虚，或弱，或细，或微者，其阴阳气血必有所虚，气虚则皮毛不固，阴虚则津液不守，故善自汗、盗汗也。

脉沉、小、迟，名脱气。其人疾行则喘喝，手足逆寒，腹满，甚则溏泄，食不消化也。

【评注】脉沉小迟，为阳虚气少，故名脱气。其人本已气少，稍动则气短，疾行必更损阳气，故喘喝；阳虚不温四肢，故手足逆寒；阳虚内寒，脾寒不运，故腹满，甚则溏泄，食不消化也。

脉弦而大，弦则为减，大则为芤；减则为寒，芤则为虚。虚寒相搏，此名为革。妇人则半产漏下，男子则亡血失精。

【评注】此条又见《辨脉法》中。芤，葱也。脉急似弦而大，按之则弦急减退，体虽大而按之如葱；弦急虽减，其形仍坚如革，此寒凝之象，故为寒；葱管中空，里虚不足，故为虚。寒虚相抟，脉形外坚韧而中空，如鼓之革状，故此名为革脉。妇人得革脉，有半产漏下之虞，男子得革脉，有亡血失精之患。

（二）虚劳病七方

【评注】仲景治虚劳，有桂枝龙骨牡蛎汤、小建中汤、黄芪建中汤、八味肾气圆、酸枣汤、大黄䗪虫丸、薯蓣圆七方，各随其证而用之。

1. 桂枝龙骨牡蛎汤

夫失精家，少腹弦急，阴头寒，目眩，发落，脉极虚，芤、迟，为清谷、亡血、失精。脉得诸芤动微紧，男子失精，女子梦交，桂枝龙骨牡蛎汤主之。

【评注】动，触按也。夫失精家，肾精不固也。脉极虚者，阴阳气血必极虚，故目眩、发落；脉迟者，肾阳虚，里寒甚，故少腹弦急、阴头寒、下利清谷；脉芤者，精血内洞，故主亡血、失精。得芤脉，按之微紧者，似革脉之象，亦为精血内洞，主男子失精，女子梦交。与桂枝龙骨牡蛎汤主之，以调阴阳，和营卫，固精血。

桂枝龙骨牡蛎汤方

桂枝　芍药　生姜各三两　甘草二两　大枣十二枚　龙骨　牡蛎各三两

上七味，以水七升，煮取三升，分温三服。

【评注】方由桂枝汤加龙骨牡蛎而成。方中桂枝汤调阴阳，和营卫，振心阳。龙骨甘涩平，以镇静安神，平肝潜阳，收敛固涩。牡蛎咸微寒，以平肝潜阳，收敛固涩。诸药合用，共奏调阴阳、和营卫、固精血之功。或言龙、牡之平肝于失精者无益，殊不知肝主疏泄，平肝则疏泄得制，而增收涩固精之力，故失精家受益更多。

2. 小建中汤

虚劳里急，悸衄，腹中痛，梦失精，四肢酸疼，手足烦热，咽干口燥，小建中汤主之。

【评注】虚劳之病，阴阳气血皆有所虚。阳虚内寒，故里急、腹中痛；心阳不足，故悸；阴虚内热，故手足烦热、咽干口燥、梦失精；热伤阳络，故衄；阴阳俱虚，四肢失养，故四肢酸疼。与小建中汤主之，以温中补虚，调和营卫，缓急止痛。

小建中汤方

桂枝三两　甘草（炙）三两　大枣十二枚　芍药六两　生姜二两　胶饴一升

上六味，以水七升，煮取三升，去滓，内胶饴，更上微火消解，温服一升，日三服。呕家不可用建中汤，以甜故也。

【评注】方由桂枝汤倍芍药加胶饴而成。方中桂枝汤以振心阳，和营卫；倍芍药之酸收，以养阴血，柔肝缓急；加胶饴之甘温，以温中补虚，健脾和胃，滋阴润燥。诸药合用，共奏温中补虚、滋阴养阳、调和营卫、缓急止痛之功。呕家属湿热中阻者，不可用建中汤，以胶饴甜腻，助湿热之滞故也。

3. 黄芪建中汤

虚劳里急，诸不足，黄芪建中汤主之。

【评注】虚劳阴阳气血俱虚，中寒里急者，与黄芪建中汤主之，以温中补气，和里缓急。

黄芪建中汤方

于小建中汤内，加黄芪一两半，余依上法。

若气短胸满者，加生姜；腹满者，去枣加茯苓一两半；及疗肺虚损不足补气，加半夏三两。

【评注】方中小建中汤以温中补虚，调营卫，和里急；加黄芪之甘温，以益气健脾。若气短胸满者，为心下有水饮，加生姜、半夏三两，以和胃化饮。若腹满者，为湿阻中焦，故去枣之滞，加茯苓一两半，以健脾利湿。疗肺气虚损不足，倍黄芪以补气。肺虚痰多，再加半夏三两，以祛湿化痰。由此观之，加减法中似有脱简。

4. 八味肾气圆

虚劳腰痛，少腹拘急，小便不利者，八味肾气圆主之。

【评注】虚劳之人，腰痛，少腹拘急，小便不利者，为肾阳不足，寒凝少腹，膀胱气化不利。与八味肾气丸主之，以温阳补肾，散寒利尿。

八味肾气圆方

干地黄八两　薯蓣四两　山茱萸四两　泽泻三两　茯苓三两　牡丹皮三两　桂枝　附子（炮）各一两

上八味，末之，炼蜜和丸，梧子大，酒下十五丸，加至二十五丸，日再服。

【评注】方中附子辛甘，大热，以补火助阳，散寒止痛；桂枝辛甘温，以温经通阳；二药温阳补肾，共为君。干地黄甘苦寒，以养阴生津；薯蓣甘平，以益气养阴，补益脾肺，补肾固精；山茱萸酸微温，以补益肝肾，收敛固涩；三药养阴补肾，共为臣。泽泻甘淡寒，以利水渗湿，泄热；茯苓甘淡平，以利水渗湿，健脾安神；牡丹皮苦辛微寒，以清热凉血，活血散瘀，退蒸；三药利湿、理血、清热，共为佐。八药合用，共奏温阳补肾、散寒利尿之功。

5. 酸枣汤

虚劳虚烦不得眠，酸枣汤主之。

【评注】虚劳病，见烦不得眠者，为阴血亏虚，虚火上扰，心神失养，故属虚烦。与酸枣汤主之，以养血安神，清热除烦。

酸枣汤方

酸枣仁二升　甘草一两　知母二两　茯苓二两　芎䓖二两

上五味，以水八升，煮酸枣仁，得六升，内诸药，煮取三升，分温三服。

【评注】方中酸枣仁甘平，以滋养阴血，宁心安神，为君。知母苦甘寒，以清热泻火，滋阴润燥；茯苓甘淡平，以利水渗湿，健脾安神，共为臣。芎䓖，即川芎，味辛性温，以活血行气，为佐。甘草甘平，以补脾清热，缓和药性，为使。五药合用，共奏养血安神、清热除烦之功。

6. 大黄䗪虫丸

五劳极虚，羸瘦腹满，不能饮食。食伤、忧伤、饮伤、房室伤、饥伤、劳伤、经络荣卫气伤，内有干血，肌肤甲错，两目黯黑，缓中补虚，大黄䗪虫丸主之。

【评注】五劳，五劳七伤之谓也。五劳七伤使人极虚，形伤则羸瘦；脾伤不运，则腹满，不能饮食；气血不生，则羸瘦不复。又过食伤脾，过忧伤心，过饮伤肾，房室伤精，过饥伤胃，劳伤气耗，经络荣卫气伤；凡此七伤，暗耗阴液，虚热内生，煎熬精血，日久不复，内有干血，甲肤不润，两目失荣，故肌肤甲错，两目黯黑。此五劳七伤极虚，当与黄芪建中汤，缓中补虚，以治其本；又内有干血，当加大黄䗪虫丸主之，破血消积，祛瘀生新，以治其标。

大黄䗪虫丸方

大黄（蒸）十分　黄芩二两　甘草三两　桃仁一升　杏仁一升　芍药四两　干漆一两　虻虫一升　水蛭百枚　䗪虫半升　蛴螬一升　干地黄十两

上十二味，末之，炼蜜为丸，小豆大，酒饮服五丸，日三服。

【评注】方中大黄苦寒，以逐瘀攻积，清热凉血；䗪虫咸寒，以破血逐瘀，共为君。桃仁、干漆、蛴螬、水蛭、虻虫破血逐瘀消积，共为臣。黄芩清热；杏仁润降；生地、芍药滋阴润燥，补血养营，共为佐。甘草和中补虚，调和诸药，为使。诸药合用，共奏破血消积、祛瘀生新之功。

7. 薯蓣圆

虚劳诸不足，风气百疾，薯蓣圆方主之。

【评注】圆，丸也。五劳七伤，虚损羸瘦，风邪入中，而生百疾者，此虚劳为本，风气百疾为标，故与薯蓣丸方主之，以补中益气，调和营卫，调理五脏。

薯蓣圆方

薯蓣三十分　当归　桂枝　曲　干地黄　豆黄卷各十分　甘草二十八分　人参七分　芎䓖　芍药　白术　麦门冬　杏仁各六分　柴胡　桔梗　茯苓各五分　阿胶七分　干姜三分　白蔹二分　防风六分　大枣（为膏）百枚

上二十一味，末之，炼蜜和丸，如弹子大，空腹酒服一丸，一百丸为剂。

【评注】方中薯蓣，即山药，味甘性平，以益气养阴，补脾肺肾，敛精固脱，为君。人参、白术、茯苓、甘草益气健脾补中；当归、干地黄、芍药、川芎滋养阴血；桂枝汤去生姜易干姜，以祛风温中，调和营卫，共为臣。麦冬养阴润肺，益胃生津，清心除烦；杏仁降气润肠；桔梗宣肺，利咽，祛痰；阿胶补血止血，滋阴润肺；白蔹清热解毒，散结；柴胡疏风散热，疏肝解郁，升举阳气；防风祛风解表，胜湿止痛；豆黄卷祛风透邪，利湿清热；曲消食和胃，厚肠散邪，共为佐。甘草又调和药性，为使。诸药合用，共奏补中益气、调和营卫、调理五脏之功。

肺痿肺痈咳嗽上气病脉证并治第三十八

【评注】肺痿、肺痈、咳嗽上气、肺胀四病，皆肺之难证，故仲景合而论之，使学者明其要，而施救治之法也。

一、肺痿肺痈病论

问曰：热在上焦者，因咳为肺痿。肺痿之病，从何得之？师曰：或从汗出，或从呕吐，或从消渴，小便利数，或从便难，又被快药下利，重亡津液，故得之。曰：寸口脉数，其人咳，口中反有浊唾涎沫者何？师曰：为肺痿之病。若口中辟辟燥，咳即胸中隐隐痛，脉反滑数，此为肺痈，咳唾脓血。

【评注】快药，峻药也。谓肺痿之病，先热在上焦，灼肺而咳；继则或从汗出，或从呕吐，或从消渴，小便利数，或从便难，津液已亏；又被峻药下之，重亡津液，肺叶干枯，肺不布津，遂成肺痿。肺痿之证有三：寸口脉数而虚，一也；其人咳，二也；口中反有浊唾涎沫，三也。肺痿与肺痈不同。肺痈之病，为热在上焦而咳，不重亡津液，而热盛壅肺，肉腐酿脓，遂成肺痈。肺痈之证有五：口中辟辟燥，一也；咳，二也；咳即胸中隐隐痛，三也；脉反滑数，四也；咳唾脓血，五也。

脉数虚者为肺痿，数实者为肺痈。

【评注】肺痿肺热，重亡津液，正气已虚，为虚热，故脉数而虚。肺痈热盛壅肺，其正未虚，为实热，故脉数而实。

问曰：病咳逆，脉之何以知此为肺痈？当有脓血，吐之则死，其脉何类？师曰：寸口脉微而数，微则为风，数则为热；微则汗出，数则恶寒。风中于卫，呼气不入；热过于荣，吸而不出。风伤皮毛，热伤血脉。风舍于肺，其人则咳，口干，喘满，咽燥不渴，时唾浊沫，时时振寒。热之所过，血为之凝滞，蓄结痈脓，吐如米粥。始萌可救，脓成则死。

【评注】微，轻也。谓肺痈之为病，初则寸口脉轻取而数，即浮数之脉也；脉浮为风在表，脉数为邪气热；风热外袭皮毛，则脉浮数，发热，汗出而恶寒。肺外合皮毛，风中于卫，即风伤皮毛，热伤于营，即热伤血脉，则肺气不宣，呼吸出入必不得顺。风热舍于肺，肺气不降，肺气上逆，其人则咳，喘满；风热伤津，则口干，咽燥；热仍在表，尚未入里，故不渴；肺不布津，故时唾浊沫；邪正相争，故时时振寒。热伤血脉，血脉凝滞，热毒蓄结，酿成痈脓，随吐而出，故吐如米粥。肺痈始发，邪轻病浅，尚可救治；痈脓已成，则邪重病深，脓毒弥漫，必死。

二、肺痈病二方

【评注】仲景治肺痈病，有葶苈大枣泻肺汤、桔梗汤二方；治肺痿病，有甘草干姜汤一方。其证各异，皆随所宜施用。今辑而论之，使不相乱也。

1. 葶苈大枣泻肺汤

肺痈，喘不得卧，葶苈大枣泻肺汤主之。

【评注】谓见口中辟辟燥、咳即胸中隐隐痛、脉滑数等肺痈之证，其人更喘不得卧者，为邪盛壅肺，肺气上逆，故急与葶苈大枣泻肺汤主之，以泻肺平喘，利水消肿，邪去则喘安。

葶苈大枣泻肺汤方

葶苈（熬令黄色，捣丸，如弹子大） 大枣十二枚

上先以水三升，煮枣，取二升，去枣，内葶苈，煮取一升，顿服。

【评注】方中葶苈子苦辛，大寒，泻肺平喘，利水消肿，以急去其邪。大枣甘温，补中益气，养血安神，以护其正。二药合用，共奏泻肺平喘、消痈泄热之功。

肺痈，胸满胀，一身面目浮肿，鼻塞清涕出，不闻香臭酸辛，咳逆上气，喘鸣迫塞，葶苈大枣泻肺汤主之。

【评注】肺痈之病，邪盛壅肺，肺气不降，肺气上逆，故胸满胀，咳逆

上气，喘鸣迫塞；肺为水之上源，肺不布津，水道不通，水饮内停，故一身面目浮肿；鼻为肺窍，肺气闭塞，则鼻窍塞，故鼻塞清涕出，不闻香臭酸辛。与葶苈大枣泻肺汤主之，以泻肺平喘，利水消肿。

2. 桔梗汤

咳而胸满，振寒脉数，咽干不渴，时出浊唾腥臭，久久吐脓如米粥者，为肺痈，桔梗汤主之。

【评注】肺痈之初，痈脓未成，急与葶苈大枣泻肺汤，以去其邪。痈脓已成，脓毒弥漫者，必死。今咳而胸满，振寒脉数，咽干不渴，时出浊唾腥臭，久久吐脓如米粥者，为肺痈痈脓已成，而脓毒不甚，邪有出路，随吐脓而衰。此时正虚而邪恋，故与桔梗汤主之，以宣肺祛痰，排脓利咽，清热解毒。合用千金苇茎汤则效更佳。

桔梗汤方

桔梗一两　甘草二两

上二味，以水三升，煮取一升，分温再服，则吐脓血也。

【评注】方中桔梗苦辛平，以宣肺祛痰，排脓利咽。甘草甘平，以补脾益气，润肺止咳，清热解毒。二药合用，共奏宣肺祛痰、排脓利咽、清热解毒之功。

三、肺痿病一方

甘草干姜汤

肺痿吐涎沫而不咳者，其人不渴，必遗尿，小便数。所以然者，以上虚不能制下故也。此为肺中冷，必眩多涎唾，甘草干姜汤以温之；若服汤已渴者，属消渴。

【评注】肺痿之为病，寸口脉数而虚，其人咳，口中反有浊唾涎沫。今吐涎沫而不咳、其人不渴、必遗尿、小便数、必眩、多涎唾而清稀者，此为肺中虚冷，以上焦阳虚，不能制下焦寒水，寒水上泛下迫之故也。与甘草干姜汤，以温阳散寒。服汤已，当阳复寒散而安。此时里无热，故不当渴；若渴者，非肺寒之肺痿，为胃中本有热，得汤之助，则热甚而渴饮，此属消渴病也。

甘草干姜汤方

甘草（炙）四两　干姜（炮）二两

上㕮咀，以水三升，煮取一升五合，去滓，分温再服。

【评注】方中甘草甘平，以补脾益气，缓和药性。干姜辛热，以温中散寒，温肺化饮。二药合用，共奏温中散寒、温肺化饮、补脾益气之功。

四、咳嗽上气病

【评注】仲景论治咳嗽上气病，有咳嗽上气病论、治咳嗽上气病三方，今辑注于下。

（一）咳嗽上气病论

上气，面浮肿，肩息，其脉浮大不治，又加利尤甚。

【评注】咳逆上气，面目浮肿，喘息抬肩，其脉浮大无根者，为阳虚不制寒水，水气上凌，射心闭肺，阳气上脱，故不治；又加下利者，阳脱于上，阴脱于下，故尤甚。

（二）咳嗽上气病三方

【评注】仲景治咳嗽上气病，有射干麻黄汤、麦门冬汤、皂荚圆三方，今辑而注之。

1. 射干麻黄汤

咳而上气，喉中水鸡声，射干麻黄汤主之。

【评注】咳而气逆上于喉咙，喉中似有水鸡声者，为肺寒，饮停于肺，水饮随逆气上冲喉咙之故。与射干麻黄汤主之，以温肺化饮，下气祛痰。

射干麻黄汤方

射干三两　麻黄四两　生姜四两　细辛　紫菀　款冬花各三两　五味子半升　大枣七枚　半夏半升

上九味，以水一斗二升，先煮麻黄两沸，去上沫，内诸药，煮取三升，分温三服。

【评注】方中麻黄辛温，以宣肺散寒，温肺化饮，止咳平喘；射干苦寒，以祛痰化饮，降气利咽，共为君。细辛辛温，以祛风散寒，温肺化饮，宣通肺窍；款冬花、紫菀辛温，以温润肺气，祛痰化饮，下气止咳；半夏辛温，以燥湿化痰，降逆止呕，消痞散结，共为臣。生姜辛微温，以温中降逆，温肺止咳。五味子酸温，以敛肺滋肾，生津敛汗，宁心安神，共为佐。大枣甘温，以补中益气，养血安神，缓和药性，为使。诸药合用，共奏温肺化饮、下气祛痰之功。

2. 麦门冬汤

大逆上气，咽喉不利，止逆下气者，麦门冬汤主之。

【评注】大，过也，甚也。谓气逆甚急，上气不断，干咳，咽喉不利者，此为久咳伤肺，阴虚肺燥，虚热上扰，故与麦门冬汤主之，以滋阴润肺，止逆下气。

麦门冬汤方

麦门冬七升　半夏一升　人参三两　甘草二两　粳米三合　大枣十二枚

上六味，以水一斗二升，煮取六升，温服一升，日三，夜一服。

【评注】方中重用麦冬之甘微苦，寒，以养阴润肺，益胃生津，清心除烦，为君。半夏辛温，以降逆下气，利咽散结；人参甘微苦，平，以补气生津，健脾益肺，养心安神，共为臣。粳米甘平，以补中益气，健脾和胃；大枣甘温，以补中益气，养血安神，共为佐。甘草甘平，以补脾益气，润肺止咳，清热解毒，缓和药性，为使。诸药合用，共奏滋阴润肺、止逆下气之功。

3. 皂荚圆

咳逆上气，时时唾浊，但坐不得眠，皂荚圆主之。

【评注】圆，丸也。咳逆上气、时时唾浊、但坐不得眠者，为痰浊壅肺，肺失宣肃，故皂荚丸主之，以宣肺导痰，下气止咳。

皂荚圆方

皂荚（刮去皮，用酥炙）八两

上一味，末之，蜜丸梧子大，以枣膏和汤，服三丸，日三夜一服。

【评注】方中皂荚辛温，有小毒，以宣肺止咳，导痰下气，开通肺窍。蜜甘平，以润肺止咳；枣膏甘温，补中益气，养血安神，缓和药性。三药合用，共奏宣肺导痰、下气止咳、开通气道之功。

五、肺胀病一法四方

【评注】仲景治肺胀病，有发汗一法，有越婢加半夏汤、小青龙加石膏汤、厚朴麻黄汤、泽漆汤四方，今辑注于下。

1. 发汗

上气喘而躁者，属肺胀，欲作风水，发汗则愈。

【评注】咳逆上气，喘满而躁者，为风寒外闭，肺热内壅，气逆不下，肺气胀满，上扰心神，故此属肺胀病。风寒闭肺，肺不布津，若水湿内停，泛溢肌肤，则成风水之病，故曰欲作风水。此以风寒外闭为患，与越婢汤发汗则愈。

2. 越婢加半夏汤

咳而上气，此为肺胀，其人喘，目如脱状，脉浮大者，越婢加半夏汤主之。

【评注】咳而上气，其人喘，目如脱状，脉浮大有力者，为风寒外闭，肺热内壅，气逆不下，肺气胀满，上冲头目，故此属肺胀病。与越婢加半夏汤主之，以宣肺解表，泄热下气，止咳平喘。

越婢加半夏汤方

麻黄六两　石膏半斤　生姜三两　大枣十五枚　甘草二两　半夏半斤

上六味，以水六升，先煮麻黄，去上沫，内诸药，煮取三升，分温三服。

【评注】方中麻黄辛温，以宣肺解表，止咳平喘，通利水道，为君。石膏辛甘，大寒，以清泄肺热，除烦生津；半夏辛温，以下气降逆，化痰散结，共为臣。生姜辛微温，以解表和中，降气止咳；大枣甘温，补中益气，养血安神，共为佐。甘草甘平，以补脾益气，润肺止咳，清热解毒，缓和药性，为使。诸药合用，共奏宣肺解表、泄热下气、止咳平喘之功。

3. 小青龙加石膏汤

肺胀，咳而上气，烦躁而喘，脉浮者，心下有水，小青龙加石膏汤主之。

【评注】肺胀，心下有水，咳而上气，烦躁而喘，脉浮者，此为外有风寒闭肺，内有邪热扰心，心下有水饮停留，与小青龙加石膏汤主之，以解表化饮，宣肺平喘，清热除烦。

小青龙加石膏汤方

麻黄　芍药　桂枝　细辛　甘草　干姜各三两　五味子　半夏各半升　石膏二两

上九味，以水一斗，先煮麻黄，去上沫，内诸药，煮取三升，强人服一升，羸者减之，二三服，小儿服四合。

【评注】方由小青龙汤加石膏而成。方中小青龙汤散寒解表，宣肺化饮，止咳平喘；加石膏清热除烦。诸药合奏解表化饮、宣肺平喘、清热除烦之功。

4.厚朴麻黄汤、泽漆汤

咳而脉浮者，厚朴麻黄汤主之。脉沉者，泽漆汤主之。

【评注】肺胀，咳而脉浮者，为肺气胀满，外有风寒，故与厚朴麻黄汤主之，以散寒解表，降气除胀，宣肺止咳。肺胀，咳而脉沉者，为肺气胀满，内有水饮，故与泽漆汤主之，以降气逐饮，宣肺止咳。

厚朴麻黄汤方

厚朴五两　麻黄四两　石膏如鸡子大　杏仁半升　半夏半升　干姜二两　细辛二两　小麦一升　五味子半升

上九味，以水一斗二升，先煮小麦熟，去滓，内诸药，煮取三升，温服一升，日三服。

【评注】方由小青龙汤去桂枝、芍药、甘草，加厚朴、石膏、杏仁、小麦而成。方中小青龙汤去桂枝之辛热、芍药之酸收、甘草之甘缓，以散寒解表，宣肺止咳；加厚朴、杏仁，以下气除胀，化痰止咳；石膏以清肺泄热，小麦养心益脾，除热生津。诸药合奏散寒解表、降气除胀、宣肺止咳之功。

泽漆汤方

半夏半升　紫参（一作紫菀）五两　泽漆（以东流水五斗，煮取一斗五升）三升　生姜五两　白前五两　甘草　黄芩　人参　桂枝各三两

上九味，哎咀，内泽漆汁中，煮取五升，温服五合，至夜尽。

【评注】泽漆辛苦，微寒，以化饮利水，化痰止咳，为君。半夏辛温，

以燥湿化痰，降逆散结；白前辛苦，微温，以降气消痰，宣肺止咳；桂枝辛甘温，以祛风温经，通阳利水，共为臣。紫参苦辛平，以活血散结，清热利湿；黄芩苦寒，以清热燥湿，泻火解毒；人参甘平，以补气生津，健脾益肺，养心安神；生姜辛温，以温中化饮，温肺止咳，共为佐。甘草补中益气，调和药性，为使。诸药合用，共奏降气逐饮、宣肺止咳之功。

奔豚气病脉证并治第三十九

【评注】盖因惊恐而气上冲者，有奔豚、吐脓、惊怖、火邪四病，本篇仲景但论奔豚，余之三病，学者可触类旁通也。

一、奔豚气病论

师曰：病有奔豚，有吐脓，有惊怖，有火邪，此四部病，皆从惊发得之。

【评注】豚，猪也。部，种类也。谓上冲咽喉之病，有奔豚，有吐脓，有惊怖，有火邪。《素问·举痛论》云："惊则心无所依，神无所归，虑无所定，故气乱矣。"气乱则升降无序，上冲下窜，则为惊怖；火气上冲，则为火邪；火伤咽喉，肉腐成脓，则为吐脓；寒水上冲，则为奔豚；故曰此四部病，皆从惊发得之。

师曰：奔豚病从少腹起，上冲咽喉，发作欲死，复还止，皆从惊恐得之。

【评注】奔豚病，见气从少腹起，上冲咽喉，如豚奔窜冲撞，故名奔豚；甚则气塞不能息，故发作欲死，待气复下即止。此皆阳虚水寒，又因恐伤肾，从惊气乱，寒水乘火之衰而上凌，循少阴经上冲，故从少腹起，上冲咽喉，故曰皆从惊恐得之。

二、奔豚病三方

【评注】仲景治奔豚病，有桂枝加桂汤、奔豚汤、茯苓桂枝甘草大枣汤三方，今辑注于下。

1.桂枝加桂汤

发汗后，烧针令其汗，针处被寒，核起而赤者，必发奔豚，气从少腹上至心，灸其核上各一壮，与桂枝加桂汤主之。

【评注】烧针，温针也。发汗后，又与烧针令汗出，则虚其表而伤其阳；针处被寒所中，血脉凝滞，火热郁于其中，故状如核硬，肿起而色赤；阳虚寒凝，引在下寒水乘虚上泛，其气从少腹上冲心，故必发奔豚。先灸核上各一壮，温散其寒，继与桂枝加桂汤主之，以调和营卫，通阳化气，平冲降逆。此条"发汗后"三字，在《伤寒论》中为"太阳伤寒者，加温针必惊也"，则与上条"皆从惊恐得之"，则更加对应。

桂枝加桂汤方

桂枝五两　芍药三两　甘草（炙）二两　生姜三两　大枣十二枚

上五味，以水七升，微火煮取三升，去滓，温服一升。

【评注】方由桂枝汤方内，更加桂枝二两而成。方中桂枝汤调营卫而和其表，更加桂枝以通阳化气，令水从膀胱气化而出，水不为患，则冲平逆降，奔豚自愈矣。

2.奔豚汤

奔豚，气上冲胸，腹痛，往来寒热，奔豚汤主之。

【评注】未重劫汗，阳气未伤。今发奔豚，气上冲胸，为惊恐气乱，上冲心胸；气结于下，故腹痛；肝郁胆气不舒，少阳枢机不利，故往来寒热。此肝郁气结，上冲下郁，少阳枢机不利，故与奔豚汤主之，以清肝降逆，养血柔肝，缓急止痛。

奔豚汤方

甘草　芎藭　当归各（二）两　半夏四两　黄芩二两　生葛五两　芍药二两　生姜四两　甘李根白皮一升

上九味，以水二斗，煮取五升，温服一升，日三夜一服。

【评注】方中甘李根白皮味涩，性寒，以下气降冲，清利肝胆，为君。黄芩苦寒，以清少阳郁热；半夏辛温，以下气降逆；芍药酸敛，以养血柔肝，共为臣。当归甘辛温，以补血活血；川芎辛温，以活血行气；葛根甘辛凉，以宣达解肌，升阳生津；生姜辛温，以和中降逆，共为佐。甘草甘平，以益气和中，清热缓急，调和药性，为使。诸药合用，共奏清肝降逆、养血柔肝、缓急止痛之功。

3. 茯苓桂枝甘草大枣汤

发汗后，脐下悸者，欲作奔豚，茯苓桂枝甘草大枣汤主之。

【评注】发汗后，脐下悸者，为其人下焦素有水饮，汗后阳气暂虚，下焦寒水欲上冲凌心，此时奔豚欲作而未作，与茯苓桂枝甘草大枣汤主之，以温阳利水。

茯苓桂枝甘草大枣汤方

茯苓半斤　桂枝四两　甘草（炙）二两　大枣十五枚

上四味，以甘澜水一斗，先煮茯苓，减二升，内诸药，煮取三升，去滓，温服一升，日三服。

作甘澜水法：取水三升置大盆内，以勺扬之数千遍，水上有珠子五六千颗相逐，取用之。

【评注】方中重用茯苓之甘淡平，以利水渗湿，健脾安神，为君。桂枝辛甘温，以温阳化气，为臣。大枣甘温，以补中益气，养血安神，为佐。甘草甘平，以益气和中，调和药性，为使。四药合用，共奏温阳利水之功。

胸痹心痛短气病脉证并治第四十

【评注】胸痹心痛、短气二病，多互见心脏诸病，故仲景合论之。唯治胸痹心痛病有九方，短气病则不出方药，故知从胸痹心痛病中求之可也。

一、胸痹心痛短气病论

师曰：夫脉当取太过不及，阳微阴弦，即胸痹而痛，所以然者，责其极虚也。今阳虚知在上焦，所以胸痹心痛者，以其阴弦故也。

【评注】夫脉之太过与不及，皆病脉，故脉当取太过不及。阳，寸脉也；阴，尺脉也。寸脉微，为胸中阳气微，为不及；尺脉弦，为下焦阴寒盛，为太过。今寸脉微、尺脉弦，乃上焦阳极虚，下焦阴寒乘虚上凝于胸，心血痹阻，故即胸痹而痛也。

平人无寒热，短气不足以息者，实也。

【评注】短气多见气虚之人，若平人无寒热，忽见短气不足以息者，非邪在表，亦非气虚之证，此为邪在胸中，或阻塞气道，或痹阻血脉之故，属邪实之证也。

二、胸痹心痛病九方

【评注】仲景治胸痹心痛病，有瓜蒌薤白白酒汤、瓜蒌薤白半夏汤、枳实薤白桂枝汤、人参汤、乌头赤石脂圆、薏苡附子散、茯苓杏仁甘草汤、橘枳姜汤、桂枝生姜枳实汤九方，学者当分而辨之。

1. 瓜蒌薤白白酒汤

胸痹之病，喘息咳唾，胸背痛，短气，寸口脉沉而迟，关上小紧数，瓜蒌薤白白酒汤主之。

【评注】胸痹之病，胸阳不振，肺气失宣，故喘息咳唾；心血痹阻，故胸背痛；心肺气虚，故短气。寸口脉见沉而迟者，里寒盛也。若脉沉不迟，见关上小紧数者，关上，寸脉也；寸脉小，为胸中阳气虚，紧为寒，细数无力，为气阴两虚。此胸痹为里寒，或阳虚，或气阴两虚，令胸阳不振，心血痹阻所致，故与瓜蒌薤白白酒汤主之，宣通心阳，开胸除痹，以急治其标。

瓜蒌薤白白酒汤方

瓜蒌实（捣）一枚　薤白半斤　白酒七升

上三味，同煮取二升，分温再服。

【评注】方中白酒辛温，以散寒行血，通脉开痹。薤白辛苦温，以通阳散结，行气导滞。瓜蒌实苦寒，以利气宽胸，化痰散结，清润肺气。三药合用，共奏宣通心阳、开胸除痹之功。

2. 瓜蒌薤白半夏汤

胸痹，不得卧，心痛彻背者，瓜蒌薤白半夏汤主之。

【评注】胸痹，不得卧，心痛彻背者，谓心痛甚而引胸背，短气不足以息，此属阴寒内盛，痰浊壅滞之实证，故与瓜蒌薤白半夏汤主之，以宣通心阳，除痰开胸。

瓜蒌薤白半夏汤方

瓜蒌实（捣）一枚　薤白三两　半夏半升　白酒一斗

上四味，同煮取四升，温服一升，日三服。

【评注】方由瓜蒌薤白白酒汤加半夏，量略增减而成。方中瓜蒌薤白白酒汤以宣通心阳，开胸除痹。加半夏之辛温，以燥湿化痰，下气降逆，消痞散结。合奏宣通心阳、除痰开胸之功。

3. 枳实薤白桂枝汤、人参汤

胸痹，心中痞气，气结在胸，胸满，胁下逆抢心，枳实薤白桂枝汤主之，人参汤亦主之。

【评注】胸痹，见心中痞气，胸满者，为心阳不振，无形之气结在胸中；胸胁胀满，从胁下逆抢心者，为脾胃虚寒，肝气乘虚犯胃，胃气上逆之故。气结在胸者，与枳实薤白桂枝汤主之，以下气散结，除痞消积，通阳散寒。脾胃虚寒，胃气上逆者，亦与人参汤主之，以温中散寒，健脾和胃。

枳实薤白桂枝汤方

枳实四枚　厚朴四两　薤白半斤　桂枝一两　瓜蒌实（捣）一枚

上五味，以水五升，先煮枳实、厚朴，取三升，去滓，内诸药，煮数沸，分温三服。

【评注】方中枳实苦辛，微寒，以破气消积，化痰除痞，为君。薤白辛苦温，以通阳散结，行气导滞；瓜蒌实苦寒，以利气宽胸，化痰散结，共为臣。厚朴苦辛温，以燥湿下气，行气消积；桂枝辛甘温，以温经散寒，通阳化气，共为佐。五药合用，共奏下气散结、除痞消积、通阳散寒之功。

人参汤方

人参　甘草　干姜　白术各三两

上四味，以水八升，煮取三升，温服一升，日三服。

【评注】人参汤即理中汤。方中人参甘平，以补气健脾，复脉安神，为君。干姜辛热，以温中散寒，回阳通脉，温肺化饮，为臣。白术苦甘温，以补气健脾，燥湿利水，为佐。甘草甘平，调和诸药，补脾和中，为使。四药合用，共奏温中散寒、健脾和胃之功。

4.乌头赤石脂圆

心痛彻背，背痛彻心，乌头赤石脂圆主之。

【评注】心痛彻背，背痛彻心者，谓心痛甚，引胸背而痛不断，必手足厥冷、汗出不止，脉微欲绝，此阴寒极盛，心阳欲脱之证，故与乌头赤石脂丸主之，以补火助阳，散寒固脱，温经止痛。

乌头赤石脂圆方

蜀椒一两（一法二分）　乌头（炮）一分　附子（炮）半两（一法一分）　赤石脂一两（一法二分）　干姜一两（一法一分）

上五味，末之，蜜丸如桐子大。先食服一丸，日三服，不知稍加服。

【评注】方中乌头辛热，以祛风除湿，温经散寒，通络止痛，为君。赤石脂甘涩、温，以敛阳固脱，为臣。蜀椒辛热，以温中燥湿，散寒止痛；附子辛热，以回阳救逆，补火助阳，散寒止痛；干姜辛热，以温中散寒，回阳通脉，温肺化饮，共为佐。蜜甘平，以补虚缓急，调和药性，为使。诸药合用，共奏补火助阳、散寒固脱、温经止痛之功。蜀椒、乌头、附子皆有毒，故先食服一丸，日三服，不知稍加服。

5.薏苡附子散

胸痹，缓急者，薏苡附子散主之。

【评注】言胸痹病，为发作性急证，常因寒凝、劳倦、七情诱发，当急治之。缓其急者，备薏苡附子散，急而用之，以温阳散寒，缓急止痛；继则随证而治也。

薏苡附子散方

薏苡仁十五两　大附子（炮）十枚

上二味，杵为散，服方寸匕，日三服。

【评注】方中薏苡仁甘淡，微寒，以健脾利湿除痹，且缓筋脉之挛急。附子辛热，以温阳散寒，通络止痛。二药合用，共奏温阳散寒、缓急止痛之功。

6. 茯苓杏仁甘草汤、橘枳姜汤

胸痹，胸中气塞、短气，茯苓杏仁甘草汤主之，橘枳姜汤亦主之。

【评注】胸痹，见胸中气塞，短气不足以息者，为内有痰饮、气郁等实邪，阻塞气道之故。痰饮盛者，与茯苓杏仁甘草汤主之，以健脾利水，降气化痰。气郁不得伸者，亦与橘枳姜汤主之，以行气散结，化痰通痹。

茯苓杏仁甘草汤方

茯苓三两　杏仁五十个　甘草一两

上三味，以水一斗，煮取五升，温服一升，日三服，不瘥更服。

【评注】方中茯苓甘淡平，利水渗湿，健脾安神。杏仁苦微温，止咳平喘，降气化痰。甘草甘平，补中益气，调和药性。三药合用，共奏健脾利水、降气化痰之功。

橘皮枳实生姜汤方

橘皮一斤　枳实三两　生姜半斤

上三味，以水五升，煎取二升，分温再服。

【评注】橘皮辛苦、温，以行气除满，燥湿化痰，健脾和中。枳实苦辛、微寒，以破气消积，化痰除痞。生姜辛、微温，以温中解表，下气降逆。三药合用，共奏行气散结、化痰通痹之功。

7. 桂枝生姜枳实汤

心中痞，诸逆，心悬痛，桂枝生姜枳实汤主之。

【评注】谓心中痞闷，诸气上逆，且心如悬而痛者，此气结胸中，胸阳不振，心无所依，心血不畅之故。与桂枝生姜枳实汤主之，以通阳散寒，开结下气，行血止痛。

桂枝生姜枳实汤方

桂枝三两　生姜三两　枳实五枚

上三味，以水六升，煮取三升，分温三服。

【评注】方中桂枝辛甘温，以温经散寒，通阳化气。枳实苦辛、微寒，以破气消积，化痰除痞。生姜辛微温，以温中解表，下气降逆。三药合用，共奏通阳散寒、开结下气、行血止痛之功。

腹满寒疝宿食病脉证并治第四十一

【评注】腹满、寒疝、宿食三病，皆有腹胀满痛诸证，故仲景合论之，以握其诊治之要义也。

一、腹满寒疝病

【评注】仲景论治腹满寒疝病，有腹满寒疝病论、治腹满痛八方、治寒疝病三方；又腹满痛有寒热虚实多途，而寒疝则以寒作祟。今辑注于下。

（一）腹满寒疝病论

跌阳脉微弦，法当腹满，不满者必便难，两胠疼痛，此虚寒从下上也，当以温药服之。

【评注】跌阳脉，胃脉也。上，患上也。跌阳脉微弦，微为脾胃阳虚，故法当腹满；弦为肝脉，主痛，故两胁疼痛；腹不满者，为中寒凝滞，胃不纳谷，传化失司，故必便难。此因强下而得之虚寒证也，故当以温药服之，散其寒也。《金匮玉函经》云："跌阳脉微弦，而如此，为强下之。"此可互参。

腹满时减，复如故，此为寒，当与温药。

【评注】腹满时减，复如故，此为脾胃阳虚，寒滞中焦，时轻时甚；治以温中散寒，故当与温药，宜理中汤。

病者痿黄，躁而不渴，胸中寒实而利不止者，死。

【评注】躁，不安静也。病者面色痿黄，为气血衰败；躁而不渴，为阴寒内盛，阳气外越；胸中寒实，则心阳必衰；利不止者，脾胃已败，故死。

夫瘦人，绕脐痛，必有风冷，谷气不行，而反下之，其气必冲，不冲者，心下则痞。

【评注】瘦人多脾虚气弱，见绕脐痛者，必有风寒中于腹，脾不运化，故谷气不行；医误以实热内结而反下之，更虚其里而助其寒，其寒气必乘虚上冲，则发奔豚；不冲者，结于心下，则心下痞。

寸口脉弦者，即胁下拘急而痛，其人啬啬恶寒也。

【评注】寸口脉弦，主肝主痛；即时胁下拘急而痛者，为风寒中于肝胆之经，故其人啬啬恶寒也。

夫中寒家，喜欠，其人清涕出，发热色和者，善嚏。

【评注】中寒之人，呵欠频频者，为阴引阳伸之象也；其人清涕出，发热色和者，为风寒外袭，卫阳被遏，正气未虚；正能御邪，嚏而去之，故善嚏。

中寒，其人下利，以里虚也，欲嚏不能，此人肚中寒。（一云痛）

【评注】中寒，其人下利，为脾胃里虚，中寒不运之故；虚则正不御邪，故欲嚏不能；阴寒内盛，故此人肚中寒。

（二）腹满痛病一法八方

【评注】仲景治腹满痛，有可下一法，有大承气汤、大柴胡汤、厚朴三物汤、厚朴七物汤、大黄附子汤、附子粳米汤、大建中汤、赤丸等八方，辨其寒热虚实，各随其证用之。

1. 可下

病者腹满，按之不痛为虚，痛者为实，可下之。舌黄未下者，下之黄自去。

【评注】病者腹满，按之不痛，喜按者，此里无实邪，故为虚；按之痛，拒按者，此实邪内结，故为实，可下之。腹满痛，舌黄者，为实热内结；尚未攻下者，当与大承气汤下之，则实热可除，而黄苔自去也。

其脉数而紧，乃弦，状如弓弦，按之不移；脉弦数者，当下。其寒，脉紧大而迟者，必心下坚。脉大而紧者，阳中有阴，可下之。

【评注】紧，坚也，实也。乃，却也。谓其脉数而坚，却有弦之象，状如弓弦，按之不移，此弦数之脉也。脉弦数、腹满痛而闭者，为气滞积满，实热阻结，故当下，宜厚朴三物汤主之。其因寒气而腹满痛、脉坚大而迟者，为阴寒内凝，故必心下坚，宜大黄附子汤主之。阳，阳热盛也；阴，内收结聚也。脉大坚实而不迟者，为阳邪结聚，故曰阳中有阴。此阳邪内结，故可下之，宜大承气汤。

2. 大承气汤

腹满不减，减不足言，当须下之，宜大承气汤。

【评注】腹满不减，减亦不显，此实邪阻滞，故当须下之，以去其实，宜大承气汤。

3. 大柴胡汤

按之心下满痛者，此为实也，当下之，宜大柴胡汤。

【评注】满，完满也。谓心下之胃及胸胁皆满实，按之痛，拒按者，此为内实之证，邪在少阳、阳明，故当下之，宜与大柴胡汤，以和解少阳，内泻热结。

大柴胡汤方

柴胡半斤　黄芩三两　芍药三两　半夏（洗）半斤　枳实（炙）四枚　大黄二两　大枣十二枚　生姜五两

上八味，以水一斗二升，煮取六升，去滓再煎，温服一升，日三服。

【评注】方由小柴胡汤去人参、甘草，加芍药、枳实、大黄而成。用小柴胡汤以和解少阳；重用生姜以和胃止呕，去参、草者以其里实而不虚也，加芍药以缓心下满痛，加枳实以导滞散结消痞，大黄轻用以泻阳明结热。合则少阳、阳明两解，诸证自可除也。

4. 厚朴三物汤

痛而闭者，厚朴三物汤主之。

【评注】腹满痛而大便闭者，为气滞积满，实热阻结，故与厚朴三物汤主之，以行气除满，消积通下。

厚朴三物汤方

厚朴八两　大黄四两　枳实五枚

上三味，以水一斗二升，先煮二味，取五升，内大黄，煮取三升，温服一升，以利为度。

【评注】方由小承气汤加厚朴、枳实之量而成。方中重用厚朴之苦辛温，以行气除满，下气消积，为君。大黄苦寒，以泻下攻积，为臣。枳实苦辛凉，以破气消积，下气除痞，为佐。三药合用，共奏行气除满、消积通下之功。小承气汤为小下阳明痞满实证而设，故以大黄为君。厚朴三物汤为气滞积满、实热阻结而设，故以厚朴为君。病机相同，而侧重点不同，则用药虽同，药量亦随之而变，此仲景治病之妙也。

5. 厚朴七物汤

病腹满，发热，十日脉浮而数，饮食如故，厚朴七物汤主之。

【评注】病腹满胀，为气滞于里；发热、十日脉浮而数、饮食如故者，为表热未解，胃气如常。与厚朴七物汤主之，以行气除满，消积通下，解肌和表。

厚朴七物汤方

厚朴半斤　甘草三两　大黄二两　大枣十枚　枳实五枚　桂枝二两
生姜五两

上七味，以水一斗，煮取四升，温服八合，日三服。呕者加半夏五合。下利去大黄。寒多者，加生姜至半斤。

【评注】方由厚朴三物汤合桂枝汤去芍药而成。方中厚朴三物汤以行气除满，消积通下；桂枝汤去芍药之酸敛阴柔，以解肌和表。诸药合奏行气除满、消积通下、解肌和表之功。呕者，加半夏之辛温，以降气化痰，和胃止呕。下利者，去大黄之苦寒泻下。寒多者，加生姜之辛温，以散寒和胃。

6. 大黄附子汤

胁下偏痛，发热，其脉紧弦，此寒也，宜温药下之，以大黄附子汤。

【评注】偏，同"遍"，遍也。谓胁下遍痛，发热，其脉紧弦者，此寒积结滞于内，阳郁于外也，故宜温药下之，与大黄附子汤，以温里散寒，泻下止痛。

大黄附子汤方

大黄三两　附子（炮）三枚　细辛二两

上三味，以水五升，煮取二升，分温三服；若强人煮取二升半，分温三服。服后如人行四五里，进一服。

【评注】方中重用附子之辛热，以温里散寒，为君。用大黄之苦寒，以泻下积滞，为臣。细辛辛温，以宣通解表，散寒止痛，为佐。三药合用，共奏温里散寒、泻下积滞之功。

7. 附子粳米汤

腹中寒气，雷鸣切痛，胸胁逆满，呕吐，附子粳米汤主之。

【评注】腹中寒气，寒凝气滞，故雷鸣切痛；气滞则肝郁，胃气上逆，故胸胁逆满、呕吐；与附子粳米汤主之，以温中散寒，和胃止痛。

附子粳米汤方

附子（炮）一枚　半夏半升　甘草一两　大枣十枚　粳米半升

上五味，以水八升，煮米熟汤成，去滓，温服一升，日三服。

【评注】方中附子辛甘、大热，以补火助阳，散寒止痛，为君。半夏辛温，以燥湿化痰，降逆止呕，消痞散结，为臣。粳米甘平，以补中益气，健脾和胃；大枣甘温，以补中益气，养血安神，共为佐。甘草甘平，以补脾益气，缓急止痛，缓和药性，为使。五药合用，共奏温中散寒、和胃止痛之功。

8. 大建中汤

心胸中大寒痛，呕不能饮食，腹中寒，上冲皮起，出见有头足，上下痛不可触近，大建中汤主之。

【评注】大寒蕴结上焦，寒凝拘急，故心胸中大寒痛；寒甚阻隔，水谷不得入，故呕不能饮食；寒凝中焦，故腹中寒；寒气冰伏，上冲下迫，攻外迫内，故上冲皮起，出见有头足，上下痛不可触近。此寒甚痛急，故与大建中汤主之，以温中散寒，补虚缓急，降逆止痛。

大建中汤方

蜀椒（去汗）二合　干姜四两　人参二两

上三味，以水四升，煮取二升，去滓，内胶饴一升，微火煎取一升半，分温再服，如一炊顷，可饮粥二升，后更服，当一日食糜温覆之。

【评注】方中胶饴甘温，以补益中气，缓急止痛，为君。蜀椒辛热，以温中止痛，散寒燥湿；干姜辛热，以温中散寒，温肺化饮，共为臣。人参甘平，以补气健脾，复脉安神，为佐。四药合用，共奏温中散寒、补虚缓急、降逆止痛之功。爨（cuàn），烧火煮饭也。服汤后，如作一餐饭时许，与饮粥以养胃气，且温覆以防寒保暖。

9. 赤丸

寒气厥逆，赤丸主之。

【评注】寒气腹痛，四肢厥逆者，为阴寒内盛，阳气不宣，故与赤丸主之，以温阳散寒，通经止痛。

赤丸方

茯苓四两　半夏（洗）四两（一方用桂）　乌头（炮）二两　细辛一两

上四味，末之，真朱为色炼丸，丸如麻子大，先食，酒饮下三丸，日再夜一服。不知稍增之，以知为度。

【评注】方中乌头辛热，以温阳散寒，祛风除湿，温经止痛，为君。细辛辛温，以祛风止痛，散寒解表，为臣。半夏辛温，以燥湿化痰，降逆和中；茯苓甘淡平，以利水渗湿，健脾安神，共为佐。朱砂甘寒，以镇心安神，交通心肾，为反佐。酒辛温，以散寒止痛，通阳行药，为使。诸药合用，共奏温阳散寒、通经止痛之功。

（三）寒疝病三方

【评注】仲景治寒疝病，有大乌头煎、当归生姜羊肉汤、抵当乌头桂枝汤三方，今辑注于下。

1. 大乌头煎

腹痛，脉弦而紧，弦则卫气不行，即恶寒，紧则不欲食，邪正相搏，即为寒疝。绕脐痛苦，发则白汗出，手足厥冷，其脉沉紧者，大乌头煎主之。

【评注】白汗，冷汗也。腹痛，脉弦而紧，为寒凝腹痛也；风寒束表，则卫气不行，即恶寒；寒气入里，则不欲食；寒中于腹而急痛，即为寒疝。寒疝之证有四：绕脐痛苦，一也；发则急痛甚，冷汗出，二也；手足厥冷，三也；其脉沉紧，四也。此寒甚痛急，故与大乌头煎主之，散寒止痛，以治其标。标除则治其本，宜当归生姜羊肉汤。

乌头煎方

乌头（熬，去皮，不㕮咀）大者五枚

上以水三升，煮取一升，去滓，内蜜二升，煎令水气尽，取二升，强人服七合，弱人服五合，不瘥明日更服，不可一日再服。

【评注】方中重用乌头之辛热，以温经散寒止痛。蜜甘平，以补中缓急。二药合用，共奏温经散寒、缓急止痛之功。然乌头有大毒，须久煎，纳蜜二升，煎令水气尽，强人服三分之一，弱人服四分之一，病瘥即止；不瘥明日更服，不可一日再服。

2. 当归生姜羊肉汤

寒疝，腹中痛，及胁痛里急者，当归生姜羊肉汤主之。

【评注】寒疝，腹中痛，及胁痛里急者，此无白汗出、手足厥冷，寒不甚而痛较轻，为疝气之厥阴寒痛者，故与当归生姜羊肉汤主之，以温中养血，散寒止痛。

当归生姜羊肉汤方

当归三两　生姜五两　羊肉一斤

上三味，以水八升，煮取三升，温服七合，日三服。若寒多者，加生姜成一斤。痛多而呕者，加橘皮二两，白术一两。加生姜者，亦加水五升，煮取三升二合，服之。

【评注】方中当归甘辛温，以温经养血，活血止痛。生姜辛温，以温中散寒，和胃止呕。羊肉甘温，以益气补虚，温中暖下，补益肝肾。三药合用，共奏温中养血、益气补虚、散寒止痛之功。若寒多者，加生姜成一斤，以温中散寒。痛多而呕者，加橘皮之辛苦温、白术之苦甘温，以补气健脾，理气燥湿，和胃止痛。

3. 抵当乌头桂枝汤

寒疝，腹中痛，逆冷，手足不仁，若身疼痛，灸刺、诸药不能治，抵当乌头桂枝汤主之。

【评注】寒疝，腹中痛，逆冷，手足不仁，若身疼痛者，为寒邪甚盛，凝于内外，灸刺、上之诸方药不能治者，与抵当乌头桂枝汤主之，以散内外寒邪。

乌头桂枝汤方

乌头（五枚）

上一味，以蜜二斤，煎减半，去滓，以桂枝汤五合解之，令得一升，初服二合；不知，即服三合；又不知，复加至五合。其知者如醉状，得吐者为中病。

【评注】方由乌头煎合桂枝汤而成。方中乌头煎温经散寒，缓急止痛。桂枝汤散寒解表，调和营卫。诸药合奏温通内外、调和营卫、散寒止痛之功。其取效者如醉状，得吐者为中病。

二、宿食病

【评注】宿食病，仲景有论、有方，皆属邪实之证，治或吐、或下，邪去则安。

（一）宿食病论

脉紧如转索无常者，有宿食也。

【评注】腹胀满痛，脉紧如转索无常者，为寒与食结，食滞不化，故曰有宿食也。

脉紧，头痛风寒，腹中有宿食不化也。（一云寸口脉紧）

【评注】脉紧，头痛，为风寒外袭也；脉紧，腹中胀满痛，为寒与食结，谷入留滞，故有宿食不化也。

（二）宿食病二方

【评注】仲景治宿食病，有大承气汤、瓜蒂散二方，当别宿食所在之上下，上者吐之，下者攻之。

1. 大承气汤

问曰：人病有宿食，何以别之？师曰：寸口脉浮而大，按之反涩，尺中亦微而涩，故知有宿食，大承气汤主之。

【评注】微，稍微也。人病腹胀满痛，有宿食者，其寸口脉浮而大，为谷气浮于上，胃气不降也；重按反涩有力，即沉涩脉也；尺中亦稍涩，里有积滞也。故知此为有宿食之腹满痛，当下之，与大承气汤，以攻下宿食。

脉数而滑者，实也，此有宿食，下之愈，宜大承气汤。

【评注】人病腹胀满痛，脉数而滑者，为内实脉证也。此有宿食内结，下之则愈，宜大承气汤。

下利不欲食者，有宿食也，当下之，宜大承气汤。

【评注】人病腹胀满痛，下利臭秽，不欲食者，此有宿食内结也，当下之，宜大承气汤。

2. 瓜蒂散

宿食在上脘，当吐之，宜瓜蒂散。

【评注】宿食在上脘，上腹胀满痛，欲吐者，当吐之，宜瓜蒂散，使宿食从上而去也。

瓜蒂散方

瓜蒂（熬黄）一分　赤小豆（煮）一分

上二味，杵为散，以香豉七合煮取汁，和散一钱匕，温服之，不吐者少加之，以快吐为度而止。亡血及虚者，不可与之。

【评注】方中瓜蒂苦寒，以涌吐去邪，为君。赤小豆甘酸平，以利水化湿，行气消胀，为臣。香豉辛苦凉，以宣郁达邪，为佐。三药合用，共奏涌吐祛邪、行气消胀之功。

五脏风寒积聚病脉证并治第四十二

【评注】五脏风寒、积聚、谷气者，皆邪结于脏腑之内而为病，其病已深，救治不易，故仲景合而论之，使不惑乱也。

一、五脏风寒病

【评注】仲景论五脏风寒病，皆为风、寒之邪深入五脏而变，伤及肺、肝、心、脾、肾、三焦诸脏腑之证。又论中仅肝着有旋覆花汤，脾约有麻子仁丸，肾着有甘姜苓术汤，余则证多而无方。入五脏者，病位已深，则皆有死证；入三焦腑者，病位尚浅，故未见死证。

（一）肺风寒病论

肺中风者，口燥而喘，身运而重，冒而肿胀。

【评注】运，转也，动也。冒，覆也，蔽也。肺中风者，风在皮毛，内合于肺，则肺气不宣，津液不布，不能化津上承，故口燥；肺不宣降，故喘；津液积聚成湿，故身动重着；肺主皮毛，肺中风则皮毛闭，水湿蔽覆肌肤，故肿胀。

肺中寒，吐浊涕。

【评注】浊涕，痰也。肺中寒，寒在皮毛，故必恶寒；寒气凝结于胸，津液内聚成痰，色白量多，从口而出也。

肺死脏，浮之虚，按之弱如葱叶下无根者，死。

【评注】肺之邪入脏则死，其脉轻取浮而虚，按之弱如葱叶之下，空而无根，或大而极虚，如以毛羽中人肤者，此肺真脏脉，为肺已绝，故死。

（二）肝风寒病论治

肝中风者，头目瞤，两胁痛，行常伛，令人嗜甘。

【评注】瞤，同"瞬"，目动也。风为阳邪，易袭阳位，属肝，风性主动。肝中风者，风在筋，内合于肝，筋失其柔而挛急，故头目瞤；肝经行于胁肋，肝受邪，故两胁痛；肝主筋，肝中风，风伤筋，故行常伛。《素问·脏气法时论》云："肝苦急，急食甘以缓之。"甘能缓肝之急，故令人嗜甘。

肝中寒者，两臂不举，舌本燥，喜太息，胸中痛，不得转侧，食则吐而汗出也。

【评注】舌本，舌根也。肝中寒者，寒在筋，内合于肝，筋凝不舒，故两臂不举；肝寒乘脾，足太阴脾经连于舌本，散舌下，脾不升津，故舌本燥；肝寒气不疏泄，故喜太息；寒凝气滞，胸胁不舒，故胸中痛，不得转侧；肝寒乘胃，故食则吐；肝侮肺，皮毛疏，故汗出也。

肝死脏，浮之弱，按之如索不来，或曲如蛇行者，死。

【评注】肝脉弦，肝邪入脏则死，其脉轻取浮而弱，按之不弦，如索似紧亦不紧，或曲如蛇行，或中外俱急，如循刀刃者，此肝之真脏脉，为肝已绝，故死。

肝着，其人常欲蹈其胸上，先未苦时，但欲饮热，旋覆花汤主之。

【评注】蹈，动也。肝着，为邪着于肝，留而不去。其证有二：其人常欲蹈其胸上，一也；先未苦时，但欲饮热，二也。气血瘀滞，不能上注于肺，则胸中痞满不舒，故其人常欲揉动其胸上，暂疏其血气也。若先于其未苦痞满之时，但欲饮热，为寒在肺胃，肝气欲乘于上也；故与旋覆花汤主之，以降气通阳，活血散结。

旋覆花汤方

旋覆花三两　葱十四茎　新绛少许

上三味，以水三升，煮取一升，顿服之。

【评注】本方据《妇人杂病脉证并治》所载移于此。方中旋覆花苦辛咸，微温，以降气消痰，和胃行水，为君。葱辛温，以通阳散寒，为臣。新绛以活血化瘀，为佐。三药合用，共奏降气通阳、活血散结之功。唯新绛一药，历代所指不一，而陶弘景谓"即今染绛茜草也"，其言为确。

（三）心风寒病论

心中风者，翕翕发热，不能起，心中饥，食即呕吐。

【评注】心中风者，风在血脉也；风为阳邪，内煽营阴，外助卫阳，故翕翕发热；营卫耗伤，肢体失养，故不能起；热入于胃，热能消谷，故心中饥；风入于胃，则胃气不降，故食即呕吐。

心中寒者，其人苦病心如啖蒜状，剧者心痛彻背，背痛彻心，譬如蛊注，其脉浮者，自吐乃愈。

【评注】蛊注，因蛊虫侵食腑脏，且能流注传染他人之病也。心中寒者，寒在血脉；寒内迫心，心火郁闭，内灼心胸，故其人苦病心如啖蒜状；剧者则心脉闭阻，故心痛彻背，背痛彻心，似蛊虫流注，痛而不休；其脉浮者，邪向上向外也；向上者，吐则邪自去，乃愈。

心伤者，其人劳倦，即头面赤而下重，心中痛而自烦，发热，当脐跳，其脉弦，此为心脏伤所致也。

【评注】心病所伤者，则阴阳俱伤，不耐劳倦也。若其人劳倦，则阴不制阳，虚阳上浮，故即头面赤；阳浮于上，阴寒于下，故下重；心失温养，故心中痛；虚热上扰于心，外浮于体，故自烦、发热。肾中寒水欲乘虚上冲，故当脐跳；其脉沉弦者，寒水盛也，此为心脏伤于寒水所致也。

邪哭使魂魄不安者，血气少也。血气少者，属于心。心气虚者，其人则畏，合目欲眠，梦远行而精神离散，魂魄妄行。阴气衰者为癫，阳气衰者为狂。

【评注】邪，余也。邪哭，为过度悲哀之意。谓过度悲哀，则内伤血气；血气不足，则心神不定，肺魄无主，肝魂不藏，故使魂魄不安。血气少者，则心气心血亦虚；心气虚，则其人心虚而畏；神失充养，故合目欲眠；神不内守，故梦远行而精神离散；肝肺不藏，故魂魄妄行。阴血衰而过度悲哀者，则血不谐气而神乱，故为癫。阳气衰而过度悲哀者，气不御血而神溢，故为狂。

心死脏，浮之实如丸豆，按之益躁疾者，死。

【评注】心之邪入脏则死，其脉轻取浮而实如丸豆，按之益坚而躁动急疾，或坚而抟，如循薏苡子累累然者，此心真脏脉，为心已绝，故死。

（四）脾风寒病论治

脾中风者，翕翕发热，形如醉人，腹中烦重，皮目瞤瞤而短气。

【评注】脾中风者，风在肌肉，内合于脾，风郁肌腠，故翕翕发热；风性善行而数变，故皮目瞤瞤；步态不稳，故形如醉人；风热内扰，故腹中不适而烦；肌腠不舒，故身重；气郁不伸，故短气。

脾死脏，浮之大坚，按之如覆杯，洁洁状如摇者，死。

【评注】此无脾中寒条文，必为脱简。洁洁，清高貌。如摇，而摇也。脾之邪入脏则死，其脉轻取浮而大坚，按之如覆杯，清净高洁而动摇不定，或极弱而乍数乍疏者，此脾之真脏脉，为脾已绝，故死。

趺阳脉浮而涩，浮则胃气强，涩则小便数，浮涩相搏，大便则坚，其脾为约，麻子仁丸主之。

【评注】此条已见《辨阳明病脉证病治》篇中。趺阳脉，足阳明胃经浅出足背之动脉也，以候胃气；浮属阳，主胃热，故曰浮则胃气强。涩属阴，主津亏，津液不能返还胃中，而下趋膀胱，故曰涩则小便数；胃热津亏，故曰浮涩相搏；胃中干燥，故大便则坚；脾被胃之燥热所约，不能为胃行津液，故曰其脾为约。与麻子仁丸主之，以清热润肠通便。

麻子仁丸方

麻子仁二升　芍药半斤　枳实一斤　大黄一斤　厚朴一尺　杏仁一升

上六味，末之，炼蜜为丸，梧子大，饮服十丸，日三，以知为度。

【评注】方中麻子仁甘平，以润燥通便；大黄苦寒，以泻热攻下，推陈致新；杏仁苦微温，以降气润肠；芍药苦酸、微寒，以敛阴抑阳；枳实、厚朴苦辛，以行气除满，消痞导滞。诸药合用，共奏润下之功。服以知为度。知，取效也。

（五）肾风寒病论治

肾着之病，其人身体重，腰中冷，如坐水中，形如水状，反不渴，小便自利，饮食如故，病属下焦。身劳汗出，衣里冷湿，久久得之。腰以下冷痛，腹重如带五千钱，甘姜苓术汤主之。

【评注】此无肾中风、肾中寒条文，必有脱简。肾着之病，其证有七：其人身体重，一也；腰中冷，二也；如坐水中，三也；形如水状，四也；反不渴，五也；小便自利，六也；饮食如故，七也。此为寒湿聚着于肾之证，故病属下焦。寒湿困阻，故其人身体重；寒湿着肾，故腰中冷；湿盛似水饮停留，故如坐水中；形如水状、反不渴、小便自利者，虽似水患，却非水患也；盖水邪不化为患，在上则渴，在下则小便不利，故知之。此常身劳汗出，衣里冷湿，久久则寒湿内着于肾，因而得之。若腰以下冷痛，为阴寒盛；腹重如带五千钱者，为湿困极甚。与甘姜苓术汤主之，以温中散寒，利水祛湿。

甘草干姜茯苓白术汤方

甘草二两　白术二两　干姜四两　茯苓四两

上四味，以水五升，煮取三升，分温三服，腰中即温。

【评注】方中干姜辛热，以温中散寒，回阳化饮，为君。白术苦甘温，以补气健脾，燥湿利水，为臣。茯苓甘淡平，以利水渗湿，健脾安神，为佐。甘草甘平，以补气和中，调和诸药，为使。四药合用，共奏温中散寒、利水祛湿之功。

肾死脏，浮之坚，按之乱如转丸，益下入尺中者，死。

【评注】肾之邪入脏则死，其脉轻取浮而坚，按之乱如转丸，愈下入尺中而愈甚，或搏而绝，如指弹石辟辟然者，此肾之真脏脉，为肾已绝，故死。

二、三焦病论

问曰：三焦竭部，上焦竭，善噫，何谓也？师曰：上焦受中焦气，未和，不能消谷，故能噫耳。下焦竭，即遗溺失便，其气不和，不能自禁制，不须治，久则愈。

【评注】竭，负载也。噫，饱食息也。即，即使也。久，待也。谓三焦负载之部，各有所主。善噫属上焦所主之部，问其理为何？上焦受气于中焦，中焦胃气未和，不能消谷，谷气郁逆，故能噫耳。二阴属下焦所主之部，即使遗溺失便，若为下焦之气一时不和，不能自禁制者，不须治，待气自和则愈。

师曰：热在上焦者，因咳为肺痿；热在中焦者，则为坚；热在下焦者，则尿血，亦令淋秘不通。大肠有寒者，多鹜溏；有热者，便肠垢；小肠有寒者，其人下重便血；有热者，必痔。

【评注】鹜，鸭也。热在上焦者，甚则肺热叶焦，因咳吐涎沫而为肺痿。热在中焦者，甚则燥实内结，不大便而为痞满坚痛。热在下焦者，甚则热伤阴络而为尿血；热灼膀胱，则令小便淋沥不畅。大肠为传导之官，大肠有寒者，津液与糟粕不分，混杂而下，故大便多溏薄如鸭粪；大肠有热者，热灼津液，则大便黏腻，臭秽如垢。小肠为受盛之官，小肠有寒者，寒凝不化，清阳不升，故其人下重；气虚不能受盛，阴血不摄，故便血；小肠有热者，邪热下注，郁积于肛，故必成痔。

三、积聚𪊨气病论

问曰：病有积，有聚，有𪊨气，何谓也？师曰：积者，脏病也，终不移。聚者，腑病也，发作有时，展转痛移，为可治。𪊨气者，胁下痛，按之则愈，复发为𪊨气。诸积大法，脉来细而附骨者，乃积也。寸口，积在胸中；微出寸口，积在喉中；关上，积在脐旁；上关上，积在心下；微下关，积在少腹；尺中，积在气冲；脉出左，积在左；脉出右，积在右；脉两出，积在中央。各以其部处之。

【评注】𪊨，同“谷”。谓病有积，有聚，有谷气，皆有形之病，须别之也。积者，脏之病也，始终不移其处，为难治之病。聚者，腑之病也，发作有时，辗转痛移，为可治之病。谷气者，为谷入胃而不化，留积而成病也；土壅木郁，故胁下痛；按之则谷气暂舒，故暂愈；后易复发，此为谷气病。诸积诊候大法，脉来细而沉伏附骨者，乃积之脉候也；若见寸脉，为积在胸中；若微出寸脉之上，为积在喉中；若见关上，为积在脐旁；若上关之上，为积在心下；若微下关下，为积在少腹；若见尺中，为积在气冲；若脉出左，为积在左；若脉出右，为积在右；若脉左右两出，为积在中央。各以其脉之部，而定积病所在之位也。

惊悸吐衄下血胸满瘀血病脉证并治第四十三

【评注】心主血脉。惊悸、吐血、衄血、下血、胸满瘀血诸病，皆心与血脉之病，故仲景合而论之。

一、惊悸病

【评注】仲景论治惊悸病，有惊悸病论，有治惊悸病二方，今分而辑之。

（一）惊悸病论

寸口脉动而弱，动即为惊，弱即为悸。

【评注】寸口脉动而弱，动则气血不定，脉道动摇，又惊则气乱，气乱则血脉动摇，故曰动即为惊；弱则细软无力，主气血不足，心脉不充，故曰弱即为悸。脉动而弱者，为内有气血不足，心脉不充，外不耐惊恐，气血不宁，因而心虚胆怯，心绪不宁，卧起不安，遂成惊悸病。

（二）惊悸病二方

【评注】仲景治惊悸病，有桂枝去芍药加蜀漆牡蛎龙骨救逆汤、半夏麻黄丸二方，今辑注于下。

1. 桂枝去芍药加蜀漆牡蛎龙骨救逆汤

火邪者，桂枝去芍药加蜀漆牡蛎龙骨救逆汤主之。

【评注】《辨坏病脉证并治》篇 112 条云："伤寒脉浮，医以火逼劫之，亡阳，必惊狂，起卧不安者，桂枝去芍药加蜀漆龙骨牡蛎救逆汤主之。"118 条云："火逆下之，因烧针烦躁者，桂枝甘草龙骨牡蛎汤主之。"故此条必为误治，使火热之邪，劫汗亡阳，心阳骤伤，心神不守，则烦躁，甚则惊狂，起卧不安。与桂枝去芍药加蜀漆牡蛎龙骨救逆汤主之，以复阳镇固，定惊安神。

桂枝去芍药加蜀漆牡蛎龙骨救逆汤方

桂枝三两　甘草（炙）二两　生姜三两　牡蛎（熬）五两　龙骨四两
大枣十二枚　蜀漆（洗去腥）三两

上为末，以水一斗三升，先煮蜀漆，减一升，内诸药，煮取三升，温
服一升。

【评注】方中桂枝汤去芍药之酸收阴柔，辛甘化阳，以复心阳；加龙
骨、牡蛎以镇心安神，潜阳固涩；蜀漆之苦寒，以涌在上之火邪。诸药合
用，共奏复阳镇固、定惊安神之功。

2. 半夏麻黄丸

心下悸者，半夏麻黄丸主之。

【评注】此心下悸者，为水饮在胃，又遇风寒，水饮欲上冲心，故仿小
青龙汤之义，小制其方，与半夏麻黄丸主之，以解表化饮，降逆定悸。

半夏麻黄丸方

半夏　麻黄等分

上二味，末之，炼蜜和丸，小豆大，饮服三丸，日三服。

【评注】方中半夏辛温，以化饮降逆，化痰散结。麻黄辛温，以解表利
水，宣通阳气。蜜甘平，以补中调和。三药合用，共奏解表化饮、降逆定悸
之功。

二、衄血病论

师曰：夫脉浮，目睛晕黄，衄未止，晕黄去，目睛慧了，知衄今止。

【评注】慧了，清楚明了也。脉浮，主上主外也；目黑睛属肝，白睛属
肺；目睛晕黄，为肺热乘肝，邪热正盛，灼伤阳络，故衄未止；若晕黄去，
目睛慧了者，为热随衄去，故知衄今止。

又曰：从春至夏衄者，太阳；从秋至冬衄者，阳明。

【评注】鼻为肺窍，足太阳经起于目内眦而近鼻，手太阳经抵鼻旁，手
阳明经至鼻翼旁，足阳明经起于鼻翼旁，夹鼻上行，交会于鼻根。春夏阳气
生长而外发，热在外则犯太阳，上灼阳络，因致衄者，故属太阳。秋冬阳气

收藏而内伏，热在里则犯阳明，上灼阳络，因致衄者，故属阳明。

衄家不可汗，汗出必额上陷脉紧急，直视，不能眴，不得眠。

【评注】此条亦见《辨坏病脉证并治》篇。衄家，谓平素易衄，阴虚血燥之人。血汗同源，发汗则津伤血少而血愈燥，故不可发汗。额上陷脉，即今之颞浅动脉额支，属少阳之脉。肝藏血，与少阳相表里；汗出则阴愈亏而血愈枯，木失所养，虚风内动，循经上冲，故汗出必额上陷脉紧急，目直视，不能眴；阴虚阳亢，阳不入阴，目不得合，故不得眠。

病人面无血色，无寒热，脉沉弦者，衄；脉浮弱，手按之绝者，下血；烦咳者，必吐血。

【评注】病人面无血色，为亡血之证；无寒热，无表证也。脉沉弦，面色苍白者，为下实而上虚，衄之所致也。脉轻取浮弱，手按之绝，面色苍白者，乃气浮于上，血脱于下，为下血而虚甚也。脉浮弱，手按不绝，面色苍白，烦而咳者，此阳热上扰之亡血，必为吐血所致也。

三、吐血病

【评注】仲景论治吐血病，有吐血病论，有治吐血二方，今辑注于下。

（一）吐血病论

夫吐血，咳逆，上气，其脉数，而有热，不得卧者，死。

【评注】夫吐血，咳逆，上气，其脉数而发热，为肺热极盛，血络已伤；不得卧者，为血竭于内，热已入脏，外盛内竭，魄神不归，故死。

夫酒客咳者，必致吐血，此因极饮过度所致也。

【评注】酒性辛热，极饮过度，则热邪日聚，上灼于肺，故咳；损经伤络，故必致吐血也。

亡血不可发其表，汗出则寒栗而振。

【评注】此条亦见《辨坏病脉证并治》篇。气为血之帅，血为气之母；失血过多，必气随血脱。亡血后，血气皆虚而未复者，发汗则更劫阴血而亡其阳，故不可发汗。血虚于内，阳衰于外，故寒栗而振。

（二）吐血病二方

【评注】仲景治吐血病，有柏叶汤、泻心汤二方，今辑注于下。

1. 柏叶汤

吐血不止者，柏叶汤主之。

【评注】吐血不止，脉浮弱者，为虚寒于下，热浮于上，灼伤阳络，与柏叶汤主之，以清上凉血，温下止血。

柏叶汤方

柏叶　干姜各三两　艾三把

上三味，以水五升，取马通汁一升合煮，取一升，分温再服。

【评注】方中柏叶苦涩微寒，以凉血止血，清肺止咳，为君。艾叶苦辛温，以温经止血，散寒止痛，为臣。干姜辛热，以温中散寒，为佐。马属火，马通汁（新马屎汁）性温，引热下行而止血，为使。四药合用，共奏清上凉血、温下止血之功。

2. 泻心汤

心气不足，吐血、衄血，泻心汤主之。

【评注】谓热盛于内而吐血、衄血者，虽有心气不足之证，亦可与泻心汤主之，以直泻三焦，急泄其热，热除则血安，吐血、衄血必自止。

泻心汤方

大黄二两　黄连　黄芩各一两

上三味，以水三升，煮取一升，顿服之。

【评注】方中大黄苦寒，以泻热凉血止血，为君。黄连苦寒，以清热泻火，清心凉血，为臣。黄芩苦寒，以清热泻火，清肝止血，为佐。三药合用，共奏直泻三焦、急泄其热、凉血止血之功。

四、胸满瘀血病

【评注】仲景论治胸满瘀血病，有胸满瘀血病论，有治胸满瘀血病一法，今辑注于下。

（一）胸满瘀血病论

病人胸满唇痿，舌青口燥，但欲漱水不欲咽，无寒热，脉微大来迟，腹不满，其人言我满，为有瘀血。

【评注】病人胸满而不喘，为胸中气血不畅；脾之华在唇，气血之所养，血不养唇，故唇痿；心开窍于舌，心血不畅，故舌青；病在血不在气，故口燥，但欲漱水不欲咽；无寒热，为无表证；腹不满，为无里寒；其人言我满，谓仅胸满也；脉微大，为邪盛而正不虚；来迟，非寒凝之脉迟，乃脉道不通而来迟也，故曰有瘀血。

（二）胸满瘀血病一法

病者如热状，烦满，口干燥而渴，其脉反无热，此为阴伏，是瘀血也，当下之。

【评注】病者如热证之状，见烦满，口干燥而渴，其脉当数或大，今脉反不数不大，此为热伏于阴分，营血不行，故是瘀血也。此瘀热在里，故当下之，宜桃核承气汤等。

五、下血病

【评注】仲景论治下血病，有下血病论，治下血病有黄土汤、赤小豆当归散二方，今辑注于下。

（一）下血病论

寸口脉弦而大，弦则为减，大则为芤，减则为寒，芤则为虚。寒虚相击，此名曰革。妇人则半产漏下，男子则亡血。

【评注】此条亦见《辨脉法》与《血痹虚劳病脉证并治》两篇中，此条只在"亡血"下缺"失精"二字。芤，葱也。脉急似弦而大，按之则弦减，体虽大而按之如葱；弦急虽减，其形仍坚如革，此寒凝之象，故为寒；葱管中空，里虚不足，故为虚。寒虚相搏，脉形外坚韧而中空，如鼓之革状，故此名为革脉。妇人得革脉，有半产漏下之虞；男子得革脉，有亡血失精之患。

（二）下血病二方

黄土汤、赤小豆当归散

下血，先便后血，此远血也，黄土汤主之。下血，先血后便，此近血也，赤小豆当归散主之。

【评注】下血，便血也。远血，血在胃也。近血，血在肛肠也。下血，先见便后见血者，此出血在胃，其离肛远，故为远血也。若血色暗淡，四肢不温，面色萎黄，脉弱者，此阳虚中寒，脾不统血，故与黄土汤主之，以温中健脾，养血止血。下血，先见血后见便者，此出血在肠，其离肛近，故为近血也；若血色鲜红，大便臭秽者，此湿热郁积于肠，故与赤小豆当归散主之，以清热利湿，和营解毒。

黄土汤方

甘草　干地黄　白术　附子（炮）　阿胶　黄芩各三两　灶中黄土半斤

上七味，以水八升，煮取三升，分温二服。

【评注】方中灶中黄土辛微温，以温中止血，止呕止泻，为君。阿胶甘平，以补血滋阴，润燥止血；附子辛甘，大热，以补火助阳，散寒止痛，共为臣。白术苦甘温，以补气健脾；干地黄甘苦寒，以清热凉血，养阴生津；黄芩苦寒，以清热止血，共为佐。甘草甘平，以健脾补中，调和药性，为使。诸药合用，共奏温中健脾、养血止血之功。

痰饮咳嗽病脉证并治第四十四

【评注】此篇仲景非论痰饮、咳嗽两病，实则论痰饮所致诸病，痰饮咳喘乃其一也，而呕、痞、悸、眩属饮者，亦概论之。

一、痰饮病

【评注】痰饮本为水饮为患之总称，故水饮为病者，皆谓痰饮病。仲景所论，以饮停新久，可有留饮、伏饮二者；以饮犯于脏，则有五脏水饮；以饮停肠间、胸胁、胸膈、四肢之不同，又可分为痰饮、悬饮、支饮、溢饮四者。此学者所当知也。

（一）痰饮病论

夫病人饮水多，必暴喘满。凡食少饮多，水停心下，甚者则悸，微者短气。脉双弦者，寒也。皆大下后里虚，脉偏弦者，饮也。

【评注】双，加倍也。偏，偏向也。病人饮水多，小便不利者，水停于内也；水停上焦者，肺气壅遏，故必暴喘满。凡食少饮多，小便不利者，为水停心下而不化，甚者则水饮凌心，故悸；轻微者则胃气不降，上逆于胸，故短气。大下后里虚，脉亦当虚，今脉稍弦者，为有水饮也；脉加倍弦紧者，为下后寒更盛于内也。

病痰饮者，当以温药和之。

【评注】痰饮，为阴邪，得阳则化，故当以温药和之。若饮寒者，则与热药，饮热者，又当兼与凉药也。

脉弦数，有寒饮，冬夏难治。

【评注】寒饮脉当沉弦而紧，今脉反弦数者，为寒饮化热，而寒热错杂也。若见于冬，冬时寒甚，散寒则助其热；若见于夏，夏时热甚，清热则助其寒。寒热难以两解，故曰难治。

久咳数岁，其脉弱者，可治；实大数者，死。其脉虚者，必苦冒，其人本有支饮在胸中故也，治属饮家。

【评注】久咳多年，肺气必虚；其脉弱者，为正虚而邪不盛，故可治；脉实大数急者，则正虚而邪极甚，故死。其人本有支饮在胸中而久咳，脉虚者，则正虚而邪伏，水饮阻遏，清阳不升，故必苦眩冒。此为正虚饮伏胸中之故，当从诸饮论治。

（二）饮病六方

【评注】仲景治饮病，有小半夏茯苓汤、小半夏汤、五苓散、苓桂术甘汤、肾气丸、十枣汤六方，今辑注于下。

1. 小半夏茯苓汤

先渴后呕，为水停心下，此属饮家，小半夏茯苓汤主之。

【评注】谓先渴而多饮，后呕，小便不利者，为水停心下而不化，胃气不降，故此属饮家；与小半夏茯苓汤主之，以和胃降逆，利水化饮。

小半夏茯苓汤方

半夏一升　生姜半斤　茯苓三两

上三味，以水七升，煮取一升五合，分温再服。

【评注】方由小半夏汤加茯苓而成。方中小半夏汤之辛温，以行水降逆，和胃止呕。加茯苓之甘淡平，以利水渗湿，健脾宁心。三药合用，共奏和胃降逆、利水化饮之功。

卒呕吐，心下痞，膈间有水，眩悸者，半夏加茯苓汤主之。

【评注】谓无渴多饮，而卒然呕吐清水痰涎，心下痞，小便不利者，此膈间素有水饮之故也；水饮阻滞，清阳不升，故眩；水饮上凌，故悸；与半夏加茯苓汤主之，以和胃降逆，利水化饮，饮去则痞除，而眩悸自止。

半夏加茯苓汤方

【评注】半夏加茯苓汤，即小半夏茯苓汤。

2. 小半夏汤

呕家本渴，渴者为欲解，今反不渴，心下有支饮故也，小半夏汤主之。

【评注】呕家，其胃津伤，故本应渴；渴者，少少与之饮，令胃气和则愈，故为欲解。今呕而反不渴，为心下素有支饮故也，与小半夏汤主之，以和胃化饮。

小半夏汤方

半夏一升　生姜半斤

上二味，以水七升，煮取一升半，分温再服。

【评注】方中半夏辛温，以降气化饮，和胃止呕，为君。生姜辛温，以温中化饮，和胃降逆，为臣。二药合用，共奏和胃化饮之功。

3. 五苓散

假令瘦人脐下有悸，吐涎沫而癫眩，此水也，五苓散主之。

【评注】癫，痫也。盖肥人多痰，瘦人多火。假令肥人脐下有悸，吐涎沫而癫眩者，则痰浊为患也。今瘦人脐下有悸，吐涎沫而癫眩，小便不利者，此水饮内停之故也；水饮在脐下，欲冲于上，故有悸；水饮逆于胃，故吐涎沫；水饮阻滞，清阳不升，上蒙清窍，故癫眩。与五苓散主之，以通阳化气，利水化饮。

五苓散方

泽泻一两一分　猪苓（去皮）三分　茯苓三分　白术三分　桂（去皮）二分

上五味，为末，白饮服方寸匕，日三服，多饮暖水，汗出愈。

【评注】方中重用泽泻之甘淡寒，以利水除饮，为君。猪苓、茯苓甘淡平，以助泽泻利水去饮，为臣。白术辛甘温，以健脾祛湿，为佐。桂枝辛甘温，以通阳化气，为使。五药相合，共奏通阳化气、利水化饮之功。

4. 苓桂术甘汤、肾气丸

夫短气有微饮，当从小便去之，苓桂术甘汤主之，肾气丸亦主之。

【评注】谓水饮停于心下，其轻微者，胃气不降，上逆于胸，则短气；其小便必不利，则水不得去，当从小便去之，故与苓桂术甘汤主之，以通阳化饮，健脾利水。若微饮停于心下，短气，腰酸重，少腹拘急，小便不利者，为肾寒水泛，饮停心下之证，则与肾气丸主之，以温补肾气，消阴利水。

茯苓桂枝白术甘草汤方

茯苓四两　桂枝　白术各三两　甘草二两

上四味，以水六升，煮取三升，分温三服，小便则利。

【评注】方中茯苓甘淡平，以利水去饮，健脾宁心，为君。桂枝辛温，通阳降冲，化气利水，为臣。白术苦甘温，以补气健脾，燥湿利水，为佐。甘草甘平，以补中益气，调和药性，为使。四药合用，共奏通阳利水、健脾化饮之功。

5. 十枣汤

咳家其脉弦，为有水，十枣汤主之。

【评注】咳家病有多端，其脉沉弦者，为有水饮沉伏于里，饮实而正不虚，故与十枣汤主之，以攻逐水饮。

二、二饮病

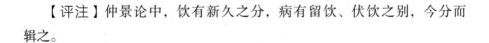

【评注】仲景论中，饮有新久之分，病有留饮、伏饮之别，今分而辑之。

（一）留饮病

【评注】仲景论治留饮病，有留饮病论，有治留饮病一方，今辑注于下。

1. 留饮病论

夫心下有留饮，其人背寒冷如掌大。留饮者，胁下痛引缺盆、咳嗽则转甚。胸中有留饮，其人短气而渴。四肢历节痛，脉沉者有留饮。

【评注】饮为阴邪，留而不去，则成留饮，故其脉沉。饮停心下，留而不去，阻遏心阳，故其人背寒冷如掌大。饮停于胁，留而不去，阻遏胆经，则胁下痛引缺盆；上逆干肺，则咳嗽；咳引胁下，故痛转甚。饮停胸中，留而不去，上迫肺气，故其人短气；水不能化津上承，故渴。饮流四肢骨节，留而不去，故四肢历节痛。其证皆随留饮之所在而变，此仅略论也。

脉浮而细滑，伤饮。

【评注】饮邪所伤之初，或因多饮，或从外感，其位在上、在外，故脉浮而细滑。留而不去者，其位在里，即上条"脉沉者，有留饮"之义。

2. 甘遂半夏汤

病者脉伏，其人欲自利，利反快，虽利，心下续坚满，此为留饮欲去故也，甘遂半夏汤主之。

【评注】病者脉沉伏，心下坚满，小便不利者，为心下有留饮。若其人欲自利，利反快，心下坚满减者，此为留饮欲去故也。虽利，心下续坚满不减者，则留饮不去，与甘遂半夏汤主之，以攻逐水饮。

甘遂半夏汤方

甘遂大者三枚　半夏（以水一升，煮取半升，去滓）十二枚　芍药五

枚　甘草（炙）如指大一枚

上四味，以水二升，煮取半升，去滓，以蜜半升，和药汁煎取八合，顿服之。

【评注】方中甘遂苦甘寒，以泻水逐饮，消肿散结，为君。半夏辛温，以燥湿化痰，降逆止呕，消痞散结，为臣。芍药苦酸微寒，以养血柔肝，缓急止痛；蜜甘平，以补中缓急，共为佐。甘草甘平，以益气和中，调和诸药，为使。五药合用，共奏攻逐水饮、消痞散结之功。虽甘遂与甘草相反，仲景用之而取效，故知仲景之时，并无"十八反"之说。

（二）伏饮病论

膈上病痰，满喘咳吐，发则寒热，背痛，腰疼，目泣自出，其人振振身瞤剧，必有伏饮。

【评注】留饮久伏膈上，每遇邪而发，缠绵难愈者，则成伏饮。饮伏膈上，遇风寒引动而发，饮邪上迫，肺气壅遏，故胸满喘咳，呕吐痰涎；风寒束表，故发则寒热；太阳经气不利，故背痛腰疼，目泣自出，其人振振身瞤剧。此皆风寒引动伏饮之故也。

三、五脏水饮病论

水在心，心下坚筑，短气，恶水不欲饮。水在肺，吐涎沫，欲饮水。水在脾，少气身重。水在肝，胁下支满，嚏而痛。水在肾，心下悸。

【评注】水在心，此为水困血脉，内干于心，留结心下，故心下痞坚而筑动；心气不畅，故短气；水为阴邪，阻遏心阳，故恶水不欲饮。水在肺，此为水在上焦，内闭肺气，肺不布津，聚而不化，故吐涎沫；津不上承，故欲饮水。水在脾，此为水在中焦，内困脾胃，故少气身重。水在肝，此为水在肝经，留于胁下，经气不通，故胁下支满，嚏而痛。水在肾，此为水停下焦，寒水上冲于心，故心下悸。

肺饮不弦，但苦喘短气。

【评注】肺饮者，即上条之水在肺也。为饮在上焦，内壅肺气，故苦喘短气；肺不布津，聚而不化，故吐涎沫；津不上承，故欲饮水。脉不弦，但浮而细滑者，为饮邪所伤之初，或因多饮，或从外感，其位在上、在外之故也。

四、四饮病

【评注】仲景论治饮病，以痰饮、悬饮、支饮、溢饮四者为最详，有四饮病论、治痰饮病二方、治悬饮病一方、治溢饮病二方、治支饮病六方及支饮变病证治等六者，今分而辑注之。

（一）四饮病论

问曰：夫饮有四，何谓也？师曰：有痰饮，有悬饮，有溢饮，有支饮。问曰：四饮何以为异？师曰：其人素盛今瘦，水走肠间，沥沥有声，谓之痰饮；饮后水流在胁下，咳吐引痛，谓之悬饮；饮水流行，归于四肢，当汗出而不汗出，身体疼重，谓之溢饮；咳逆倚息，气短不得卧，其形如肿，谓之支饮。

【评注】据饮之新久浅深分，则饮有二，留饮、伏饮是也。据饮之所在及形证分，则饮有四：痰饮、悬饮、溢饮、支饮是也。痰饮者，为水走肠间，沥沥有声，留而不去，浸渍酿痰，困阻脾胃，气血不生，形体失养，故其人平素形盛而今瘦。悬饮者，为饮后水流在胁下，如悬于中，上干肺气，外阻经络，故咳吐引痛。溢饮者，为饮水流行，归于四肢，当汗出而不汗出，留而不去，外浸形体，故身体疼重。支饮者，为水流胸膈间，留而不去，上而支心迫肺，故咳逆倚息，气短不得卧；外则浸渍肌肤，故其形如肿。

脉沉而弦者，悬饮内痛。

【评注】谓悬饮，水流在胁下，咳吐引胸胁内痛，其饮在肝经，必脉沉而弦也；盖脉沉主里，脉弦主肝、主饮、主痛。此脉证相符，必无误也。

支饮亦喘而不能卧，加短气，其脉平也。

【评注】此承上肺饮之义。平，等也，即不弦之意。支饮者，咳逆倚息，气短不得卧，其形如肿也。其证亦如肺饮之苦喘短气而不能卧，为水流胸膈间，留而不去，上而支心迫肺，外则浸渍肌肤，病位在上、在外，故其脉与肺饮相似，亦不弦也。

（二）痰饮病二方

【评注】仲景治痰饮病，有苓桂术甘汤、己椒苈黄圆二方，今辑注于下。

1. 苓桂术甘汤

心下有痰饮，胸胁支满，目眩，苓桂术甘汤主之。

【评注】痰饮，水走肠间，沥沥有声也。今更见胸胁支满者，为水复走心下、胸胁、膈间也；痰饮阻遏，清阳不升，故目眩。与苓桂术甘汤主之，以通阳化饮，健脾利水。

2. 己椒苈黄圆

腹满，口舌干燥，此肠间有水气，己椒苈黄圆主之。

【评注】谓肠间有水气，沥沥有声，此痰饮也。今更腹满，口舌干燥，不大便者，此为痰饮留结于中，郁而化热，不能化津上承。与己椒苈黄丸主之，以利水去饮，泻下散结。

防己椒目葶苈大黄圆方

防己　椒目　葶苈（熬）　大黄各一两

上四味，末之，蜜丸如梧子大，先食饮服一丸，日三服，稍增，口中有津液。渴者，加芒硝半两。

【评注】方中防己苦辛寒，以利水消饮，为君。椒目苦辛温，以利水化饮；葶苈苦辛大寒，以降气利水，共为臣。大黄苦寒，以泻下散结逐饮，为佐。蜜甘平，补虚缓急，调和药性，为使。五药合用，共奏利水去饮、泻下散结之功。服药后口中有津液者，则邪去而津液生，病自当愈。若口干渴饮者，为热结津伤，故加芒硝之咸寒，泻下泄热，软坚散结，则助大黄攻下之力，以救阴津。

（三）悬饮病一方

十枣汤

病悬饮者，十枣汤主之。

【评注】病悬饮者，为饮悬于胁下而难除，故与十枣汤主之，以攻逐水饮。此逐水去邪之峻法。

十枣汤方

芫花（熬） 甘遂 大戟各等分

上三味，捣筛，以水一升五合，先煮肥大枣十枚，取八合，去滓，内药末。强人服一钱匕，羸人服半钱，平旦温服之。不下者，明日更服半钱。得快利后，糜粥自养。

【评注】方中芫花辛苦温，以泻水逐饮，祛痰止咳。甘遂、大戟苦寒，以泻水逐饮，消肿散结。三药皆有毒而力峻，唯肥大枣十枚，味甘性温，以补中益气，养血安神，缓和药性，使去邪而不伤正，则必不可少，故以十枣为汤名。平旦之时，阳生阴退，此时温服，能助阳消阴；得快利后，水饮得去，糜粥自养，以和胃气。

（四）溢饮病二方

大青龙汤、小青龙汤

病溢饮者，当发其汗，大青龙汤主之，小青龙汤亦主之。

【评注】病溢饮者，饮水流行，归于四肢，当汗出而不汗出，身体疼重，当发其汗。若兼恶寒发热，无汗烦躁者，为表有寒饮，内有郁热，与大青龙汤主之，以发汗解表，清热除烦。若兼恶寒发热，无汗，咳吐痰涎清稀，颜面四肢浮肿者，为表寒里饮，与小青龙汤亦主之，以发汗解表，散寒化饮。

大青龙汤方

麻黄（去节）六两 桂枝二两 甘草（炙）二两 杏仁（去皮、尖）四十个 生姜三两 大枣十二枚 石膏如鸡子大

上七味，以水九升，先煮麻黄，减二升，去上沫，内诸药，煮取三升，去滓，温服一升，取微似汗。汗多者，温粉扑之。

【评注】方由麻黄汤加生姜、大枣、石膏而成。方中用麻黄、桂枝、生姜辛温发汗，以外散风寒，热亦随汗得泄；杏仁苦温，配麻黄，一收一散，以利肺达邪；石膏甘寒，以清热除烦；甘草甘平、大枣甘温，以补中养营，益汗之源。诸药合奏发汗解表、清热除烦之功。取微汗为度，汗多必亡阳，遂虚，而致恶风、烦躁不得眠之逆。

小青龙汤方

麻黄（去节）三两　芍药三两　五味子半升　干姜三两　甘草（炙）三两　细辛三两　桂枝三两　半夏（汤洗）半升

上八味，以水一斗，先煮麻黄，减二升，去上沫，内诸药，煮取三升，去滓，温服一升。

【评注】方中麻黄辛温，以发汗解表，散寒宣肺，为君。桂枝、干姜、细辛辛热，以通阳化气，散寒化饮，并助麻黄解表散邪，共为臣。五味子敛肺止咳，芍药养血和营，半夏燥湿化痰，和胃降逆，共为佐。甘草益气和中，调和诸药，为使。诸药合奏发汗解表、散寒化饮之功。《辨太阳病脉证并治》篇中，本方有诸加减法，亦可随证用之。

（五）支饮病六方

【评注】仲景治支饮病，有厚朴大黄汤、葶苈大枣汤、木防己汤、木防己汤去石膏加茯苓芒硝汤、泽泻汤、十枣汤六方，今辑注于下。

1. 厚朴大黄汤

支饮胸满者，厚朴大黄汤主之。

【评注】支饮，谓其人咳逆倚息，气短不得卧，其形如肿也。今又见胸满，必腹胀、不大便者，为水在胸膈间，留而不去，支心迫肺，肺气壅闭，故胸满、咳逆倚息、气短不得卧；大肠腑气不通，故必腹胀满、不大便。与厚朴大黄汤主之，以泻下去饮，消痞除胀，泻其腑而逐其邪。盖小承气汤、厚朴三物汤、厚朴大黄汤三方，药味相同而药量不同，方名则异，各有所用。仲景之妙法，学者当详审之。

厚朴大黄汤方

厚朴一尺　大黄六两　枳实四枚

上三味，以水五升，煮取二升，分温再服。

【评注】方中药味与小承气汤同，而量不同。厚朴苦辛温，以下气除痞，燥湿化饮，为君。大黄苦寒，以泻下逐饮，为臣。枳实苦辛凉，以破气消积，化痰祛饮，为佐。三药合用，共奏泻下去饮、消痞除胀之功。

2. 葶苈大枣汤

支饮不得息，葶苈大枣汤主之。

【评注】支饮喘不得息者，为水饮甚也，与葶苈大枣汤主之，以泻肺逐饮，下气化痰。

3. 木防己汤、木防己汤去石膏加茯苓芒硝汤

膈间支饮，其人喘满，心下痞坚，面色黧黑，其脉沉紧，得之数十日，医吐下之不愈，木防己汤主之。虚者即愈，实者三日复发，复与不愈者，宜木防己汤去石膏加茯苓芒硝汤主之。

【评注】水饮留伏于膈间，而成膈间支饮。水饮上而支心迫肺，故其人喘满；下则伏结不通，故心下痞坚。黑，水之色，面色黧黑，为水饮甚也。紧，坚也，其脉沉伏而坚，为水饮深伏也。得之数十日，病久难愈也；医以邪在上而吐之，或以邪在腑、在下而下之，邪皆不能除，反虚其里，故不愈。此邪深伏膈间心下，郁而化热，正气已伤，故与木防己汤主之，以清热化饮，补虚除烦。虚烦而饮结者，服之即愈。水饮结实，无虚烦者，服之虽暂得减，不出三日必复发。复与木防己汤无效者，此热已结成实，故宜木防己汤去石膏加茯苓芒硝汤主之，以利水化饮，泻下泄热，软坚散结，补虚消痞。

木防己汤方

木防己三两　石膏（鸡子大）十二枚　桂枝二两　人参四两

上四味，以水六升，煮取二升，分温再服。

【评注】方中木防己苦辛寒，以利水除饮，降气散结，祛湿通经，为君。石膏辛甘大寒，以清热泻火，除烦止渴，为臣。桂枝辛温，以通阳化气，温经化饮；人参甘平，以补气健脾，益肺安神，共为佐。四药合用，共奏清热化饮、益气除烦之功。

木防己加茯苓芒硝汤方

木防己　桂枝各二两　人参　茯苓各四两　芒硝三合

上四味，以水六升，煮取二升，去滓，内芒硝，再微煎，分温再服，微利则愈。

【评注】方中木防己苦辛寒，以利水除饮，降气散结，祛湿通经，为君。茯苓甘淡平，以利水祛湿，健脾安神；芒硝咸寒，以泻下泄热，软坚散结，共为臣。桂枝辛温，以通阳化气，温经化饮；人参甘平，以补气生津，健脾益肺，宁心安神，共为佐。五药合用，共奏利水化饮、泻下泄热、软坚

散结、补虚消瘀之功。

4. 泽泻汤

心下有支饮，其人苦冒眩，泽泻汤主之。

【评注】支饮在胸膈，则咳逆倚息，气短不得卧；在心下，当心下痞坚。今心下不痞坚，其人苦冒眩者，为饮微证轻，清阳不升之故。与泽泻汤主之，以利水消饮，健脾化湿。

泽泻汤方

泽泻五两　白术二两

上二味，以水二升，煮取一升，分温再服。

【评注】方中泽泻甘淡寒，以利水消饮，渗湿泄热，为君。白术苦甘温，以补气健脾，燥湿利水，为臣。二药合用，共奏利水消饮、健脾化湿之功。

5. 十枣汤

夫有支饮家，咳烦，胸中痛者，不卒死，至一百日或一岁，宜十枣汤。

【评注】支饮家，水流胸膈间，留结不去，故胸中痛；支心迫肺，故咳烦。尚无喘逆倚息，气短不得卧，其形如肿之证，此时饮未盛而正未虚，故不卒死。若至一百日或一岁，则水饮久伏，去之不易，虽饮仍不盛而正不虚，亦宜速治，与十枣汤主之，以攻逐水饮。恐迟则生变也。

（六）支饮变病五方

咳逆倚息不得卧，小青龙汤主之。青龙汤下已，多唾，口燥，寸脉沉，尺脉微，手足厥逆，气从少腹上冲胸咽，手足痹，其面翕热如醉状，因复下流阴股，小便难，时复冒者，与茯苓桂枝五味甘草汤，治其气冲。冲气即低，而反更咳、胸满者，用苓桂五味甘草汤去桂，加干姜、细辛，以治其咳满。咳满即止，而更复渴，冲气复发者，以细辛、干姜为热药也，服之当遂渴，而渴反止者，为支饮也。支饮者，法当冒，冒者必呕，呕者复内半夏以去其水，茯苓桂枝五味甘草汤去甘草桂枝，加细辛干姜半夏汤主之。水去呕止，其人形肿者，加杏仁主之。其证应内麻黄，以其人遂痹，故不内之；若逆而内之者必厥。所以然者，以其人血虚，麻黄发其阳故也。若面热如醉，此为胃热上冲熏其面，加大黄以利之。

【评注】冒，上冲也。"青龙汤下已"之"下"，服也。咳逆倚息不得卧，支饮证也，属表寒里饮者，与小青龙汤主之，以发汗解表，散寒化饮，饮必随汗而解。

今青龙汤服后，更多唾，口燥者，为饮未解，仍在肺；所以然者，饮在里而无表寒，与小青龙汤有误也。误汗则阳伤，阴寒内盛，故寸脉沉，尺脉微，手足厥逆；下焦阳衰阴盛，肾中寒水循少阴经上乘于心，故气从少腹上冲胸咽；汗后阳微阴亏，营卫不行，故手足痹；虚阳浮于上，故其面翕热如醉状；在上之虚阳被阴寒所迫而退于下，结于厥阴，故因复下流阴股；肾阳虚，膀胱气化不行，故小便难；甚者阴阳逆乱，神无所主，魂魄不守，猝然昏仆，发为尸厥；刺厥阴肝经之募穴期门，调阴血以还其魂，刺巨阙调宗气，开心肺以守神定魄，继则固本培元，扶阳和阴，亦不可或缺也。

不发尸厥而气时复上冲者，为阴阳不和，寒水上逆之轻证，故与茯苓桂枝五味甘草汤主之，以通阳化气，下气降冲，治其气冲。

冲气即低，而反更咳、胸满者，虽冲气已平，肺饮仍甚，故用苓桂五味甘草汤去桂之宣散降冲，加干姜、细辛之辛热，温肺化饮，下气止咳，以治其咳满。

咳满即止，而更复渴者，为风寒咳满止，则邪去而津液亦伤，非支饮在肺也；此时下寒上虚，在下寒水乘虚上乘，故冲气复发；仍当与茯苓桂枝五味甘草汤主之，以通阳化气，下气降冲，治其气冲。以细辛、干姜为热药，易伤津液，故服之当遂渴。

今渴反止者，乃饮去而津液得化，故知原为支饮咳喘，而非风寒咳喘也。

支饮者，水饮阻遏，清阳不升，故法当眩冒；清阳不升，浊气不降，故眩冒者必呕。呕者，复加半夏和胃降逆，下气消饮，以去其水，故与苓甘五味姜辛汤去甘草之甜，加半夏汤主之。

水去呕止，其人形肿者，为肺气不宣，水郁浸肌肤，故加杏仁主之，以宣降肺气，利肺去饮。支饮形肿而体实者，其证应加麻黄，以其人汗后阳微阴亏，营卫不行，遂手足痹，故不纳之。若逆而纳之者，则重夺其阴而亡其阳，故必厥。所以然者，以其人血虚，麻黄发其表故也。

支饮眩冒而呕，形肿，若面热如醉，腹满，不大便者，此为饮热结于胃中，胃热上冲熏其面，故加大黄攻下泻热，以利胃气。

苓桂五味甘草汤方

茯苓四两　桂枝四两　甘草（炙）三两　五味子半升

上四味，以水八升，煮取三升，去滓，分温三服。

【评注】方中茯苓甘淡平，以利水消饮，健脾安神，为君。桂枝辛甘温，以通阳化气，下气降冲，为臣。五味子酸温，以敛肺滋肾，生津敛汗，收涩宁神，为佐。甘草甘平，以健脾补中，缓和药性，为使。四药合用，共奏通阳化气、下气降冲之功。

苓甘五味姜辛汤方

茯苓四两　甘草　干姜　细辛各三两　五味子半升

上五味，以水八升，煮取三升，去滓，温服半升，日三服。

【评注】方由苓桂五味甘草汤去桂枝加干姜、细辛而成。方中苓桂五味甘草汤去桂枝之宣散降冲，加干姜之辛热，以温中散寒，温肺化饮；加细辛之辛温，以祛风散寒，温肺化饮。诸药合奏温肺散寒、利水化饮之功。

苓桂五味甘草去甘草去桂加干姜细辛半夏汤方

茯苓四两　细辛　干姜各二两　五味子　半夏各半升

上五味，以水八升，煮取三升，去滓，温服半升，日三。

【评注】方由苓甘五味姜辛汤去甘草加半夏而成。方中苓甘五味姜辛汤去甘草之甜滞，以温肺散寒，利水化饮；加半夏之辛温，以和胃降逆，下气消饮。诸药合奏温肺化饮、和胃降逆之功。

苓甘五味加姜辛半夏杏仁汤方

茯苓四两　甘草三两　五味子半升　干姜三两　细辛三两　半夏半升
杏仁（去皮、尖）半升

上七味，以水一斗，煮取三升，去滓，温服半升，日三。

【评注】方由苓甘五味姜辛半夏汤加杏仁而成。方中苓甘五味姜辛半夏汤以温肺化饮，和胃降逆；加杏仁之苦温，以降气宣肺，利肺去饮。诸药合奏温肺化饮、降气和胃之功。

苓甘五味加姜辛半杏大黄汤方

茯苓四两　半夏半升　甘草三两　五味子半升　干姜三两　细辛三两
杏仁（去皮、尖）半升　大黄三两

上八味，以水一斗，煮取三升，去滓，温服半升，日三。

【评注】方由苓甘五味加姜辛半夏杏仁汤加大黄而成。方中苓甘五味加姜辛半夏杏仁汤以温肺化饮，降气和胃；加大黄之苦寒，以攻下泻热，通腑去积。诸药合奏温肺化饮、降气和胃、攻下泻热之功。

消渴小便不利淋病脉证并治第四十五

【评注】《医宗金鉴》作"小便利"，今据他本及篇中所论，改为"小便不利"。盖消渴、小便不利、淋病三者，皆有小便异常之证，故仲景合而论之，使学者不惑也。

一、消渴病

【评注】消渴，渴而多饮、多尿之病。今辑为消渴病论、治消渴病一方，以发仲景消渴病论治之要。

（一）消渴病论

厥阴之为病，消渴，气上冲心，心中疼热，饥而不欲食，食即吐蛔，下之利不止。

【评注】此条已见《辨厥阴病脉证并治》篇。厥阴病必见六证：消渴，一也；气上撞心，二也；心中疼热，三也；饥而不欲食，四也；食则吐蛔，五也；下之利不止，六也。此六者，厥阴病之纲也。盖厥阴在下极，为阴尽阳生之地，宗筋之所聚，阳气始升之处。厥阴经有肝经、心包经二经。肝经起于大趾丛毛之际，上循足跗上廉，去内踝一寸，上踝八寸，交出足太阴之后，上腘内廉，循股阴入毛中，过阴器，抵小腹，夹胃，属肝，络胆，上贯膈，布胁肋，循喉咙之后，上入颃颡，连目系，上出额，与督脉会于颠；其支者，从目系下颊里，环唇内；其支者，复从肝，别贯膈，上注肺。心包经起于胸中，出属心包络，下膈，历络三焦；其支者，循胸中出胁，下腋三寸，上抵腋，下循臑内，行手太阴、少阴之间，入肘中，下臂行两筋之间，入掌中，循中指出其端；其支者，别掌中，循小指、次指出其端。厥阴之病，本虚标实；邪入厥阴，属阴属阳，皆从其体；化寒化热，皆有其邪。素体阳盛，邪从热化，热灼阴津，引水自救，故消渴。厥阴为阳气始升之地，邪热循经上冲胸膈，故气上撞心、心中疼热；饥而不欲食、食则吐蛔者，为热能消谷，故饥；非不能食，乃蛔为大寒之物，喜温而恶寒，食入则蛔出，上迫胃气，蛔随吐而出，此惧吐蛔而不欲食也。若以其标之热实而下之，必重虚其本而损其阳，遂寒化而利不止。

寸口脉浮而迟，浮即为虚，迟即为劳，虚则卫气不足，劳则荣气竭。

【评注】劳，损也。寸口脉浮无力者，卫气弱也，为表虚，故曰浮即为虚、虚则卫气不足。浮而迟者，为卫弱而阳虚，营弱而血寒，营卫俱损，为劳损之证，故曰迟即为劳、劳则荣气竭。

跌阳脉浮而数，浮即为气，数即消谷而大坚，气盛则溲数，溲数即坚，坚数相抟，即为消渴。

【评注】坚，刚也，强也。跌阳脉，胃脉也。跌阳脉浮为胃气盛，数为胃气热，热则消谷太强。气盛则胃热，热则多饮，水渗膀胱则溲数；溲数则水消，消则复多食饮，故多食、多饮、溲数相合，即为消渴病。

跌阳脉数，胃中有热，即消谷引食，大便必坚，小便即数。

【评注】跌阳脉数，为胃中有热，而热能消谷，故即消谷引食；热灼津液，故大便必坚；渴而多饮，故小便即数。

（二）消渴病一方

肾气丸

男子消渴，小便反多，以饮一斗，小便一斗，肾气丸主之。

【评注】男子多气盛。今消渴多饮，小便反多，以饮一斗，即小便一斗，此为肾气不足，气不摄津，阳不化水，肾失所藏，故与肾气丸主之，以补肾助阳，益火之源。

二、小便不利病五方

【评注】仲景治小便不利病，有五苓散、猪苓汤、白虎加人参汤、文蛤散、瓜蒌瞿麦圆五方，今辑注于下。

1. 五苓散

脉浮，小便不利，微热消渴者，宜利小便、发汗，五苓散主之。

【评注】此条已见《辨太阳病脉证并治》篇。脉浮、微热者，太阳脉证也；小便不利者，水蓄太阳腑，膀胱气化不行也；消渴者，津伤液少，复邪热劫津，虽饮水而不化津，渴不减也。邪在太阳表，故当发汗；水停太阳腑，故宜利小便。与五苓散主之，使太阳表解，膀胱气化，水饮得行，小便得利，则津生、渴止、热除矣。

渴欲饮水，水入则吐者，名曰水逆，五苓散主之。

【评注】此条已见《辨太阳病脉证并治》篇。渴欲饮水、水入则吐者，此水停膀胱，水不化津，必小便不利；水入则拒，逆而吐也，故名曰水逆。与五苓散外发皮毛，里化水饮，通利小便，则外解里和也。

2. 猪苓汤

脉浮发热，渴欲饮水，小便不利者，猪苓汤主之。

【评注】此条已见《辨阳明病脉证并治》篇。脉浮发热，阳明外热也；热伤津液，故渴欲饮水；饮水多而不化津，故饮而渴不解，小便不利。此乃热盛伤阴、多饮不化、水热互结之证，故猪苓汤主之，以清热养阴利水。

猪苓汤方

猪苓（去皮）　茯苓　阿胶　滑石　泽泻各一两

上五味，以水四升，先煮四味，取二升，去滓，内胶烊消，温服七合，日三服。

【评注】方中猪苓、茯苓、泽泻甘淡，以利水渗湿；猪苓、茯苓性平，猪苓力专利水渗湿，茯苓更兼健脾；泽泻性寒，并泄邪热。滑石甘淡，性寒而滑，以清热利水通淋。阿胶甘平而润，以补阴血，滋阴润燥。五药合用，共奏清热、育阴、利水之功。

3. 白虎加人参汤

渴欲饮水，口干舌燥者，白虎加人参汤主之。

【评注】此条已见《辨阳明病脉证并治》篇。渴欲饮水、饮而小便利、口干舌燥者，为热盛伤津之证，故与白虎加人参汤主之，以清热泻火，生津止渴。

4. 文蛤散

渴欲饮水不止者，文蛤散主之。

【评注】渴欲饮水不止者，为热伤阴津，水入不化之证，必见小便不利，与文蛤散主之，以养阴生津，清热利水，软坚散结。盖文蛤一药，俗称蛤蜊，味咸，性寒，有滋阴生津、清热利水、除烦止渴、化痰软坚之功，治热伤阴津，水入不化，渴欲饮水不止者，甚为合拍，确有良效。五倍子亦有文蛤之名，《医宗金鉴》用之治渴欲饮水不止者，亦屡试屡验。然五倍子酸涩寒，有敛肺降火、涩肠固精、敛汗止血之功，治消渴多饮，饮入即消，多尿不禁，复渴欲饮水不止者，亦效。

文蛤散方

文蛤五两

上一味，杵为散，以沸汤五合，和服方寸匕。

5. 瓜蒌瞿麦圆

小便不利者，有水气，其人苦渴，瓜蒌瞿麦圆主之。

【评注】小便不利，腹中冷者，为有阴寒水气结于下焦，膀胱气化不行也；水不化津，上热而燥也，故其人苦渴；与瓜蒌瞿麦丸主之，以温下清上，化气利水，生津润燥。

瓜蒌瞿麦丸方

瓜蒌根（即花粉）二两　茯苓三两　薯蓣三两　附子（炮）一枚　瞿麦一两

上五味，末之，炼蜜丸梧子大，饮服三丸，日三服。不知，增至七八丸。以小便利，腹中温为知。

【评注】方中瓜蒌根苦甘寒，以清热生津，为君。瞿麦苦寒，以利水通淋，为臣。茯苓甘淡平，以利水渗湿，健脾安神；薯蓣（山药）甘平，以益气养阴，补益脾肺，补肾固精；附子辛热，以温肾助阳，散寒暖中，共为佐。蜜甘平，以补中缓急，调和药性，为使。诸药合用，共奏温下清上、化气利水、生津润燥之功。服后以小便利、腹中温为知。知，取效也。

三、淋病

【评注】淋病，为尿频、急、痛，淋沥不尽之病，与小便不利不同，仲景有淋病论、治淋病三方，今辑注于下。

（一）淋病论

淋之为病，小便如粟状，少腹弦急，痛引脐中。

【评注】淋之为病，小便频数短涩，滴沥刺痛，欲出未尽也；其或由膀胱湿热，或由气滞湿郁，或由脾肾虚损，湿积不化，膀胱气化不行，甚则热灼阴伤而成砂石，故有小便如粟状、少腹弦急、痛引脐中腰腹之证。

淋家不可发汗，发汗必便血。

【评注】此条已见《辨坏病脉证并治》篇中。淋家，谓久患淋病之人也。淋病多属下焦湿热，膀胱不利；或肾虚寒湿，气化不行。前者发汗，虽去其湿而必助其热，热灼阴络，迫血妄行，故二便皆可下血；后者发汗，虽去其湿而必伤其气，气不摄血，血液离经，故亦可便血也。

（二）淋病三方

小便不利，蒲灰散主之，滑石白鱼散，茯苓戎盐汤并主之。

【评注】小便不利如淋，频数短涩，滴沥刺痛，欲出未尽，或尿血，甚则少腹弦急，痛引脐中、腰腹者，此为湿热瘀结，膀胱气化不行，与蒲灰散主之，以利水通淋，清热凉血，活血化瘀。又小便不利如淋，频数短涩，滴沥刺痛，欲出未尽，少腹弦急，尿血者，此为湿热瘀结，阴络受伤，膀胱气化不利，与滑石白鱼散主之，以利水通淋，清热凉血，活血止血。若小便不利如淋，短涩滴沥，欲出未尽，尿赤，纳差神疲，腰酸者，此为脾肾不足，湿热蕴结，膀胱气化不行，与茯苓戎盐汤主之，以健脾利湿，益肾通淋。

蒲灰散方
蒲灰七分　滑石三分

上二味，杵为散，饮服方寸匕，日三服。

【评注】方中生蒲黄甘平，以利水通淋，消瘀止血，其形如灰，故名蒲灰。滑石甘淡寒，以利水通淋，清热利湿。二药合用，共奏利水通淋、清热凉血、活血化瘀之功。

滑石白鱼散方

滑石二分　乱发（烧）三分　白鱼二分

上三味，杵为散，饮服半钱匕，日三服。

【评注】方中滑石甘淡寒，以利水通淋，清热利湿。乱发炭（血余炭）苦平，以止血化瘀。白鱼（衣鱼）咸温，以利尿通淋。三药合用，共奏利水通淋、清热凉血、活血止血之功。

茯苓戎盐汤方

茯苓半斤　白术二两　戎盐弹丸大一枚

上三味，以水五升，煮取三升，分温三服。

【评注】方中茯苓甘淡平，以利水渗湿，健脾安神。白术苦甘温，以补气健脾，燥湿利水。戎盐咸寒入肾，以益肾泄热，利湿通淋。三药合用，共奏健脾利湿、益肾通淋之功。

水气病脉证并治第四十六

【评注】水气病，水邪为患也。今从水气病论、治水气病三方、五脏水病、气分血分水病、五水病论治等五者，辑而注之，以发仲景论治水气病之要妙。

一、水气病论

少阴脉紧而沉，紧则为痛，沉则为水，小便即难，脉得诸沉者，当责有水，身体肿重。

【评注】少阴脉，肾脉也，紧主寒，沉主里。少阴脉紧而沉，为肾阳不足，阴寒内盛，寒凝内外，在外则身痛，在里则腹痛，故曰紧则为痛；肾阳虚不能主水，水液内停，故曰沉则为水；肾不气化，故小便即难。诸脉皆沉、身体肿重者，为水湿泛溢肌肤，阻遏营卫，故当责有水也。

寸口脉浮而迟，浮脉则热，迟脉则潜，热潜相搏，名曰沉。趺阳脉浮而数，浮脉即热，数脉即止，热止相搏，名曰伏。沉伏相搏，名曰水。沉则络脉虚，伏则小便难，虚难相搏，水走皮肤，即为水矣。

【评注】潜，藏也，没入水中也。止，阻遏也。寸口脉浮而迟，浮脉则表热，迟脉则有寒，热被寒水阻遏，气血内沉，故名曰沉。趺阳脉浮而数，浮数即为外热，热被水气阻遏，水热相搏不行，水遏脉道，气血沉伏，故名曰伏。水遏脉伏，故名曰水。气血沉伏，则络脉空虚；水气沉伏，气化不行，则小便难；水气不随小便而出，乘络脉之虚，泛溢而走皮肤，即为水气病矣。

趺阳脉当伏，今反紧，本自有寒，疝瘕，腹中痛，医反下之，下之则胸满短气。趺阳脉当伏，今反数，本自有热，消谷，小便数，今反不利，此欲作水。

【评注】有水者，趺阳脉当伏，今反紧，此非有水，为其人平素有寒，寒凝于腹，故疝瘕、腹中痛；医反以燥实误下之，必重虚其里而寒更甚，寒漫上焦，胸阳不振，故胸满短气。有水者，趺阳脉当伏，今反数，消谷，小便数者，此非有水，为其人平素有热，胃热消谷，脾不为胃行津液而偏渗膀胱。若趺阳脉数、消渴、反小便不利者，为胃热渴饮，饮水过多，水入不化，故此欲作水病也。

寸口脉弦而紧，弦则卫气不行，即恶寒，水不沾流，走于肠间。

【评注】不沾，不得也。寸口脉弦而紧，弦脉主饮，紧脉主寒。水饮停于表，则卫气不行；寒束于表，即恶寒；皮毛被闭，水饮不得随汗外流，内走于肠间，遂成痰饮；泛溢肌肤，则为水气病。

问曰：病者苦水，面目、身体、四肢皆肿，小便不利。脉之，不言水，反言胸中痛，气上冲咽，状如炙肉，当微咳喘。审如师言，其脉何类？师曰：寸口脉沉而紧，沉则为水，紧则为寒；沉紧相搏，结在关元，始时当微，年盛不觉，阳衰之后，荣卫相干，阳损阴盛，结寒微动，肾气上冲，咽喉塞噎，胁下急痛。医以为流饮，而大下之。气击不去，其病不除；后重吐之，胃家虚烦，咽燥欲饮水，小便不利，水谷不化，面目手足浮肿。又与葶苈圆下水，当时如小瘥，食饮过度，肿复如前，胸胁苦痛，象若奔豚，其水扬溢，则浮咳喘逆。当先攻击冲气，令止，乃治咳，咳止其喘自瘥，先治新病，病当在后。

【评注】病者患水肿病，面目、身体、四肢皆肿，小便不利。诊其脉，寸口脉沉而紧，病者不言水肿，反言胸中痛，气上冲咽，状如炙肉，微咳喘。问其理为何？仲师曰：寸口脉沉而紧，沉则为水，紧则为寒；寒水相搏于里，结在下焦关元，始时邪尚微，年轻体盛之时，邪不能动，故不觉；年老阳衰之后，营卫不和，阳损阴盛，则下焦所结寒水开始微动，沿足少阴肾经上冲咽喉，故咽喉塞噎；沿足厥阴肝经上冲，则胁下急痛。医误以为是水饮流于胸胁，而与十枣汤大下之，阳气更伤，寒水结而不去，其病不除。后误以邪在上不去，而与瓜蒂散重吐之，更伤胃气而亡胃津，胃燥津枯，故胃家虚烦、咽燥欲饮水；阳虚寒水不化，故小便不利；中寒不运，故水谷不化；寒水泛溢肌肤，故面目手足浮肿。又与葶苈圆利水，当时应小瘥，然又食饮过度，肿复如前，寒水沿厥阴经上冲，故胸胁苦痛；沿少阴经上冲咽喉，故象若奔豚；其水扬溢，浮于上焦，则咳喘气逆。此时当先与茯苓桂枝五味甘草汤主之，以通阳化气，下气降冲，治其气冲。令冲气止，乃治其咳；咳止则气下，其喘自瘥。此为先治新病，后治旧病。

问曰：病下利后渴饮水，小便不利，腹满阴肿者，何也？答曰：此法当病水，若小便自利及汗出者，自当愈。

【评注】病下利后而津伤，故渴欲饮水；当少少与饮，令胃气和则渴止。今饮水过多，小便不利，为饮入不化，水液内停，则腹满阴肿，故曰此法当病水。若小便自利及汗出者，则津液得化，水从下从外而出，故自当愈。

夫水病人，目下有卧蚕，而目鲜泽，脉伏，其人消渴。病水腹大，小便不利，其脉沉绝者，有水可下之。

【评注】有卧蚕，谓微肿也。水病之人，其轻者，水邪不甚，外泛肌肤，故目下微肿，面目鲜泽；水湿泛溢肌肤，阻遏营卫，故脉沉伏；水不化津，故其人消渴。水病甚者，则外泛而内浸，故腹大、小便不利；其脉沉绝者，为水甚阻遏脉道，营卫不行。此为水甚不去，故可下之，以泻其水。

师曰：诸有水者，腰以下肿，当利小便；腰以上肿，当发汗乃愈。

【评注】腰以上属阳，阳主外；腰以下属阴，阴主内。腰以上肿，为水在表，故当发汗，使水从汗解，自可愈也。腰以下肿，为水在里，故当利小便，使水从小便而去，必愈。

水病脉出者，死。

【评注】水病脉多沉，若脉反浮大无根者，为邪已入脏，元气外散，故死。

二、水气病三方

【评注】仲景治水气病，有越婢加术汤、麻黄附子汤、杏子汤三方，此为治水气病之基本方，而分治各类水病，则下更有详论。

1. 越婢加术汤

里水者，一身面目黄肿，其脉沉，小便不利，故令病水；假如小便自利，此亡津液，故令渴也。越婢加术汤主之。

【评注】里有水者，若一身面目黄肿者，为水甚于外；其脉仅沉而不沉绝，小便不利者，为里虽有水而未甚。假如小便自利而渴者，此亡津液之渴，非有水之渴也。治表里有水，表甚于里者，与越婢加术汤主之，以发汗利水，健脾化湿。

2. 麻黄附子汤、杏子汤

水之为病，其脉沉小，属少阴。浮者为风，无水虚胀者为气。水，发其汗即已。脉沉者，宜麻黄附子汤；浮者，宜杏子汤。

【评注】水之为病，其脉沉小，恶寒者，属少阴阳虚，水泛太阳，阻遏脉道，故宜麻黄附子汤，以温阳发汗，化气行水。脉浮、恶风者，为风水，发其汗即已，故宜杏子汤，以发汗解表，宣肺利水。脉浮、恶风、虚胀者，此为无水，乃风搏结于外，气不通于内，气化不行，不与水结，故为气。

麻黄附子汤方

麻黄三两　甘草二两　附子（炮）一枚

上三味，以水七升，先煮麻黄，去上沫，内诸药，煮取二升半，温服八合，日三服。

【评注】方中麻黄辛温，以发汗解表，利水消肿。附子辛热，以温肾助阳，散寒固表。甘草甘平，以补中益气，调和药性。三药合用，共奏温阳发汗、化气行水之功。

杏子汤方

麻黄四两　杏仁五十个　甘草（炙）二两

上水七升，先煮麻黄，减二升，去上沫，内诸药煮取三升，去滓，温服一升，得汗止服。

【评注】方中麻黄辛温，以发汗解表，利水消肿。杏仁苦温，以利肺下气。甘草甘平，以补中益气，调和药性。三药合用，共奏发汗解表、宣肺利水之功。

三、五脏水病论

肝水者，其腹大，不能自转侧，胁下腹痛，时时津液微生，小便续通。

【评注】肝水者，水在肝经，行于两胁，内应于腹，水遏气机，故其腹大；经气被水阻遏，故不能自转侧、胁下腹痛；肺脾肾尚能代谢水液，津液尚得化，故时时津液微生，小便续通。

心水者，其身重，而少气不得卧，烦而躁，其人阴肿。

【评注】心水者，水浸血脉，营卫不行，故其身重；心阳虚衰，故少气；心被水遏，卧则上逆更甚，故不得卧；神不得安，故烦而躁；心火不能下济肾水，水聚于下而不化，故其人阴肿。

脾水者，其腹大，四肢苦重，津液不生，但苦少气，小便难。

【评注】脾水者，水在中焦及四肢，水湿阻遏，内则中阻不运，水液结聚，故其腹大；外则营卫不行，故四肢苦重；脾胃不运，气血不生，津液不行，故苦少气，小便难。

肺水者，其身肿，小便难，时时鸭溏。

【评注】肺水者，水在上焦及皮毛，故其身肿；水不下输膀胱，而走肺之腑大肠，故小便难，时时鸭溏。

肾水者，其腹大脐肿，腰痛不得溺，阴下湿，如牛鼻上汗，其足逆冷，面反瘦。

【评注】肾水者，水在下焦，故其腹大脐肿，阴下湿，如牛鼻上汗；下焦阳虚寒盛，气化不行，故腰痛不得溺，其足逆冷；寒水蕴结于下，气血不荣于上，则下肿而上瘦，故面反瘦。

四、血分气分水病

【评注】仲景据水与血、水与气相搏之不同，有血分水病、气分水病之异，今分而辑之。

（一）血分水病论

师曰：寸口脉沉而迟，沉则为水，迟则为寒，寒水相搏，趺阳脉伏，水谷不化，脾气衰则鹜溏，胃气衰则身肿。少阳脉卑，少阴脉细，男子则小便不利，妇人则经水不通，经为血，血不利则为水，名曰血分。

【评注】鹜，鸭也。卑，微也。少阳，此谓阳不足也。少阴，此谓阴不足也。寸口脉沉而迟，沉主里主水，迟主虚主寒。寒水相搏于中焦，胃阳被遏，故趺阳脉伏；脾胃阳虚，水谷不化，则鹜溏；土不制水，泛溢肌肤，则身肿。阳不足则脉动无力而微；阴不足则脉道不充而细。男子阳虚，则膀胱气化不利；阴虚，则膀胱津液不充，故小便不利。妇人阳虚，则阴血不温，经水不行；阴虚，则营血不充，故经水不通。经水为阴血，阳虚不温，阴血不利，聚而为水，故名曰血分，即因血结而致水病之谓也。

（二）气分水病论

师曰：寸口脉迟而涩，迟则为寒，涩为血不足；趺阳脉微而迟，微则为气，迟则为寒。寒气不足，则手足逆冷；手足逆冷，则荣卫不利；荣卫不利，则腹满肠鸣相逐，气转膀胱；荣卫俱劳，阳气不通，即身冷；阴气不通，即骨疼。阳气前通则恶寒，阴气前通则痹不仁。阴阳相得，其气乃行，大气一转，其气乃散，实则失气，虚则遗溺，名曰气分。

【评注】劳，损也。前，先也。通，行也。阳气，卫气也。阴气，营气也。大气，邪气也。寸口脉迟而涩，迟主虚主寒，涩主血少而脉道不利。趺阳脉微而迟，微主胃中阳气微，迟主胃中阴寒盛。气血不足，寒凝于外，营卫不行，故手足逆冷；阳气不足，寒凝于中，则脾胃不运，故腹满肠鸣相逐；今邪转太阳膀胱经，寒邪在表，则营卫不利。寒损营卫，卫阳被遏，卫气不通，即身冷而痹不仁；寒凝营阴，营气不通，即身痛骨疼。脉外卫气先通者，脉中营气仍寒甚而凝，故有知觉而恶寒；脉中营气先通者，脉外卫气仍被寒所闭，故无知觉而痹不仁。营卫和者，则营卫俱行，邪气一转太阳，则邪将向外而散；其实者，则走阳明腑，从下随矢气而去，故失气；其虚者，则走太阳腑，从下随小便而出。此名曰气分，即因气结而致水病之谓也。

（三）气分水病二方

【评注】血分水病，仲景有病论而无治方。气分水病，则治有桂枝去芍药加麻黄附子细辛汤、枳实白术汤二方，今辑注于下。

1. 桂枝去芍药加麻黄附子细辛汤

气分，心下坚，大如盘，边如旋杯，水饮所作，桂枝去芍药加麻黄附子细辛汤主之。

【评注】此条"旋杯"与下条之"旋盘"比较，旋盘形大而边薄，为气结而饮不甚；旋杯边高而紧束，为寒气凝结，饮聚较甚。言气分之病，见心下坚，大如盘，边如旋杯者，此为外有寒气结聚，气不行水，水饮停留于中所致，与桂枝去芍药加麻黄附子细辛汤主之，以发汗解表，温中散寒，通阳化饮。

桂枝去芍药加麻黄细辛附子汤方

桂枝三两　生姜三两　甘草二两　大枣十二枚　麻黄　细辛各一两　附子（炮）一枚

上七味，以水七升，煮麻黄，去上沫，内诸药，煮取二升，分温三服。当汗出如虫行皮中即愈。

【评注】方由桂枝汤合麻黄附子细辛汤去芍药而成。方中桂枝汤去芍药之酸寒收敛，以散寒解肌，通阳化气；麻黄附子细辛汤以发汗解表，温中化饮。诸药合奏发汗解表、温中散寒、通阳化饮之功。

2. 枳实白术汤

心下坚，大如盘，边如旋盘，水饮所作，枳实白术汤主之。

【评注】上有"气分，心下坚，大如盘，边如旋杯，水饮所作，桂枝去芍药加麻黄附子细辛汤主之"一条，故知此条亦当有"气分"二字。旋盘，转碟也。心下坚，大如盘，边如转碟之状，此气已结，而水饮在心下欲结而未结之兆，与枳实白术汤主之，以行气消痞，健脾利水。

枳实白术汤方

枳实七枚　白术二两

上二味，以水五升，煮取三升，分温三服。腹中耎即当散也。

【评注】方中枳实苦辛微寒，以行气消积，化痰除痞。白术苦甘温，以益气健脾，燥湿利水。二药合用，共奏行气消痞、健脾利水之功。服后腹中软，则水气当散也。

五、五水病

【评注】仲景论水气病，又有风水、皮水、正水、石水、黄汗五者，其论风水、皮水、黄汗犹详，唯正水、石水二者，有论无方。今辑以五水病论、治风水病二方、治皮水病四方、治黄汗病二方四者，分而注之。

（一）五水病论

师曰：病有风水，有皮水，有正水，有石水，有黄汗。风水其脉自浮，外证骨节疼痛，恶风；皮水其脉亦浮，外证胕肿，按之没指，不恶风，其腹如鼓，不渴，当发其汗；正水其脉沉迟，外证自喘；石水其脉自沉，外证腹满不喘；黄汗其脉沉迟，身发热，胸满，四肢头面肿，久不愈，必致痈脓。

【评注】水肿病有五：一风水，二皮水，三正水，四石水，五黄汗。风水者，水与风相搏于表也，其证有四：先颜面浮肿，一也；其脉自浮，二也；骨节疼痛，三也；恶风，四也。皮水者，水与湿外闭于皮毛也，其证有六：遍身浮肿，一也；其脉亦浮，二也；胕肿甚，按之没指，三也；不恶风，四也；其腹如鼓，五也；不渴，六也。风水、皮水，水皆在外，故当发其汗。正水者，水在上焦也，其证有三：腰以上肿，一也；其脉沉迟，二也；外证自喘，三也。石水者，水在中下二焦，其证有四：腰以下肿，一也；其脉自沉，二也；腹满，三也；不喘，四也。正水、石水，水皆在里，故当利小便。黄汗者，外热熏灼水湿，水热互结，汗出黄如柏汁也，其证有五：其脉沉迟，一也；身发热，二也；胸满，三也；四肢头面肿，四也；久不愈，必致痈脓，五也。

脉浮而洪，浮则为风，洪则为气。风气相搏，风强则为瘾疹，身体为痒，痒为泄风，久为痂癞；气强则为水，难以俯仰。风气相击，身体洪肿，汗出乃愈。恶风则虚，此为风水；不恶风者，小便通利，上焦有寒，其口多涎，此为黄汗。

【评注】洪肿，肿胀也。脉浮而洪，浮为风在表，风胜则泄；洪为气强盛，气盛则热。风热相搏，风强则伤卫，风郁于皮毛，故为瘾疹、身痒，名为泄风；瘙抓皮破，则久而为痂癞。气强则热，热伤则肿，与水搏结，轻则风与水搏于表，甚则热与水搏于里，筋脉不舒，故难以俯仰。风热与水搏击于外，则身体肿胀、恶风；风为虚邪，故恶风则表虚。此为风水病，当发其汗，故汗出乃愈。不恶风者，邪不在表；小便通利者，邪不在中下焦；其口多涎者，为上焦有寒；其脉沉迟、身发热、胸满、四肢头面肿，为里有水，外有热。外热熏灼水湿，水热互结，必汗出黄如柏汁，此为黄汗病。

太阳病脉浮而紧，法当骨节疼痛，反不疼，身体反重而酸，其人不渴，汗出即愈，此为风水。恶寒者，此为极虚，发汗得之。渴而不恶寒者，此为皮水。身肿而冷，状如周痹，胸中窒不能食，反聚痛，暮躁不得眠，此为黄汗，痛在骨节。咳而喘，不渴者，此为脾胀，其状如肿，发汗即愈。然诸病此者，渴而下利，小便数者，皆不可发汗。

【评注】太阳病脉浮而紧者，若为伤寒，法当恶风寒、骨节疼痛；今骨节不疼，身体反重而酸，面目浮肿，其人不渴，此为风与水相搏在表之风水病；当发其汗，汗出即愈。若汗后恶寒反甚者，此为发汗太过，使阳气极虚所致，故曰发汗得之。若身重浮肿，渴而不恶寒者，此非邪已入里，乃水湿闭于皮毛之皮水病。若身肿而冷、状如周痹、胸中窒不能食、反聚痛，为寒水聚于内；暮躁不得眠，为邪热郁于外，此为黄汗病之先兆。若其状如肿、痛在骨节、咳而喘、不渴者，为寒水郁于肌腠，外闭皮毛骨节，内迫肺气，其肿在肌肉，脾主之，故名脾胀。上之四病，此时邪皆在外，故发汗即愈。若四病此时见渴而下利、小便数者，为邪在里，故皆不可发汗。

寸口脉沉滑者，中有水气，面目肿大有热，名曰风水；视人之目窠上微拥，如蚕新卧起状，其颈脉动，时时咳，按其手足上，陷而不起者，风水。

【评注】风水多脉浮，恶风，骨节疼痛。今寸口脉沉滑、面目浮肿者，沉为有水气，滑为有热；或视人之目窠上微拥，如蚕新卧起状，其颈人迎脉动甚，时时咳，按其手足上、陷而不起者，为水在上在外，皆风水之脉证也。

（二）风水病二方

【评注】仲景治风水病，有防己黄芪汤、越婢汤二方，今辑注于下。

1. 防己黄芪汤

风水脉浮，身重，汗出恶风者，防己黄芪汤主之。腹痛加芍药。

【评注】风水脉浮，一身悉肿，汗出恶风者，当发其汗。今身重不肿，汗出不愈，仍恶风者，为表已虚，不可发汗，故与防己黄芪汤主之，以祛风固表，利水化湿。腹痛者，为里不和，故加芍药，以缓急调中。

2. 越婢汤

风水恶风，一身悉肿，脉浮不渴，续自汗出，无大热，越婢汤主之。恶风加附子。

【评注】风水恶风，一身悉肿，脉浮不渴，续自汗出，身微热者，为风与水相搏于表，而表未虚，故与越婢汤主之，以发汗解表，疏风利水。若恶风甚者，为表阳虚，故加附子，以温阳固表。

越婢汤方

麻黄六两　石膏半斤　生姜三两　甘草二两　大枣十五枚

上五味，以水六升，先煮麻黄，上去沫，内诸药，煮取三升，分温三服。

恶风者，加附子一枚，炮。风水，加术四两。

【评注】方中麻黄辛温，以发汗解表，利水消肿，为君。石膏辛甘寒，以清其热，为臣。生姜辛温，以发汗解表，温中和胃；大枣甘温，以补中益气，养血安神，共为佐。甘草甘平，以补中健脾，调和药性，为使。五药合用，共奏发汗解表、清热疏风、利水消肿之功。表阳虚而恶寒甚者，加附子之辛热，以温阳固表。水气甚者，加白术之苦甘温，以益气健脾，燥湿利水。

（三）皮水病四方

【评注】仲景治皮水病，有防己茯苓汤、越婢加术汤、甘草麻黄汤、蒲灰散四方，今分辑于下。

1. 防己茯苓汤

皮水为病，四肢肿，水气在皮肤中，四肢聂聂动者，防己茯苓汤主之。

【评注】聂聂，轻微也。皮水为病，四肢肿、皮下如有水微动者，为脾虚气弱，水湿不运，水气在皮肤中，故与防己茯苓汤主之，以益气健脾，通阳利水。

防己茯苓汤方

防己三两　黄芪三两　桂枝三两　茯苓六两　甘草三两

上五味，以水六升，煮取二升，分温三服。

【评注】方中防己苦辛寒，以利水消肿，祛风除湿，为君。茯苓甘淡平，以利水消肿，渗湿健脾，为臣。黄芪甘温，以补气健脾，利水消肿，益卫固表；桂枝辛温，以发汗解肌，通阳化气，温经散寒，共为佐。甘草甘平，以补中健脾，调和药性，为使。五药合用，共奏益气健脾、通阳利水之功。

2. 越婢加术汤、甘草麻黄汤

里水，越婢加术汤主之，甘草麻黄汤亦主之。

【评注】里，当是"裹"之误。谓皮水，其腹如鼓，状似皮囊裹水之形，故名裹水。发汗则皮透，皮透则水泄。皮水表实有热者，与越婢加术汤主之，以发汗解表，疏风利水，益气健脾。皮水表实无热者，与甘草麻黄汤主之，以发汗解表，则水随汗泄而去。

越婢加术汤方

于越婢汤中加术四两

【评注】方中越婢汤以发汗解表，清热疏风，利水消肿；加白术之苦甘温，以益气健脾，燥湿利水。诸药合奏发汗解表、疏风利水、益气健脾之功。

甘草麻黄汤方

甘草二两　麻黄四两

上二味，以水五升，先煮麻黄，去上沫，内甘草，煮取三升，温服一升，重复汗出，不汗再服，慎风寒。

【评注】方中麻黄辛温，以发汗解表，利水消肿。甘草甘平，以补中健脾，调和药性。二药合用，共奏发汗解表、利水消肿之功。

3. 蒲灰散

厥而皮水者，蒲灰散主之。

【评注】皮水而手足厥冷，且不恶寒、小便短赤者，为水闭于皮毛，阳郁而不宣，故与蒲灰散主之，以清热利尿，化湿通淋。

（四）黄汗病二方

【评注】仲景治黄汗病，有黄芪芍药桂枝苦酒汤、桂枝加黄芪汤二方，今分辑于下。

1. 黄芪芍药桂枝苦酒汤

问曰：黄汗之为病，身体肿，发热，汗出而渴，状如风水，汗沾衣，色正黄如柏汁，脉自沉，何从得之？师曰：以汗出入水中浴，水从汗孔入得之，宜黄芪芍药桂枝苦酒汤主之。

【评注】黄汗之为病，身体肿、发热、汗出而渴、状如风水之肿、汗沾衣、色正黄如柏汁、脉自沉者，乃以汗出入水中冷浴，冷水从汗孔入于皮腠而得之。此寒水外闭，故身体肿、状如风水；热郁肌肉，热灼津伤，故发热而渴；肌热蒸水为汗，故汗沾衣、黄如柏汁；寒水外闭，故脉自沉。宜黄芪芍药桂枝苦酒汤主之，以解肌和表，养营固卫，泄热止汗。

黄芪芍药桂枝苦酒汤方

黄芪五两　芍药三两　桂枝三两

上三味，以苦酒一升，水七升相和，煮取三升，温服一升。当心烦，服至六七日乃解。若心烦不止者，以苦酒阻故也。

【评注】苦酒，米醋也。方中桂枝辛温，以祛风解肌，通阳达表。芍药苦酸凉，以养血敛阴，清热和营。黄芪甘温，以补气固卫，健脾利水，托毒生新。苦酒（醋）苦酸温，收敛津液而止汗。四药合用，共奏解肌和表、养营固卫、泄热止汗之功。服后汗止而郁热不得泄，故当心烦；服至六七日，营卫和则热自退，故解。若仍心烦不止者，以苦酒酸敛，阻其热透故也，可去之。

2. 桂枝加黄芪汤

黄汗之病，两胫自冷；假令发热，此属历节。食已汗出，又身常暮卧盗汗出者，此劳气也。若汗出已，反发热者，久久其身必甲错；发热不止者，必生恶疮。若身重，汗出已辄轻者，久久必身𦟀，𦟀即胸中痛，又从腰以上必汗出，下无汗，腰髋弛痛，如有物在皮中状，剧者不能食，身疼重，烦躁，小便不利，此为黄汗，桂枝加黄芪汤主之。

【评注】劳，损也。辄，即也。黄汗之病，两胫自冷。假令发热、胫冷、骨节肿痛、痛处黄汗出者，此属历节病，非黄汗病也。若食后汗出，又身常暮卧盗汗出者，为胃有热而卫表不固，此劳损而卫气虚也。表热者，汗出则热退；若汗出后，反发热者，为热在里，久则营阴干枯，肌肤不荣，故其身必肌肤甲错。若汗后发热不止者，为里热炽盛，热胜肉腐，故必生恶疮。若身重，汗出身即暂轻，后身再重者，为湿蕴在外，汗出而湿暂去也；久则湿郁化热，郁蒸于上，滞阻胸膈，故必身𦟀、胸中痛；湿热郁蒸于外，津液外泄，故从腰以上必汗出；阴寒困于下，寒湿郁滞于外，故腰以下无汗、腰髋弛痛、如有物在皮中状、两胫自冷。剧者则寒湿阻滞中下二焦，故不能食、身疼重、小便不利；湿热郁蒸上焦，故烦躁；甚则蒸津成汗，色黄如柏汁，此为黄汗病。与桂枝加黄芪汤主之，以祛风解肌，调和营卫，益气固表。

桂枝加黄芪汤方

桂枝　芍药各二两　甘草二两　生姜三两　大枣十二枚　黄芪二两

上六味，以水八升，煮取三升，温服一升，须臾，饮热稀粥一升余，以助药力，温覆取微汗，若不汗更服。

【评注】方由桂枝汤加黄芪而成。方中桂枝汤祛风解肌，调和营卫。黄芪甘温，以补气健脾，益卫固表。诸药合奏祛风解肌、调和营卫、益气固表之功。服如桂枝汤法，取微汗为度。

黄疸病脉证并治第四十七

【评注】黄，脾土之色也。黄疸，为湿困于脾，瘀而不行之病。今以黄疸病论、治黄疸病七方、谷疸病、酒疸病、黑疸病、女劳疸病等六者，辑而注之。

一、黄疸病论

寸口脉浮而缓，浮则为风，缓则为痹，痹非中风。四肢苦烦，脾色必黄，瘀热以行。

【评注】寸口脉浮而缓，浮则风在外，故为风；迟缓则营卫不行，故为痹；痹病与中风病不同，故非中风。湿热郁于四肢，故四肢苦烦。脾主四肢，其在色为黄。瘀热郁蒸于脾，行于肌表，身必发黄而成黄疸病。

脉沉，渴欲饮水，小便不利者，皆发黄。

【评注】脉沉主里。渴欲饮水，为里有热；小便不利者，为水湿不化也；热与湿结不行，瘀热郁蒸，故皆发黄。

疸而渴者，其疸难治；疸而不渴者，其疸可治。发于阴部，其人必呕；发于阳部，其人振寒而发热也。

【评注】阴部，里也。阳部，外也。黄疸之治，在外可发汗，在里可利小便。若黄疸而渴不止者，内热甚而津已伤，发汗、利尿皆不可行，故其疸难治。若黄疸而不渴者，则发汗、利尿皆可随证施行，故其疸可治。疸发于里者，湿热郁蒸于中，故其人必呕；疸发于外者，湿热郁于表，故其人振寒而发热也。

腹满，舌痿黄，躁不得睡，属黄家。

【评注】腹满、舌痿身黄、躁不得睡者，为瘀热郁蒸，湿热内结化燥之发黄，故属黄家。此已成实，当下之而解。

师曰：病黄疸，发热、烦喘、胸满、口燥者，以病发时，火劫其汗，两热相得，然黄家所得，从湿得之，一身尽发热而黄，肚热，热在里，当下之。

【评注】病黄疸，发热、烦喘、口燥者，为热盛于里；胸满，为湿盛于内。治当清热化湿，通利小便。若病发时，误以火劫其汗，两热相加，与黄家之湿相合，瘀热极盛，郁蒸于里，则一身尽发热而黄，肚热。此为实热在里，故当下之，以泻湿热盛邪。

黄疸之病，当以十八日为期，治之十日以上瘥，反剧为难治。

【评注】黄疸之病，病发于太阴，盖发于阴者，六日愈。三六一十八，俗语言"事不过三",故当以十八日为期。治之十日以上则当瘥,然治之十八日反剧者,为邪盛正虚,土衰木乘,病已复杂,故难治。

二、黄疸病七方

【评注】仲景治黄疸病,有桂枝加黄芪汤、大黄硝石汤、茵陈五苓散、小半夏汤、柴胡汤、小建中汤、猪膏发煎等七方,然小建中汤所治,为类黄疸之虚劳病,而猪膏发煎则润诸黄内外之燥,此学者当明辨也。

1. 桂枝加黄芪汤

诸黄家病,但利其小便,假令脉浮者,当以汗解之,宜桂枝加黄芪汤主之。

【评注】诸黄家病,小便不利者,但利其小便,则湿去而黄自退。假令脉浮者,为邪在表,故当以汗解之,宜桂枝加黄芪汤主之,以发汗解肌,祛风退黄。

2. 大黄硝石汤

黄疸腹满,小便不利而赤,自汗出,此为表和里实,当下之,宜大黄硝石汤。

【评注】黄疸腹满、小便不利而赤,为湿热盛实于里;自汗出,为表和里热也。故此为表和里实,当下之,宜大黄硝石汤,以泻热利湿,通腑除满。

大黄硝石汤方

大黄　黄柏　硝石各四两　栀子十五枚

上三味,以水六升,煮取二升,去滓,内硝更煮,取一升,顿服。

【评注】方中大黄苦寒,以泻下积热,凉血祛瘀,为君。硝石苦辛温,以泻下散结,利尿通淋,为臣。黄柏苦寒,以清下焦湿热;栀子苦寒,以清三焦实火,凉血利湿,共为佐。四药合用,共奏泻热利湿、通腑除满之功。

3. 茵陈五苓散

黄疸病,茵陈五苓散主之。(一本云:茵陈汤及五苓散并主之)

【评注】黄疸病,小便不利者,为湿热蕴结,湿重于热,故与茵陈五苓散主之,以利湿退黄,清热行水。

茵陈五苓散方

茵陈蒿末十分　五苓散五分

上二味和，先食饮服方寸匕，日三服。

【评注】方中茵陈蒿苦微寒，以清热化湿，利胆退黄。五苓散通阳化气，利湿行水。诸药合奏利湿退黄、清热行水之功。

4. 小半夏汤

黄疸病，小便色不变，欲自利，腹满而喘，不可除热，热除必哕。哕者小半夏汤主之。

【评注】黄疸病，小便色不变者，为里无热也；欲自利、腹满而喘，为湿盛于里。宜与茵陈五苓散，以利湿退黄，不可与苦寒除热也。苦寒之药必伤胃阳，故必哕。属胃不和而哕者，与小半夏汤主之，以化湿和胃，降逆止哕。

5. 柴胡汤

诸黄，腹满而呕者，宜柴胡汤。

【评注】诸黄疸病，腹满而呕，且按之痛、大便难者，为湿热在少阳阳明，宜与大柴胡汤主之，以和解少阳，内泻热结。若黄疸病，腹满而呕、寒热、胁痛者，为湿热在少阳，宜与小柴胡汤主之，以和解少阳。

6. 小建中汤

男子黄，小便自利，当与虚劳小建中汤。

【评注】男子面黄，小便自利者，非湿郁瘀热发黄之黄疸，乃血虚不荣之虚劳病，故当与小建中汤，以补中散寒，养营和卫。

7. 猪膏发煎

诸黄，猪膏发煎主之。

【评注】诸黄疸病，大便干、小便难、皮燥肤痒者，为湿热伤津于内，营阴枯燥于外，与猪膏发煎主之，以补虚润燥，和营消瘀。

猪膏发煎方

猪膏半斤　乱发如鸡子大三枚

上二味，和膏中煎之，发消药成，分再服，病从小便出。

【评注】方中猪膏甘凉，以补虚润燥。乱发苦微温，以养阴和营，消瘀通淋。二药合用，共奏补虚润燥、和营消瘀、通利小便之功。

三、谷疸病

【评注】谷疸，为水谷不节，饥饱无度所致之黄疸病。仲景据黄疸病因病机，有谷疸、酒疸、黑疸、女劳疸之分，而谷疸、酒疸、女劳疸三者，有论有方，黑疸则有论无方。

（一）谷疸病论

跌阳脉紧而数，数则为热，热则消谷；紧则为寒，食即为满。尺脉浮为伤肾，跌阳脉紧为伤脾。风寒相搏，食谷即眩，谷气不消，胃中苦浊，浊气下流，小便不通，阴被其寒，热流膀胱，身体尽黄，名曰谷疸。

【评注】此条原属本篇篇首第一条之第二部分，今拆分移于此，以从其类。承原条文之义，若跌阳脉数者，数则为热在阳明，热则消谷，此为阳黄。若跌阳脉紧者，紧则为寒在太阴，寒不能消谷，故食即为满，此为阴黄。尺脉浮者，则肾气不固，故为伤肾。跌阳脉紧者，寒在太阴，故为伤脾。风寒相搏于脾，食谷不化，反困阻于脾，清阳不升，故食谷即眩；谷气不消，胃中苦浊，故食即为满；浊气下流，津液不行，故小便不通；太阴被寒所困，瘀热流于膀胱经，足太阳经主一身之大表，故身体尽黄，名曰谷疸。

阳明病，脉迟者，食难用饱，饱则发烦，头眩，小便必难，此欲作谷疸。虽下之，腹满如故，所以然者，脉迟故也。

【评注】阳明病，胃热之证也，其脉当数。今脉迟，饥而欲食者，为胃热而脾寒，故食难用饱；饱则谷不能化，腹满不舒，故发烦；清阳不得升，故头眩；浊气下流，津液不行，故小便必难；尚无瘀热郁蒸发黄之证，故此欲作谷疸。若以阳明热实、宿食而下之，腹满虽暂减，必复如故。所以然者，脉迟为脾寒，更误与寒下，更伤脾阳也。

（二）谷疸病一方

茵陈蒿汤

谷疸之为病，寒热不食，食即头眩，心胸不安，久久发黄为谷疸，茵

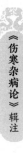

陈蒿汤主之。

【评注】此条与首条论谷疸之理同，但有阴黄、阳黄之别。谷疸之为病，为素有湿热，又风寒搏于太阴外，故寒热；谷不化于太阴里，故腹满不食；食不得化，清阳不升，故食即头眩；湿热与不化之食相搏，郁蒸于上，故心胸不安；久则风寒入里化热，瘀热郁蒸于脾，而一身尽黄，发为谷疸。此属阳黄，故与茵陈蒿汤主之，以清热泻下，利湿退黄。

茵陈蒿汤方

茵陈蒿六两　栀子十四枚　大黄二两

上三味，以水一斗，先煮茵陈，减六升，内二味，煮取三升，去滓，分温三服，小便当利，尿如皂角汁状，色正赤，一宿腹减，黄从小便去也。

【评注】方中茵陈蒿苦微寒，以清热化湿，利胆退黄，为君。大黄苦寒，以泻下积热，凉血祛瘀，为臣。栀子苦寒，以清三焦实火，凉血利湿，为佐。三药合用，共奏清热泻下、利湿退黄之功。

四、酒疸病

【评注】酒疸，为饮酒无度所致之黄疸病。仲景论治酒疸病，有酒疸病论、治酒疸病一方，今辑注于下。

（一）酒疸病论

心中懊侬而热，不能食，时欲吐，名曰酒疸。

【评注】此条原属本篇第一条之第三部分，今拆分移于此，以从其类。承原条之义，若身目黄、面额黑、心中懊侬而热者，为湿热郁于阳明；腹满不能食、时欲吐者，为寒湿郁于太阴。此为嗜酒无度，热积阳明，寒伤太阴所致，故名曰酒疸。

酒黄疸者，或无热谵言，小腹满欲吐，鼻燥。其脉浮者，先吐之；沉弦者，先下之。

【评注】酒疸者，为嗜酒无度，湿热蕴结，瘀热郁蒸所致之黄疸病。或无热，即言可有发热，亦可无发热；谵言、鼻燥，为热在阳明。湿热蕴结下焦，故小腹满；湿热郁蒸于胃，故欲吐。其脉浮者，酒热在外在上，故先吐而去之；脉沉弦者，酒湿在里在下，故先下而泻之。

夫病酒黄疸，必小便不利，其候心中热，足下热，是其证也。

【评注】酒疸之病，湿热必盛于里，湿不化津下行，故必小便不利；热郁胃中，与湿循经下趋于足，故其候心中热、足下热。有此三者，即其证也。

酒疸，心中热，欲吐者，吐之愈。

【评注】酒疸，心中热，为湿热蕴结胃中；欲吐者，为湿热欲上趋而出，故因势吐之则愈。

（二）酒疸病一方

栀子大黄汤

酒黄疸，心中懊憹，或热痛，栀子大黄汤主之。

【评注】酒疸，心中懊憹、或热痛，此为热积胃中，故与栀子大黄汤主之，以清热利湿，退黄消积，攻下里实。

栀子大黄汤方

栀子十四枚　大黄一两　枳实五枚　豉一升

上四味，以水六升，煮取三升，分温二服。

【评注】方由栀子豉汤加大黄、枳实而成。方中栀子豉汤清热除烦，宣发郁热，凉血利湿。大黄苦寒，以泻下积热，凉血祛瘀。枳实苦辛寒，以破气消积，化痰除痞。诸药合奏清热利湿、退黄消积、攻下里实之功。

五、黑疸病论

酒疸下之，久久为黑疸，目青面黑，心中如啖蒜齑状，大便正黑，皮肤抓之不仁，其脉浮弱，虽黑微黄，故知之。

【评注】酒疸里实者，当下之。若不里实而下之者，则中伤脾胃，下伤肝肾，久久而为黑疸。目青，肝伤也；面黑，肾伤也；心中如啖蒜齑状，胃伤也；大便正黑，脾伤不统血也；皮肤抓之不仁，营卫不行也；其脉浮弱，为邪热在上而气血虚也；面虽黑而微黄，故知其为酒疸之变也。

六、女劳疸病

【评注】女劳疸，为房事不节、纵欲过度所致之黄疸病。仲景论治女劳疸病，有女劳疸病论、治女劳疸病一方，今辑注于下。

（一）女劳疸病论

额上黑，微汗出，手足中热，薄暮即发，膀胱急，小便自利，名曰女劳疸，腹如水状，不治。

【评注】若身黄而额上黑，为土不制水，水色见于上也；微汗出，为湿不郁表也；手足中热、薄暮即发、膀胱急，为阴虚内热也；小便自利，为湿不郁于下也。此为房劳所致，故名曰女劳疸。若腹如皮水状、腹大如鼓者，为脾肾竭而肝木乘，瘀结甚，故不治。

（二）女劳疸病一方

硝石矾石散

黄家，日晡所发热，而反恶寒，此为女劳得之，膀胱急，少腹满，身尽黄，额上黑，足下热，因作黑疸，其腹胀如水状，大便必黑，时溏，此女劳之病，非水也。腹满者难治，硝石矾石散主之。

【评注】黄家，日晡所发热，为似阳明内热；而反恶寒、微汗出者，非阳明之热也。乃阴阳两虚，阴虚则内热，阳虚则外寒，此为女劳得之也。若又膀胱急、小便利、少腹满、身尽黄、额上黑、足下热、因作黑疸者，此为房劳致疸，即女劳疸也。其腹胀如鼓、似皮水状、大便必黑、时溏，此为女劳疸之肾阳虚衰，非水气病也。腹胀满如鼓者，此为脾肾衰而肝木乘，瘀结甚，故难治。暂去瘀结者，与硝石矾石散主之，以泻下利湿，化痰散结。

硝石矾石散方

硝石　矾石（烧）等分

上二味为散，以大麦粥汁和，服方寸匕，日三服。病随大小便去，小便正黄，大便正黑，是候也。

【评注】方中硝石苦辛温，以泻下散结，利尿通淋，使瘀结从下而去。

矾石酸寒，以化痰散结，使瘀结从上而除。二药合用，共奏泻下利湿、化痰散结之功。以大麦粥汁和而服之，以养胃气。

呕吐哕下利病脉证并治第四十八

【评注】呕吐、哕、下利三病，皆以胃肠病为主证，故仲景合而论之。然本篇中条文与《伤寒论》中条文重出者较多，今皆予保留，并加说明，以存其貌。

一、呕吐病

【评注】仲景此论治呕吐病，有呕吐病论、治呕吐病十三方，且篇中条文与《伤寒论》条文重复者有四条，亦分辑于其中。

（一）呕吐病论

夫呕家有痈脓，不可治呕，脓尽自愈。

【评注】此条已见《辨厥阴病脉证并治》篇中。呕家，呕吐脓血者，为内有痈溃脓，此为痈病，而非呕吐病，故不可治呕。当治其痈，待脓尽痈除，则呕自愈。

先呕却渴者，此为欲解；先渴却呕者，为水停心下，此属饮家。

【评注】先呕而后渴，与饮不呕者，乃邪随呕去，胃气得和，故此为欲解。先渴与饮而后呕者，为水入胃不化，水停心下，故此属饮家，非呕吐病。

呕家本渴，今反不渴者，以心下有支饮故也，此属支饮。

【评注】呕家而胃津必伤，故本渴；今呕反不渴者，为心下原有支饮，故此属支饮，非呕吐病。

病人欲吐者，不可下之。

【评注】病人欲吐者，邪有上越之势，可因势利导，吐而去之，不可下之；下之则邪陷，必生他变。

问曰：病人脉数，数为热，当消谷引食，而反吐者，何也？师曰：以发其汗，令阳气微，膈气虚，脉乃数，数为客热，不能消谷，胃中虚冷故也。脉弦者，虚也。胃气无余，朝食暮吐，变为胃反。寒在于上，医反下之，今脉反弦，故名曰虚。

【评注】此条"病人脉数"至"胃中虚冷故也"，已见《辨阳明病脉证并治》篇中。膈，胸膈也。病人脉数，数为热，当消谷引食，而反吐者，此热在上焦，而中焦寒冷也。所以然者，此以医误发汗伤其阳，令阳气微弱，胸膈气虚，邪热乘虚客于胸膈，故脉乃数；数为客热在胸膈，不在胃中，故不能消谷；胃中阳微虚冷，不能纳谷，故吐。脉弦者，由土虚木乘所致。胃气无余，言胃中虚冷也；朝食暮吐、变为胃反者，为胃寒不纳谷也。所以然者，虚寒在于胃上，医误以脉数有热，而反下之，更伐胃气；今脉反弦者，土虚木乘也，故名曰虚；虚，胃中虚也。

寸口脉微而数，微则无气，无气则荣虚，荣虚则血不足，血不足则胸中冷。

【评注】寸口脉微而数，微则卫气微，卫气微则表无气，故微则无气。表无卫气，则营阴外泄，泄则虚，故曰无气则营虚。营气虚则阴血必虚，故营虚则血不足。心主血，肺主气；外少营卫，内少气血，则心阳虚衰，故胸中冷。

跌阳脉浮而涩，浮则为虚，虚则伤脾。脾伤则不磨，朝食暮吐，暮食朝吐，宿谷不化，名曰胃反。脉紧而涩，其病难治。

【评注】根据文义，"虚则伤脾"之"虚"字后当脱"则纳谷，涩"四字。《辨阳明病脉证并治》篇有云："跌阳脉浮而涩，浮则胃气强，涩则小便数，浮涩相搏，大便则硬，其脾为约，麻仁丸主之。"故今条跌阳脉浮而涩，浮则胃气强，强则胃中易空，空则为虚，胃中空虚则能纳谷；涩为脾运无力，营卫不足，脉道不利，故涩则伤脾。胃能纳而脾运伤，则谷不磨化，昼则朝食暮吐；宿谷不化，则暮食朝吐，此名曰胃反病。跌阳脉紧而涩，为胃寒甚而脾无力，后天之本将竭，故其病难治。

（二）呕吐病十三方

【评注】仲景治呕吐病，有小半夏汤、猪苓散、小柴胡汤、四逆汤、茱萸汤、半夏泻心汤、半夏干姜散、黄芩加半夏生姜汤、大黄甘草汤、生姜半夏汤、文蛤汤、大半夏汤、茯苓泽泻汤等十三方，今辑注于下。

1. 小半夏汤

诸呕吐，谷不得下者，小半夏汤主之。

【评注】诸呕吐病，谷不得下者，为胃气上逆，与小半夏汤主之，以和胃降逆。

2. 猪苓散

呕吐而病在膈上，后思水者，解，急与之；思水者，猪苓散主之。

【评注】呕吐而病在膈上，后思水，急与之饮而不呕者，为隔上之邪随呕而去，故解。若呕后思水，急与之饮而仍呕者，为隔上之邪虽呕而未除，水入不化而成饮，故与猪苓散主之，以健脾利水。

猪苓散方

猪苓　茯苓　白术各等分

上三味，杵为散，饮服方寸匕，日三服。

【评注】方中猪苓甘淡平，以利水渗湿，为君。茯苓甘淡平，以利水渗湿，健脾安神，为臣。白术苦甘温，以补气健脾，燥湿利水，为佐。三药合用，共奏健脾利水之功。

3. 小柴胡汤

呕而发热者，小柴胡汤主之。

【评注】呕而发热者，为邪在少阳外，故与小柴胡汤主之，以和解少阳。

小柴胡汤方

柴胡半斤　黄芩三两　人参三两　甘草三两　半夏半升　生姜三两
大枣十二枚

上七味，以水一斗二升，煮取六升，去滓，再煎取三升，温服一升，日三服。

【评注】方中柴胡苦辛，微寒，以疏解少阳邪热，为君。黄芩苦寒，以清热泻火，化湿解毒，助柴胡清少阳热，为臣。半夏辛温，燥湿化痰，降逆止呕，消痞散结；人参甘平，以补脾益气，扶正使邪不复传里，共为佐。生姜、甘草、大枣辛甘，以调表里，和诸药，共为使。诸药合用，共奏和解少阳之功。按《辨少阳病脉证并治》篇，小柴胡汤有诸加减法，亦可随证用之。

4. 四逆汤

呕而脉弱，小便复利，身有微热，见厥者难治，四逆汤主之。

【评注】此条已见《辨厥阴病脉证并治》篇中。呕而身有微热，似为少阳证；若脉弱，小便复利者，为里虚，虽呕而身有微热，非少阳证也；并见厥者，为阴寒盛于内，虚阳浮于外，故为难治之证。与四逆汤主之，以回阳救逆，散寒固脱。

四逆汤方

附子（生用）一枚　干姜一两半　甘草（炙）二两

上三味，以水三升，煮取一升二合，去滓，分温再服。强人可大附子一枚，干姜三两。

【评注】方中附子辛甘大热，以补火助阳，散少阴里寒，重用生附子，其力益宏。干姜辛热，以温中散寒。甘草以甘缓调和，补中益气。三药合用，共奏回阳救逆之功。然生附子毒性较强，久煎则毒减，强人可与大附子一枚，倍干姜量，以增其效。

5. 茱萸汤

呕而胸满者，茱萸汤主之。

【评注】呕而胸满者，为脾虚不运，寒湿蕴结于中，上阻胸阳，故胸闷；甚则头眩、呕吐不止、躁烦欲死，则为寒湿中阻，清阳不升，与吴茱萸汤主之，以温中补虚，降逆止呕，散寒燥湿。

茱萸汤方

吴茱萸一升　人参三两　生姜六两　大枣十二枚

上四味，以水五升，煮取三升，温服七合，日三服。

【评注】方中吴茱萸辛苦热，以温中散寒，下气降逆，行气止痛，为君。生姜辛温，以和胃止呕，为臣。人参甘平，以补中益气，为佐。大枣甘温，以益脾补虚，缓和药性，为使。四药合用，共奏温中补虚、降逆止呕、散寒燥湿之功。

干呕，吐涎沫，头痛者，茱萸汤主之。

【评注】此条已见《辨厥阴病脉证并治》篇中。干呕、吐涎沫，为胃中虚寒；头痛者，为阴寒之邪循足厥阴经上干于头也。与吴茱萸汤主之，以温中补虚，降逆止呕，散寒止痛。

6. 半夏泻心汤

呕而肠鸣，心下痞者，半夏泻心汤主之。

【评注】呕而心下痞满者，为湿热在中；呕而肠鸣者，为寒湿在下。此上热下寒，枢机不利，与半夏泻心汤主之，以补虚和中，散寒泄热，开结除痞。

半夏泻心汤方

半夏（洗）半升　黄芩　干姜　人参各三两　黄连一两　大枣十二枚　甘草（炙）三两

上七味，以水一斗，煮取六升，去滓，再煮取三升，温服一升，日三服。

【评注】方中半夏辛温，以降气除痞；干姜辛热，以散寒温中开痞；人参、甘草、大枣补虚和中；黄芩、黄连苦寒泄热消痞。诸药合奏辛开苦泄、补虚消痞、寒热并除之功。

7. 半夏干姜散

干呕吐逆，吐涎沫，半夏干姜散主之。

【评注】干呕吐逆、吐涎沫，为胃中虚寒，故与半夏干姜散主之，以温胃止呕。

半夏干姜散方

半夏　干姜等分

上二味，杵为散，取方寸匕，浆水一升半，煎取七合，顿服之。

【评注】方中半夏辛温，以燥湿化痰，降逆止呕，消痞散结。干姜辛热，以温中散寒，助阳化饮。二药合用，共奏温中散寒、降逆止呕之功。

8. 黄芩加半夏生姜汤

干呕而利者，黄芩加半夏生姜汤主之。

【评注】干呕而下利臭秽，黏腻不爽者，为湿热在胃肠，故与黄芩加半夏生姜汤主之，以清热化湿，和中止利，降逆止呕。

黄芩加半夏生姜汤方

黄芩三两　甘草（炙）二两　芍药二两　半夏半升　生姜三两　大枣十二枚

上六味，以水一斗，煮取三升，去滓，温服一升，日再，夜一服。

【评注】方由黄芩汤加小半夏汤而成。方中黄芩汤清热化湿，和中止利。小半夏汤和胃降逆，化痰除饮。诸药合奏清热化湿、和中止利、降逆止呕之功。

9. 大黄甘草汤

食已即吐者，大黄甘草汤主之。

【评注】食已即吐者，为胃中有火，火与食不和于中故也，与大黄甘草汤主之，以泻火下气，和中止呕。

大黄甘草汤方

大黄四两　甘草一两

上二味，以水三升，煮取一升，分温再服。

【评注】方中大黄苦寒，以泻热降火下气。甘草甘平，以补中缓急，缓和药性。二药合用，共奏泻火下气、和中止呕之功。

10. 生姜半夏汤

病人胸中似喘不喘，似呕不呕，似哕不哕，彻心中愦愦然无奈者，生姜半夏汤主之。

【评注】彻，透也。愦愦，烦乱貌。病人心胸之中，似欲喘而不喘，似欲呕而不呕，似欲哕而不哕，烦乱透彻心中，又无可奈何之状者，为中气郁滞，水谷不下，欲逆不逆之时，与生姜半夏汤主之，以和胃化饮，降逆止呕。

生姜半夏汤方

半夏半升　生姜汁一升

上二味，以水三升，煮半夏取二升，内生姜汁，煮取一升半，小冷分四服，日三夜一服，止，停后服。

【评注】方由小半夏汤重用生姜汁而成。方中半夏辛温，以燥湿化痰，降逆止呕，消痞散结。生姜汁辛温，以温中散寒，和胃降逆，发表散饮。二药合用，共奏和胃化饮、降逆止呕之功。

11. 文蛤汤

吐后渴欲得水而贪饮者，文蛤汤主之。兼主微风，脉紧头痛。

【评注】吐后渴欲得水，当少少与饮，以和胃气。今贪饮者，水入不化，新饮必生，与文蛤汤主之，以散饮止渴。兼微感风寒，脉紧头痛者，文蛤汤亦主之，以发汗解表，散饮止渴。

文蛤汤方

文蛤五两　麻黄　甘草　生姜各三两　石膏五两　杏仁五十个　大枣十二枚

上七味，以水六升，煮取二升，温服一升，汗出即愈。

【评注】方由大青龙汤去桂枝加文蛤而成。方中大青龙汤以发汗解表，清热除烦；因微感风寒，故去桂枝以减发表之力。文蛤咸平，以清热利湿，解渴除烦，化痰软坚。诸药合奏发汗解表、散饮止渴之功。

12. 大半夏汤

胃反呕吐者，大半夏汤主之。

【评注】胃反呕吐者，或胃中火郁而食入即吐，或胃中虚冷而朝食暮吐，或胃强脾弱而朝食暮吐、暮食朝吐，或饮停于胃、吐而渴欲饮水、饮后复吐。若脾不济胃，胃逆而吐者，与大半夏汤主之，以补中益气，和胃降逆。

大半夏汤方

半夏（洗浣用）二升　人参三两　白蜜一升

上三味，以水一斗二升，和蜜扬之二百四十遍，煮药取一升半，温服一升，余分再服。

《千金方》云：大半夏汤治胃反不受食，食入即吐。《外台方》云：大半夏汤治呕、心下痞硬者。

【评注】方中半夏辛温，以燥湿化痰，降逆止呕，消痞散结。人参甘微苦平，以补气益脾，生津安神。白蜜甘平，以滋养润燥。三药合用，共奏补中益气、和胃降逆之功。

13. 茯苓泽泻汤

胃反，吐而渴欲饮水者，茯苓泽泻汤主之。

【评注】胃反，吐而渴欲饮水，饮后复吐者，为饮停于胃而不去，与茯苓泽泻汤主之，以健脾利水，通阳化饮。

茯苓泽泻汤方

茯苓半斤　泽泻四两　甘草二两　桂枝二两　白术三两　生姜四两

上六味，以水一斗，煮取三升，内泽泻，再煮取二升半，温服八合，日三服。

《外台方》云：茯苓泽泻汤治消渴、胃反、脉绝。

【评注】方由五苓散去猪苓加甘草、生姜改汤而成。方中五苓散去猪苓之利，以健脾利水，通阳化饮。生姜辛温，以和胃降逆，散寒化饮。甘草甘平，以健脾益气，缓和药性。诸药合奏健脾利水、通阳化饮之功。

二、哕病

【评注】此仲景论治哕病，有哕病论、治哕病二方，其与《伤寒论》条文重复者一条，今辑于哕病论中。

（一）哕病论

哕而腹满，视其前后，知何部不利，利之即愈。

【评注】此条已见《辨厥阴病脉证并治》篇中。前后，大小便也。哕而腹满者，邪实于内也。视其大小二便，若大便不通者，下之即愈；小便不利者，利小便即愈。

（二）哕病二方

【评注】仲景治哕病，有橘皮竹茹汤、橘皮汤二方，今辑注于下。

1. 橘皮竹茹汤

哕逆者，橘皮竹茹汤主之。

【评注】干呕、呃逆皆有声无物，俱可称哕。气逆而哕者，属胃，与橘皮竹茹汤主之，以降逆止哕，益气清热。

橘皮竹茹汤方

橘皮二斤　竹茹二升　大枣三十枚　生姜半斤　甘草五两　人参一两

上六味，以水一斗，煮取三升，温服一升，日三服。

【评注】方中橘皮辛苦温，以行气和胃，化湿止哕，为君。竹茹甘寒，以清热除烦，化痰止呕，为臣。人参甘温，以益气补虚；生姜辛温，以和胃降逆；大枣甘温，以益气养血，健脾补中，共为佐。甘草甘平，以益气补中，调和药性，为使。诸药合用，共奏降逆止哕、益气清热之功。

2. 橘皮汤

干呕哕，若手足厥者，橘皮汤主之。

【评注】干呕、呃逆，胃气逆也。若手足厥而形气尚可者，为气郁于内，不达于外。与橘皮汤主之，以行气通达，下气降逆。

橘皮汤方

橘皮四两　生姜半斤

上二味，以水七升，煮取三升，温服一升，下咽则愈。

【评注】方中橘皮辛苦温，以理气和中，燥湿化痰，通利内外。生姜辛温，以发表达气，温中止呕。二药合用，共奏行气通达、下气降逆之功。

三、下利病

【评注】此仲景论治下利病，有下利病论、治下利病十方。其条文与《伤寒论》条文重复者共十八条，其中下利病论中重出者九条，治下利病十方中重出者九条，今分辑于下。

（一）下利病论

夫六腑气绝于外者，手足寒，上气脚缩；五脏气绝于内者，利不禁；下甚者，手足不仁。

【评注】绝，断也，隔也。六腑属阳，六腑之气阻隔而不通于外者，则阳不达外，故手足寒、脚缩；气郁于内而上逆，故上气。五脏属阴，五脏之气阻隔而不通于内者，则阴不升而下泄，故下利不禁；利甚者，则营卫枯竭，故手足不仁。

下利，寸脉反浮数，尺中自涩者，必圊脓血。

【评注】此条已见《辨厥阴病脉证并治》篇中。热利脉数，当三部皆数。今寸脉反浮数，为热在上；尺中自涩，为血少于下，瘀滞不行之象。所以然者，此热利，虽利而上热不能去，故寸脉浮数。虽利仍下热郁滞，阴血耗伤，故尺中自涩。瘀热酿脓，因知其必圊脓血也。

下利脉沉而迟，其人面少赤，身有微热，下利清谷者，必郁冒，汗出而解，病人必微厥，所以然者，其面戴阳，下虚故也。

【评注】此条已见《辨厥阴病脉证并治》篇中。郁冒，昏蒙也。下利脉沉而迟，为下焦寒也；其人面少赤、身有微热，为阳轻郁于上也；下利清谷者，为上热下寒，阴阳不调，水谷不化也；寒热错杂，阴阳无序，故必昏蒙；汗出者，为营卫自和，阴阳得调，故曰解。此乃下焦虚寒，阳郁于上，阴阳不相顺接，故病人必微厥。知其面戴阳，非阴盛格阳，而虚阳上越之戴阳证也。

下利气者，当利其小便。

【评注】下利夹气而多泡沫者，为湿蕴下焦，当利其小便，湿去则利自止。

下利清谷，不可攻其表，汗出必胀满。

【评注】此条已见《辨太阴病脉证并治》篇中。下利清谷，为里虚寒甚，急当救里，宜四逆汤。纵有表证未解，亦不可与桂枝汤攻表。若攻其表，虽汗出表解，然重损其阳，则太阴寒凝更甚，故腹必胀满。

若下利脉数，有微热汗出，令自愈；设脉紧，为未解。

【评注】此条已见《辨厥阴病脉证并治》篇中。若下利脉数、有微热者，为热利；汗出则热从外解，下利则热从里解，内外得和，故令自愈，而切勿止利以留热也。设脉紧无汗，微热下利者，为里欲和而表未解，当与解表则愈。

下利，有微热而渴，脉弱者，令自愈。

【评注】此条已见《辨厥阴病脉证并治》篇中。下利，有微热而渴者，为热利；见脉弱者，为热随利泄，邪气已衰，勿止其利，令自愈可也。

下利，脉数而渴者，令自愈；设不瘥，必清脓血，以有热故也。

【评注】此条已见《辨厥阴病脉证并治》篇中。清，同"圊"。下利，脉数而渴者，为里热盛也；若利后脉转弱者，可令自愈。设不瘥者，为里热仍盛，不随下利而泄，灼伤阴络，故必圊脓血。

下利，脉反弦，发热身汗者，自愈。

【评注】下利，脉反弦，为饮停于里，欲从下而去；发热，为邪在表；身汗者，为表自和，湿从外而解；今里外皆和，故自愈。

下利，脉沉弦者下重，脉大者为未止，脉微弱数者为欲自止，虽发热不死。

【评注】此条已见《辨阳明病脉证并治》篇中。脉沉弦，主里急。厥阴下利，脉沉弦者，乃热厥下利，热滞于里，故必里急后重。脉大者，为邪热盛而主病进，故为未止。脉微弱数者，即邪热已衰，为病欲自止；虽身有发热，后发热当自罢，纵不治之，亦必不致死也。若热厥下重，高热脉大者，则另当别论。

下利，手足厥冷，无脉者，灸之不温；若脉不还，反微喘者，死。少阴负趺阳者，为顺也。

【评注】本条从"下利"至"死"在《辨厥阴病脉证并治》篇中已有论。"少阴负趺阳者，为顺也"在《辨脉法》篇中亦有论。下利、手足厥冷、无脉者，为阴寒内盛，血脉凝滞也；速灸大敦、太冲、关元、神阙等穴，若手足仍不温，脉不还者，为阳不回复也；反微喘者，为阳气脱于上，必兼见神昏、循衣摸床等，此乃邪已入脏，阳脱神散之证，故曰死。少阴，肾水也；趺阳，胃土也。水不胜土为常，故少阴负趺阳者，为顺。负，弱小也。

（二）下利病十方

【评注】仲景治下利病，有通脉四逆汤、诃黎勒散、大承气汤、小承气汤、白头翁汤、桃花汤、四逆汤、桂枝汤、栀子豉汤、紫参汤十方。今分辑于下。

1.通脉四逆汤

下利清谷，里寒外热，汗出而厥者，通脉四逆汤主之。

【评注】此条已见《辨厥阴病脉证并治》篇中。下利清谷，为里寒甚也；外热、汗出，为阳脱于外；厥者，为阳气将亡。故与通脉四逆汤主之，以温阳散寒，救逆通脉，回阳固脱。

通脉四逆汤方

附子（生用）大者一枚　干姜三两，强人可四两　甘草（炙）二两上三味，以水三升，煮取一升二合，去滓，分温再服。

【评注】方中药同四逆汤，而重用生附子，急以温肾回阳，令外越之阳有根，使阳得生，则无亡阳之虞。倍干姜以温中散寒，使阴寒消减而无格阳之患。甘草和缓安中。三药合用，共奏回阳救逆、通脉固脱之功。

2. 诃黎勒散

气利，诃黎勒散主之。

【评注】气虚不能固摄而下利者，与诃黎勒散主之，以收敛涩肠，止利固脱。

诃黎勒散方

诃黎勒（煨）十枚

上一味，为散，粥饮和顿服。

【评注】方中诃黎勒（诃子）一药，味苦酸涩，性平，以涩肠敛肺，止利固脱，降气利咽。粥饮和服，以助胃气。虚寒甚者，加附子、肉桂、肉豆蔻等，以温阳散寒，收涩止利，则疗效更佳。

3. 大承气汤

下利，三部脉皆平，按之心下坚者，急下之，宜大承气汤。

【评注】此条已见《辨可下病脉证》篇中。下利，三部脉皆平者，虽下利而里不虚也；又按之心下坚，腹痞满痛者，为里实已甚，热结旁流也。当舍脉从证，宜与大承气汤急下之，以攻下热结。

下利，脉迟而滑者，实也，利未欲止，急下之，宜大承气汤。

【评注】此条已见《辨可下病脉证》篇中。而，到也，往也。下利，脉先迟后转滑者，为里寒化热，属里实之证，虽利而里实不去，其人必利而不爽，黏腻臭秽，里急后重，故利未欲止。此为热结积滞，急下热积者，宜大承气汤攻之。

下利，脉反滑者，当有所去，下乃愈，宜大承气汤。

【评注】此条已见《辨可下病脉证》篇中。下利脉反滑，为里有实热之邪，欲从下而去，当因势利导，下之乃愈，宜大承气汤。

下利已瘥，至其年月日时复发者，以病不尽故也，当下之，宜大承气汤。

【评注】此条已见《辨可下病脉证》篇中。下利瘥，谓初下利已愈，后至其初病之月日下利复发者，为初病邪去而不尽，匿伏于胃腑之中，至其期受天地之气所引乃发。欲去此隐邪，当下之，荡涤胃腑以尽其邪，宜大承气汤。

4. 小承气汤

下利谵语者，有燥屎也，小承气汤主之。

【评注】此条已见《辨阳明病脉证并治》篇中。下利色黄，黏滞臭秽者，乃里热内结，必见里急腹满，利下不尽，脉滑而实。此邪热与胃中宿食结而成实，故曰有燥屎也；里热扰心，故谵语。宜小承气汤主之，以微下之也。

小承气汤方

大黄四两　厚朴（炙）三两　枳实（炙）大者三枚

上三味，以水四升，煮取一升二合，去滓，分温二服，得利则止。

【评注】方中大黄苦寒，以泻热通便；厚朴苦辛温，以行气除满；枳实苦辛、微寒，以破气消痞。诸药合奏轻下热结、除满消痞之功。服以得利为度。

5. 白头翁汤

热利下重者，白头翁汤主之。

【评注】此条已见《辨阳明病脉证并治》篇中。热结下利，里急后重者，与白头翁汤主之，以清热解毒，凉血止利。

白头翁汤方

白头翁　黄连　黄柏　秦皮各三两

上四味，以水七升，煮取二升，去滓，温服一升，不愈更服。

【评注】方中白头翁苦寒，以清热解毒，凉血止利，为君。黄连、黄柏苦寒，以清热燥湿，泻火解毒。且黄连善清中上焦火，黄柏善治下焦热，二药共为臣。秦皮苦涩寒，以清热解毒，涩肠止利，为佐。四药合用，共奏清热解毒、凉血止利之功。

6. 桃花汤

下利，便脓血者，桃花汤主之。

【评注】《辨少阴病脉证并治》篇中有"少阴病，下利便脓血者，桃花汤主之"之论。言少阴病，下利便脓血者，乃少阴里虚寒甚，阳虚气陷，气不摄血，阴寒凝滞，故下利便脓血，其色必晦暗而质稀薄，且无里急后重等证。此条不言少阴病，亦必为久利体虚，虚寒滑脱之下利便脓血证，故与桃花汤主之，以温中涩肠固脱。

桃花汤方

赤石脂（一半锉，一半筛末）一斤　干姜一两　粳米一升

上三味，以水七升，煮米令熟，去滓，温七合，内赤石脂末方寸匕，日三服，若一服愈，余勿服。

【评注】方中赤石脂甘酸涩、温，以涩肠止泻，止血，收敛生肌。干姜辛热，以温中散寒。粳米甘平，以补中益气，健脾止泻。三药合用，共奏温中补脾、涩肠固脱之功。《辨少阴病脉证并治》篇中，桃花汤中之"粳米"作"糯米"，其理则一。

7. 四逆汤、桂枝汤

下利腹胀满，身体疼痛者，先温其里，乃攻其表，温里宜四逆汤，攻表宜桂枝汤。

【评注】此条已见《辨太阴病脉证并治》篇中。下利，腹胀满者，为太阴里寒，脾虚不运，水谷不化，清浊混杂也；身体疼痛者，为表寒未解。此时内外皆寒，而里寒为急，故先温其里，宜与四逆汤，以温阳散寒。待里和而表仍不解者，乃攻其表，宜与桂枝汤，以和营卫。

桂枝汤方

桂枝三两　芍药三两　甘草（炙）三两　生姜三两　大枣十二枚

上五味，㕮咀，以水七升，微火煮取三升，去滓，适寒温服一升。服已须臾，啜热稀粥一升，以助药力，温覆令一时许，遍身漐漐微似有汗益佳，不可令如水淋漓。若一服汗出病瘥，停后服。

【评注】㕮咀，以口碎药也。啜，大口喝也。漐漐，微汗不止貌。

方中桂枝辛甘温，归心、肺、膀胱经，解肌表，通卫阳，散风寒为君；芍药酸苦寒，归肝经、脾经，敛阴和营为臣。桂芍相合，调和营卫，相须为用。生姜辛温，助桂枝解肌，又和胃止呕。大枣甘平，佐芍药既益气和中，又养脾生津。姜、枣相合，可升脾胃后天之气而调和营卫；炙甘草佐桂枝，辛甘化阳，以解肌调卫；炙甘草佐芍药，酸甘化阴，以敛阴和营，共为佐药。甘草又调和诸药为使。更啜热稀粥，水谷内充，酿汗有源，使表邪易

去；又水谷携药气，其速者，直通于卫，其精者，直入于营，药食相助而力彰。且予温覆，令遍身絷絷汗出，不可令如水流漓，否则邪不去而徒伤正；诸食亦当禁，恐邪去不尽也。

8. 栀子豉汤

下利后更烦，按之心下濡者，为虚烦也，栀子豉汤主之。

【评注】此条已见《辨太阳病脉证并治中》篇。下利，误下之故也。下利后里虚，无实邪内结，唯邪热内雍加甚，故更烦，按之心下濡，为虚烦也。仍宜栀子豉汤主之，以清热除烦。

栀子豉汤方

栀子十四枚　香豉（绵裹）四合

上二味，以水四升，先煮栀子，得二升半，内豉煮取一升半，去滓，分二服，温进一服，得吐则止。

【评注】方中栀子苦寒，归心、肺、胃、三焦经，以清热泻火，凉血除烦，为君；反佐香豉之辛微温，以散邪除烦；合则热去烦止。温进一服，即得吐者，此里虚甚，不耐栀子之苦寒，非邪热内聚，故曰止后服。

9. 紫参汤

下利，肺痛，紫参汤主之。

【评注】肺司呼吸，呼吸引胸作痛，故称肺痛。下利，黏滞不爽，为湿热蕴结于大肠腑；肺与大肠相表里，腑热内郁肺脏之气，气滞则血滞，故呼吸引胸作痛。治宜解上清下，与紫参汤主之，以清热化湿，行气活血，散结止痛。

紫参汤方

紫参半斤　甘草三两

上二味，以水五升，先煮紫参，取二升，内甘草，煮取一升半，分温三服。

【评注】方中紫参苦辛平，以清热利湿，活血化瘀，散结消肿。甘草甘平，以补中润肺，清热解毒，缓急止痛，调和药性。二药合用，共奏清热化湿、行气活血、散结止痛之功。

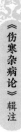

疮痈肠痈浸淫病脉证并治第四十九

【评注】疮痈、肠痈、金疮、浸淫疮四者，皆化脓肿毒之病，属外科急证，故仲景合而论之，使救治不惑也。

一、痈病论

诸浮数脉，应当发热，而反洒淅恶寒，若有痛处，当发其痈。

【评注】左右三部脉皆浮数，浮数属表热脉，若为表证，应当发热而洒淅恶寒；若非表证，则应当发热而不恶寒；今反洒淅恶寒，身有肿痛处者，为热结痛处，热胜肉腐而肿，其当发为痈。

师曰：诸痈肿，欲知有脓无脓，以手掩肿上，热者为有脓，不热者为无脓。

【评注】诸痈肿，欲知有脓无脓，以手掩痈肿上，若肿处热，有波动感者，为热聚而肉腐，故有脓；若肿处不热，无波动感者，为无热结，或热结不甚，肉不腐化，故无脓。

二、肠痈病二方

【评注】肠痈，为痈疽之发于肠者。仲景治肠痈病，有薏苡附子败酱散、大黄牡丹汤二方，今辑注于下。

1. 薏苡附子败酱散

肠痈之为病，其身甲错，腹皮急，按之濡如肿状，腹无积聚，身无热，脉数，此为肠内有痈脓，薏苡附子败酱散主之。

【评注】肠痈之为病，气血伤于内，营卫不荣于外，故其身肌肤甲错；腹皮急，按之软，如肿胀状，腹内无积聚，身外无热，其脉数，此唯肠内热结，肉腐酿脓，故有痈脓。内外余处无热，故与薏苡附子败酱散主之，以清热解毒，排脓消肿。

薏苡仁十分　附子二分　败酱（一名苦菜）五分

上三味，杵为末，取方寸匕，以水二升，煎减半，顿服，小便当下。

【评注】方中薏苡仁甘淡微寒，以利水渗湿，健脾理肠，祛湿除痹，清热排脓，为君。败酱辛苦微寒，以清热解毒，消痈排脓，祛瘀止痛，为臣。附子辛热，少量以温通散肿，为佐。三药合用，共奏清热解毒、排脓消肿之功。

2. 大黄牡丹汤

肠痈者，少腹肿痞，按之即痛，如淋，小便自调，时时发热，自汗出，复恶寒。其脉迟紧者，脓未成，可下之，当有血；脉洪数者，脓已成，不可下也，大黄牡丹汤主之。

【评注】肠痈者，其证有七：少腹肿痞，一也；按之即痛，二也；少腹拘急疼痛如淋，三也；小便自调，四也；时时发热，五也；自汗出，六也；复恶寒，七也。若其脉迟滞而紧者，为热毒沉结于内，气血瘀滞不行，此时脓尚未成，可下之，与大黄牡丹汤主之，以泻热逐瘀，使瘀热从下而去，故大便当有血，而肠痈可愈。若脉洪数者，则热胜肉腐，此时脓已成，不可下也；下之，若脓能随下而出者，则可愈；若脓不能随下而去，则脓破毒漫，不可控也。

大黄牡丹汤方

大黄四两　牡丹一两　桃仁五十个　芒硝三合　瓜子半升

上五味，以水六升，煮取一升，去滓，内芒硝再煎沸，顿服之。有脓当下，如无脓当下血。

【评注】方中大黄苦寒，以泻下攻积，清热泻火，凉血解毒，活血祛瘀，为君。牡丹皮苦辛凉，以清热凉血，活血散瘀，为臣。桃仁苦平，以活血祛瘀，润肠通便；芒硝咸苦寒，以泻下软坚，清热泻火；瓜子（冬瓜仁）甘寒，以清肺化痰，利湿排脓，共为佐。五药合用，共奏通下泻热、活血散瘀、消痈排脓之功。服后有脓当下脓，如无脓当下血。

三、金疮病

【评注】金疮，乃刀、箭等金属利器之伤口也。仲景论治金疮病，有金疮病论、治金疮病一方，今辑注于下。

（一）金疮病论

问曰：寸口脉微而涩，法当亡血，若汗出。设不汗者云何？答曰：若身有疮，被刀斧所伤，亡血故也。

【评注】寸口脉微而涩，微则阳气微，涩则阴血少，按法当有亡血，或汗出过多等。设内无亡血，外无发汗过多，见脉微而涩者，为身有金疮，被刀斧等利器所伤，亡血故也。

（二）金疮病一方

王不留行散

病金疮，王不留行散主之。

【评注】金疮，利器所伤之口也。故病金疮者，失血过多，气血俱虚，易被风寒所侵，与王不留行散主之，以止血敛疮，防外邪乘虚而入也。

王不留行散方

王不留行（八月八日采）十分　蒴藋细叶（七月七日采）十分　桑东南根（白皮，三月三日采）十分　甘草十八分　川椒（除目及闭口、去汗）三分　黄芩二分　干姜二分　芍药二分　厚朴二分

上九味，桑根皮以上三味，烧灰存性，勿令灰过，各别杵筛，合治之为散，服方寸匕。小疮即粉之，大疮但服之，产后亦可服。如风寒，桑东根勿取之，前三物皆阴干百日。

【评注】方中王不留行苦平，以活血通经，为君。蒴藋细叶甘酸温，以祛风除湿，活血散瘀；桑白皮甘寒，以清肺降气，利水消肿，共为臣。黄芩苦寒，以清热燥湿，泻火解毒，止血凉肝；芍药苦酸凉，以养血敛阴，柔肝止痛；川椒辛温，以温中止痛，除湿杀虫；干姜辛热，以温中散寒，通脉化饮；厚朴苦辛温，以燥湿行气，消积下气，共为佐。甘草甘平，以补脾益

气，清热解毒，缓急止痛，缓和药性，为使。诸药合用，共奏活血通经、消肿止痛、散寒解毒之功。外用止血敛疮。小疮即以粉敷之，大疮但服之，产后亦可服。如有风寒，桑东根得风之气而生，故勿取之，恐其助风也。

四、浸淫疮病

【评注】浸淫疮，为湿疮瘙痒蔓延，搔而生汁之病。仲景论治浸淫疮病，有浸淫疮病论、治浸淫疮病一方。今辑注于下。

（一）浸淫疮病论

浸淫疮，从口流向四肢者可治，从四肢流来入口者，不可治。

【评注】浸淫疮，遍身瘙痒渗液之皮肤病，因其浸淫全身而得名；其病或因心火亢盛，或因湿热困脾，或因肝风内动，或因风湿热外侵所致。从口流向四肢者，为邪从内出外，正可御邪，故可治；从四肢流来入口者，为邪从外入里，正不御邪，故不可治。

（二）浸淫疮病一方

黄连粉

浸淫疮，黄连粉主之。

【评注】浸淫疮，属湿热浸淫肌肤者，与黄连粉主之，以清热燥湿，泻火解毒，收敛散结。

黄连粉方

黄连二两　牡蛎二两

上二味，为细末。以粉疮上频敷之。

【评注】原方已脱，今补此方，出于《外台》卷三十二引《古今录验》，名见《医心方》卷四。方中黄连苦寒，以清热燥湿，泻火解毒。牡蛎咸微寒，以息风清热，软坚散结，收敛固涩。二药合用外敷，共奏清热燥湿、泻火解毒、收敛散结之功。

跌蹶手指臂肿转筋阴狐疝蛔虫病脉证并治第五十

【评注】跌蹶、手指臂肿动、转筋三病，为外形体态异动之证；阴狐疝气、蛔虫病二病，为腹部、阴部异动疼痛之证；且五病皆呈发作性，故仲景合而论之。

一、跌蹶病

师曰：病跌蹶，其人但能前，不能却。刺腨入二寸。此太阳经伤也。

【评注】"跌"一作"趺"。蹶，僵也。跌蹶，足僵而跌撞不稳也。却，退也。腨，腨肠穴也。病跌蹶，其人但能前行，不能退后。所以然者，刺腨肠穴入二寸，为刺过深，误伤太阳经脉，气滞血瘀，小腿肿胀而僵之故。《素问·刺禁论》云："刺腨肠内陷，为肿。"马莳注："腨肠，足鱼腹中承筋穴。"治当复刺腨肠穴入一寸，令气行血散则愈。

二、手指臂肿动一方

藜芦甘草汤

病人，常以手指臂肿动，此人身体瞤瞤者，藜芦甘草汤主之。

【评注】病人常常手指臂肿胀颤动，甚则身体筋肉瞤动者，为风动于上，痰湿随风流注骨节之故，与藜芦甘草汤主之，以涌吐风痰，令邪从上而去。

藜芦甘草汤方（原缺）

【评注】原方已脱。据其方名，藜芦辛苦寒，以涌吐风痰。甘草甘平，以补脾益气，清热解毒，缓急止痛，缓和药性。二药合用，亦可成方，临证用之，涌吐风痰亦确有良效。

三、转筋病一方

鸡屎白散

转筋之为病，其人臂脚直，脉上下行，微弦，转筋入腹者，鸡屎白散主之。

【评注】转筋，抽筋也。转筋之为病，其人手脚挛急强直，脉三部长直而微弦，甚则腹部抽筋，若为风热伤津，或湿渍筋脉所致者，与鸡屎白散主之，以祛风泄热，利水化湿。

鸡屎白散方

鸡屎白

上一味为散，取方寸匕，以水六合和，温服。

【评注】方由鸡屎白独一味而成。鸡屎白味苦咸，性微寒，无毒，有利水化湿，泄热祛风之功。

四、阴狐疝气病一方

蜘蛛散

阴狐疝气者，偏有大小，时时上下，蜘蛛散主之。

【评注】阴狐疝气，简称狐疝。为阴囊偏侧有大小，卧时则上入小腹，立时则下出入于阴囊中，如狐之昼出夜归相类，故名。狐疝少腹拘急疼痛者，与蜘蛛散主之，以破瘀行气，祛风散结，温经散寒。

蜘蛛散方

蜘蛛（熬煎）十四枚　桂枝半两

上二味为散，取八分一匕，饮和服，日再服，蜜圆亦可。

【评注】方中蜘蛛苦咸寒，有毒，以祛风镇惊，破瘀散结，解毒消肿。桂枝辛甘温，以温经散寒，通阳化气。二药合用，共奏破瘀行气、祛风散结、温经散寒之功。

五、蛔虫病

【评注】蛔虫病，为蛔虫寄生于肠之病也。仲景论治蛔虫病，有蛔虫病论、治蛔虫病二方，今辑注于下。

（一）蛔虫病论

问曰：病腹痛有虫，其脉何以别之？师曰：腹中痛，其脉当沉，若弦，反洪大，故有蛔虫。

【评注】问腹痛有虫之脉与普通腹痛之脉，何以别之？师曰：普通腹中痛，多为寒湿蕴结于内，故其脉当沉而弦；今反洪大者，为蛔虫扰动于胃肠，阳明经气一时燥动所致，故有蛔虫。此仅以脉言，然蛔虫腹痛，尚有他证相伴，当一以参详，方能无误。

（二）蛔虫病二方

【评注】仲景治蛔虫病，有甘草粉蜜汤、乌梅丸二方，分证而治。今辑注于下。

1. 甘草粉蜜汤

蛔虫之为病，令人吐涎，心痛，发作有时，毒药不止，甘草粉蜜汤主之。

【评注】蛔为大寒之物，喜温而恶寒，食入则蛔出，食过则蛔伏。故蛔虫之为病，令人吐涎、心痛、发作有时者，为蛔虫扰动也。与铅粉等杀虫毒药，因其辛寒，为蛔虫所不喜，故不止。蛔喜甘温，故与甘草粉蜜汤主之，以甘甜诱蛔，消积杀虫。

甘草粉蜜汤方

甘草二两　粉一两　蜜四两

上三味，以水三升，先煮甘草，取二升，去滓，内粉蜜，搅令和，煎如薄粥，温服一升，瘥即止。

【评注】方中甘草甘平，以补脾益气，缓急止痛，缓和药性。铅粉辛寒，以消积杀虫。蜜甘平，以补中缓急，润肠通便。三药相合，煎如稀粥，温服，共奏甘甜诱蛔、消积杀虫之功。

2. 乌梅丸

蛔厥者，当吐蛔，今病者静而复时烦，此为脏寒，蛔上入膈，故烦，须臾复止，得食而呕又烦者，蛔闻食臭出，其人当自吐蛔。蛔厥者，乌梅丸主之。

【评注】此条已见《辨厥阴病脉证并治》篇中。蛔厥者，蛔乃大寒之物，喜温而恶寒，故蛔寄生者，其胃必热，然蛔寄于小肠以食糜，蛔多则肠必寒，食入则蛔出，上迫胃气，蛔随吐而出，故其人当吐蛔。今病者静，内寒之证也，故曰此为脏寒；而复时烦者，蛔趋温而上入其膈，扰动胸膈，故烦；得温而安，故须臾复止。得食而呕，又烦者，乃蛔闻食臭出，上迫胃气，蛔随吐而出，故其人当自吐蛔。蛔厥为胃热肠寒之证，故与乌梅丸主之，以温脏安蛔。

乌梅丸方

乌梅三百个　细辛六两　干姜十两　黄连一斤　当归四两　附子（炮）六两　川椒（去汗）四两　桂枝六两　人参六两　黄柏六两

上十味，异捣筛，合治之，以苦酒渍乌梅一宿，去核蒸之五升米下，饭熟捣成泥，和药令相得，内臼中，与蜜杵二千下，圆如梧桐子大。先食饮，服十圆，日三服，稍加至二十圆，禁生冷滑臭等食。

【评注】蛔得酸则静，得辛则伏，得苦则下，得甘则上。方中乌梅酸平，以苦酒（醋）渍乌梅一宿，增其酸，以敛肺、涩肠、生津、安蛔。川椒辛热，以芳香健胃，温中散寒，除湿止痛，杀虫。细辛、干姜、桂枝、附子辛热，以温脏散寒。黄连、黄柏苦寒，以清热燥湿。人参甘平，以益气补中。当归甘辛温，以补血活血，温润止痛。与蜜为和，以甘诱蛔。诸药合用，酸苦辛并投，寒热并用，邪正兼顾，共奏温脏安蛔、寒热并治、涩肠止利、益气养血之功。

妇人妊娠病脉证并治第五十一

【评注】妇人之经、带、胎、产，皆有其常，及其变，即病也。此仲景论治妊娠病，有妊娠早调一方、治癥病一方、治妊娠子脏开一方、治妊娠下血病一方、治妊娠腹痛病一方、治妊娠呕吐病一方、治妊娠小便难病一方、治妊娠水肿病一方、养胎二方、伤胎等十者。今辑注于下。

一、妊娠早调一方

桂枝汤

师曰：妇人得平脉，阴脉小弱，其人渴，不能食，无寒热，名妊娠，桂枝汤主之。于法六十日，当有此证；设有医治逆者，却一月；加吐下者，则绝之。

【评注】阴脉，尺脉也。小，稍微也。法，妊娠推算法也。却，后也。绝，堕胎也。妇人停经得平脉，无寒热，为内外皆和，身无病也；又尺脉稍弱，为阴血略显不足；其人渴、不能食、或呕，为妊娠恶阻也。按妊娠推算法，孕六十日，气血始聚胞宫，经血不行，胎气未盛，冲任气血暂时失和，循经上逆，故当有此证。此时欲调其营卫者，可与桂枝汤主之。设有医不识其为妊娠恶阻，而误以宿食等实邪积于胃中，与吐下之法逆治之，大伤胎元气血，一个月后，则有堕胎之虞。

二、癥病一方

桂枝茯苓丸

妇人宿有癥病，经断未及三月，而得漏下不止，胎动在脐上者，为癥痼害。妊娠六月动者，前三月经水利时，胎也。下血者，后断三月，衃也。所以血不足者，其癥不去故也，当下其癥，桂枝茯苓丸主之。

【评注】妇人宿有癥病，停经未及三月，而得漏下不止，如胎之动在脐上者，此非妊娠，为癥痼之害也。停经前三月经水利，妊娠六月时胎动者，为正常胎动也。停经前阴道下血者，后断经三月，此非有胎，为癥病衃血也。所以气血不足者，为其癥害不去之故，当下其癥，与桂枝茯苓丸主之。

桂枝茯苓丸方

桂枝　茯苓　牡丹（去心）　桃仁（去皮、尖）　芍药各等分

上五味，末之，炼蜜和丸，如兔屎大，每日食前服一丸，不知加至三丸。

【评注】方中辛甘温，以温经散寒，通阳行血，为君。茯苓甘淡平，以利水渗湿，健脾安神，为臣。牡丹皮苦辛凉，以清热凉血，活血散瘀；桃仁苦平，以活血祛瘀，润肠通便；芍药苦酸微寒，以养血敛阴，柔肝止痛，共为佐。蜜甘平，以补中缓急，润肠通便，调和药性，为使。诸药合用，共奏活血化瘀、消癥散结之功。

三、妊娠子脏开一方

附子汤

妇人怀娠六七月，脉弦，发热，其胎愈胀，腹痛恶寒者，少腹如扇，所以然者，子脏开故也，当以附子汤温其脏。（方未见）

【评注】子脏，子宫也。妇人怀娠六七月，脉弦，发热，其胎愈胀，腹痛恶寒，少腹如被扇风状，所以然者，其人阳虚气弱，子脏开而不固，风寒乘虚而入之故；当以附子汤温其脏，桂枝汤和其表也。又附子汤《金匮要略方论》中不见其方，据《辨少阴病脉证并治》篇，论及附子汤有二条。其中

304 条云："少阴病，得之一二日，口中和，其背恶寒者，当灸之，附子汤主之。"305 条云："少阴病，身体痛，手足寒，骨节痛，脉沉者，附子汤主之。"

附子汤方

附子（去皮，生破八片）二枚　茯苓三两　人参二两　白术四两　芍药三两

上五味，以水八升，煮取三升，去滓，温服一升，日三服。

【评注】见前《辨少阴病脉证并治·少阴里病·脏寒证》篇中。方中附子大热，有毒，以补火助阳，散少阴里寒，重用生附子其力尤宏，为君。人参大补元气，益脾补虚，为臣。茯苓、白术健脾化湿；芍药敛阴和营，缓急止痛，共为佐。诸药合用，共奏温阳散寒、补中益气、通络除湿之功。然生附子毒性较强，久煎则毒减，重用宜慎，防其中毒也。

四、妊娠下血病一方

胶艾汤

师曰：妇人有漏下者，有半产后，因续下血都不绝者。有妊娠下血者，假令妊娠腹中痛，为胞阻，胶艾汤主之。

【评注】漏下，经水淋漓不尽也。半产，妇人怀孕三月以上，未足月而产也。谓妇人有漏下病、有半产后续下血，二者皆见阴道流血，淋漓不尽之证。亦有妊娠下血而腹不痛之胎漏，及妊娠下血而腹痛之胎动不安者。假令妊娠腹中痛，无阴道流血者，为胞阻。冲为血海，任主胞胎；以上五病，俱因冲任虚损，阴血不藏，或阴道流血而淋漓不尽，或胞脉失养、阻碍胎育而腹痛，皆可与胶艾汤主之，以补血止血，调经安胎。

芎归胶艾汤方

芎䓖　阿胶　甘草各二两　艾叶　当归各三两　芍药四两　干地黄

上七味，以水五升，清酒三升，合煮取三升，去滓，内胶，令消尽，温服一升，日三服，不瘥更作。

【评注】方中阿胶甘平，以补血止血，滋阴润燥，为君。艾叶苦辛温，以温经止血，散寒止痛，为臣。川芎辛温，以活血行气，祛风止痛；当归甘辛温，以补血调经，活血止痛，润肠通便；芍药苦酸凉，以养血敛阴，柔肝

止痛；干地黄甘苦凉，以滋阴清热，凉血补血，共为佐。甘草甘平，以补中益气，缓急止痛，缓和药性，为使。诸药合用，共奏补血止血、调经安胎之功。

五、妊娠腹痛病一方

当归芍药散

妇人怀妊，腹中疠痛，当归芍药散主之。

【评注】疠（jiǎo）痛，急痛也。妇人怀妊，腹中疠痛，脉弦细者，为土虚木乘，肝脾不和，肝郁血虚所致，与当归芍药散主之，以补血柔肝，健脾利湿。

当归芍药散方

当归三两　芍药一斤　茯苓四两　白术四两　泽泻半斤　芎䓖半斤

上六味，杵为散，取方寸匕，酒和，日三服。

【评注】方中当归甘辛温，以补血调经，活血止痛，润肠通便，为君。芍药苦酸凉，以养血敛阴，柔肝止痛，为臣。川芎辛温，以活血行气，祛风止痛；茯苓甘淡平，以利水渗湿，健脾安神；白术苦甘温，以补气健脾，燥湿利水，止汗安胎；泽泻甘淡寒，以利水泄热，共为佐。诸药合用，共奏补血柔肝、健脾利湿之功。

六、妊娠呕吐病一方

干姜人参半夏丸

妊娠，呕吐不止，干姜人参半夏丸主之。

【评注】妊娠，呕吐不止者，为先有脾胃虚寒，又初孕气血始聚胞宫，经血不行，胎气未盛，冲任气血暂时失和，循经上逆，此为恶阻之甚，故与干姜人参半夏丸主之，以温中散寒，健脾益气，和胃止呕。

干姜人参半夏丸方

干姜　人参各一两　半夏二两

上三味，末之，以生姜汁糊为丸，如梧子大，饮服十丸，日三服。

【评注】方中干姜辛热，以温中散寒，为君。人参甘平，以益气健脾，生津安神，为臣。半夏辛温，以燥湿化痰，降逆止呕；生姜汁辛微温，以温中止吐，共为佐。四药合用，共奏温中散寒、健脾益气、和胃止呕之功。

七、妊娠小便难病一方

当归贝母苦参丸

妊娠，小便难，饮食如故，当归贝母苦参丸主之。

【评注】妊娠，小便难、淋沥不尽、饮食如故者，为阴血不足，湿热蕴结下焦，与当归贝母苦参丸主之，以补血育胎，清热利湿。

当归贝母苦参丸方

当归　贝母　苦参各四两

上三味，末之，炼蜜为丸，如小豆大，饮服三丸，加至十丸。

【评注】方中当归甘辛温，以补血育胎，为君。贝母苦寒，以清肺化痰，理水之上源，为臣。苦参苦寒，以清热燥湿，祛风利尿，通水之下窍，为佐。蜜甘平，以补中缓急，调和药性，为使。诸药合用，共奏补血育胎、清热利湿之功。

八、妊娠水肿病一方

葵子茯苓散

妊娠，有水气，身重，小便不利，洒淅恶寒，起即头眩，葵子茯苓散主之。

【评注】妊娠，有水气，身重，小便不利，洒淅恶寒，脉不浮者，为妊娠似病风水而非风水也；清阳不升，故起即头眩。与葵子茯苓散主之，以利水消肿，清热化湿。

葵子茯苓散方

葵子一升　茯苓三两

上二味，杵为散，饮服方寸匕，日三服，小便利则愈。

【评注】方中天葵子甘苦寒，以清热散结，利水消肿。茯苓甘淡平，以利水渗湿，健脾安神。二药合用，共奏利水消肿、清热化湿之功。

九、养胎二方

【评注】仲景论养胎，有当归散、白术散二方，各随体质寒热，适而用之。

1. 当归散

妇人妊娠宜常服，当归散主之。

【评注】妇人妊娠，素体偏热者，宜常服当归散，以养血、安胎、清热。

当归散方

当归　黄芩　芍药　芎劳各一斤　白术半斤

上五味，杵为散，酒饮服方寸匕，日再服，妊娠常服即易产，胎无苦疾，产后百病悉主之。

【评注】方中当归甘辛温，以补血育胎，为君。黄芩苦寒，以清热安胎，为臣。芍药苦酸凉，以养血柔肝；川芎辛温，以活血行气；白术苦甘温，以补气健脾，化湿安胎，共为佐。酒辛温，以通血脉，御寒气，行药势，为使。诸药合用，共奏养血安胎、清热柔肝之功。

2. 白术散

妊娠养胎，白术散主之。

【评注】妇人妊娠，素体偏寒者，宜与白术散，以健脾养胎，温中祛寒。

白术散方

白术四分　芎劳四分　蜀椒（去汗）三分　牡蛎二分

上四味，杵为散，酒服一钱匕，日三服，夜一服。但苦痛加芍药；心下毒痛，倍加芎劳；心烦吐痛，不能食饮，加细辛一两，半夏大者二十枚，服之后，更以醋浆水服之。若呕，以醋浆水服之复不解者，小麦汁服之。已后渴者，大麦粥服之，病虽愈，服之勿置。

【评注】原方白术、芎劳、牡蛎三药用量脱，今据《外台》引《古今录验》补入。方中白术苦甘温，以补气健脾，化湿安胎，为君。蜀椒辛热，以温中散寒，为臣。川芎辛温，以活血行气，祛风和肝；牡蛎咸微寒，以收敛固涩，共为佐。酒辛温，以通血脉，御寒气，行药势，为使。诸药合用，共奏健脾养胎、温中祛寒之功。毒痛，苦痛也。但腹苦痛者，为肝胃不和，加芍药以养血柔肝，缓急止痛。心下苦痛，为肝郁气滞，血行不畅，倍加芎芍以活血行气，和肝止痛。心烦闷、呕吐、腹痛，不能食饮者，为风寒犯胃，胃气上逆，加细辛以祛风散寒，加半夏以和胃止呕；服之后，更以醋浆水服之，以开胃消食，下气辟邪。若呕，以醋浆水服之复不解者，与大麦汁服之，以宽胸下气，消积进食。已后渴者，与小麦粥服之，以益五脏，除客热，止烦渴。盖小麦甘凉，能滋养五脏，除热止渴；大麦甘咸凉，能宽胸下气，消积进食。二者有所不同，故原方后之化裁，小麦当为大麦，大麦当为小麦。

十、伤胎

妇人伤胎，怀身腹满，不得小便，从腰以下重，如有水气状，怀身七月，太阴当养不养，此心气实，当刺泻劳宫及关元，小便微利则愈。

【评注】《太素》有云："玄元皇帝曰：人受天地之气，变化而生，一月而膏，二月而脉，三月而胞，四月而胎，五月而筋，六月而骨，七月而成形，八月而动，九月而臊，十月而生。"今言妇人怀身七月，胎已成形，见腹满、不得小便、从腰以下重、如有水气状者，为上焦心气尚实，中下焦因气血养胎，而脾肾已虚，土不制水，此为妊娠常见之证。此时当补太阴脾，实土以制水。今当补而不补，反刺泻劳宫及关元，泄心肾之气，为误治伤胎也。当灸足三里、中脘、三阴交等穴，以温补脾肾，利尿安胎；或与五苓散等，令小便微利则愈。故此条原文，义有未达，似有脱简。

妇人产后病脉证并治第五十二

【评注】妇人新产，气血骤虚，外不充，则表不御风，内不充，则脏腑失养。故仲景论治产后病，有新产三病、治产后大便难病二方、治产后腹痛病四方、治产后中风病二方、治产后烦呕病一方、治产后下利及虚极病一方等六者，今分而辑注之。

一、新产三病

问曰：新产妇人有三病，一者病痉，二者病郁冒，三者大便难，何谓也？师曰：新产血虚，多汗出，喜中风，故令病痉。亡血复汗，寒多，故令郁冒。亡津液，胃燥，故大便难。

【评注】郁冒，谓头昏蒙，甚则一时昏厥，旋即可自行苏醒之证。新产妇人有三病：一者病痉，二者病郁冒，三者大便难。所以然者，新产气血虚，多汗出而表不固，喜中风，风胜则动，故令病痉；亡血复汗，阴血虚于内，虚阳逆于上，寒多闭于外，阳郁不达清窍，故令郁冒；亡津液，胃中津枯，肠道干燥，故大便难。

产妇郁冒，其脉微弱，不能食，大便反坚，但头汗出。所以然者，血虚而厥，厥而必冒。冒家欲解，必大汗出。以血虚下厥，孤阳上出，故头汗出。所以产妇喜汗出者，亡阴血虚，阳气独盛，故当汗出，阴阳乃复。

【评注】厥，逆也，冷也。产妇郁冒，其脉微弱，为产后气血亏虚；不能食，为胃气未复；大便反坚，为胃肠干燥不润；但头汗出，为虚阳上浮，迫津外泄。所以然者，阴血虚于下，阳气逆于上，虚阳被风寒所闭，阳郁不达四肢清窍，故必冒。冒家欲解，必大汗出，则风寒得去，阳郁得达，清窍得开，故郁冒得解。此非因血虚而阴竭于下，孤阳无制，上越而出，证见手足厥冷、但头汗出之"下厥上竭"危证。所以产妇喜汗出者，以产后阴血亡失而虚，阴不敛阳，阳气独盛，随汗而泄，故当汗出；亢阳得泄，营卫渐和，故阴阳乃复。

二、产后大便难病二方

小柴胡汤、大承气汤

大便坚，呕不能食，小柴胡汤主之。病解能食，七八日更发热者，此为胃实，大承气汤主之。

【评注】承上条之义，若郁冒、大便坚、呕不能食者，为阳明津少，邪在少阳，枢机不利，故与小柴胡汤主之，以和解少阳，使上焦得通，津液得下，胃气因和，身濈然汗出而解。若病已解而能食，七八日更发潮热，腹痞满，不大便者，此为胃实燥结，与大承气汤主之，以攻下燥结。

三、产后腹痛病四方

【评注】仲景治产后腹痛病，有当归生姜羊肉汤、枳实芍药散、下瘀血汤、大承气汤四方，辨其虚实缓急，随证用之。

1. 当归生姜羊肉汤

产妇腹中疠痛，当归生姜羊肉汤主之，并治腹中寒疝，虚劳不足。

【评注】疠痛，急痛也。产后气血骤虚，不慎避风寒，寒乘虚凝结于腹，故腹中急痛；与当归生姜羊肉汤主之，以温中补血，散寒止痛。腹中寒疝，虚劳不足者，亦虚寒为患，故并治也。

2. 枳实芍药散

产后腹痛，烦满不得卧，枳实芍药散主之。

【评注】产后腹痛，烦闷胀满不得卧者，为肝郁气结，与枳实芍药散主之，行气散结，柔肝止痛。

枳实芍药散方

枳实（烧令黑，勿太过） 芍药等分

上二味，杵为散，服方寸匕，日三服。并主痈脓，以麦粥下之。

【评注】方中枳实苦辛微寒，以破气消积，化痰除痞。芍药苦酸微寒，以养血敛阴，柔肝止痛。二药合用，共奏行气散结、柔肝止痛之功。气郁化热而成痈脓者，气血已伤，故以麦粥下之，以滋化源。

3. 下瘀血汤

师曰：产妇腹痛，法当以枳实芍药散。假令不愈者，此为腹中有干血着脐下，宜下瘀血汤主之。亦主经水不利。

【评注】产后肝郁气结，腹痛，烦满不得卧者，与枳实芍药散主之。假令不愈者，此为郁热内灼阴血，腹中有干血着于脐下，宜下瘀血汤主之，以攻下泻热，破血逐瘀。因干血内着而经水不利者，亦可主之。

下瘀血汤方

大黄三两　桃仁二十枚　蜃虫（熬，去足）二十枚

上三味，末之，炼蜜和为四丸，以酒一升，煎一丸，取八合，顿服之，新血下如豚肝。

【评注】方中大黄苦寒，以泻下攻积，清热凉血，活血祛瘀。桃仁苦平，以活血祛瘀，润肠通便。蜃虫咸寒，以破血逐瘀。蜜甘平，以补中缓急，润肠通便。诸药合用，共奏攻下泻热、破血逐瘀之功。

4. 大承气汤

产后七八日，无太阳证，少腹坚痛，此恶露不尽。不大便，烦躁发热，切脉微实，再倍发热，日晡时烦躁者不食，食则谵语，至夜即愈，宜大承气汤主之。热在里，结在膀胱也。

【评注】产后七八日，无太阳证，少腹坚痛，此恶露不尽，宜下瘀血汤主之，以破血逐瘀。若更不大便、烦躁发热、切脉微实、日晡时再倍发热烦躁者，为阳明里热燥实；胃腑不通，故不欲食；食则胃热积滞更甚，阳热亢盛，故谵语；至夜则阳明气衰，阳热内伏，故证即减；此为燥实热结在阳明，恶露阻滞在胞宫，宜大承气汤主之，以通腑泻热，泻下逐瘀。

四、产后中风病二方

【评注】仲景治产后中风病，有阳旦汤、竹叶汤二方，各随所宜用之。

1. 阳旦汤

产后风续之，数十日不解，头微痛，恶寒，时时有热，心下闷，干呕，汗出，虽久，阳旦证续在耳，可与阳旦汤。

【评注】产后感风，数十日不解，头微痛、恶寒、时时有热、汗出者，为中风表虚；心下闷、干呕，为少阳热郁。病虽久，而阳旦证续在者，可与阳旦汤，以祛风解表，调和营卫，清解少阳。

阳旦汤方

即桂枝汤内加黄芩，桂枝汤方见下利中。

【评注】方中桂枝汤祛风解表，调和营卫。黄芩苦寒，以清解少阳郁

热。诸药合奏祛风解表、调和营卫、清解少阳之功。

考阳旦汤类证，据敦煌古医书《辅行诀脏腑用药法要》所述，阳旦汤有小阳旦汤、大阳旦汤、正阳旦汤，共三个；阴旦汤有小阴旦汤、大阴旦汤，共二个。三个阳旦汤中皆无黄芩，而二个阴旦汤中则有黄芩。小阳旦汤即桂枝汤；正阳旦汤为桂枝汤加饴糖一升，即小建中汤而芍药减量；大阳旦汤即黄芪建中汤加人参而成。小阴旦汤为桂枝汤去桂枝加黄芩，即黄芩汤加生姜；大阴旦汤为黄芩汤加生姜、人参、柴胡、半夏，即小柴胡汤加芍药。

2. 竹叶汤

产后中风，发热面正赤，喘而头痛，竹叶汤主之。

【评注】产后阴阳俱虚，阳气虚则卫外不固，风中于上；阴血虚则阴不制阳，虚阳上浮；两阳相搏阳位，故发热、面正赤，喘而头痛。与竹叶汤主之，以疏风清热，温阳益气。

竹叶汤方

竹叶一把　葛根三两　防风一两　桔梗　桂枝　人参　甘草各一两　附子（炮）一枚　大枣十五枚　生姜三两

上十味，以水一斗，煮取二升半，分温三服，温覆使汗出。颈项强，用大附子一枚，破之如豆大，前药扬去沫。呕者，加大半夏半升洗。

【评注】方中竹叶甘淡寒，以清热除烦，导热下行，为君。人参甘温，以补气固脱，补脾益肺，生津安神；附子辛热，以回阳救逆，散寒止痛，引火归元，共为臣。葛根甘辛凉，以解肌透邪，生津止渴；防风辛甘微温，以祛风解表，解痉止痛；桔梗苦辛平，以宣肺利咽，祛痰下气；桂枝辛甘温，以解肌发表，温经通阳，共为佐。甘草、生姜、大枣甘缓和中，调和营卫，缓和药性，为使。诸药合用，共奏疏风清热、温阳益气之功。服后温覆使汗出。颈项强，为风寒甚，故用大附子一枚。呕者，加半夏以和胃止呕。

五、产后烦呕病一方

竹皮大丸

妇人乳中虚，烦乱，呕逆，安中益气，竹皮大丸主之。

【评注】妇人产后哺乳期中，阴血更虚，虚热内生，热扰心神，故烦乱；热扰于中，胃气不和，故呕逆。安中益胃，与竹皮大丸主之，以清热除烦、降逆安中。

竹皮大丸方

生竹茹二分　石膏二分　桂枝一分　甘草七分　白薇一分

上五味，末之，枣肉和丸，弹子大，以饮服一丸，日二夜二服。有热者，倍白薇。喘者，加柏实一分。

【评注】方中竹茹甘微寒，以清热化痰，除烦止呕，为君。石膏辛甘寒，以清热泻火，除烦生津，为臣。白薇苦咸寒，以清解虚热，益阴凉血；桂枝辛温，以温经通阳；枣肉甘温，以补中益气，养血安神，共为佐。甘草甘平，补脾益气，清热和中，缓和药性，为使。诸药合用，共奏清热除烦、降逆安中之功。有热者，为虚热甚，故倍白薇以增清虚热之力。喘者，为阴虚肺燥，故加柏实以益阴润肺，养心安神。

六、产后下利及虚极病一方

白头翁加甘草阿胶汤

产后下利及虚极，白头翁加甘草阿胶汤主之。

【评注】产后阴血已虚，又下利黏腻，里急后重，为湿热蕴结大肠，更伤阴血，而致身体虚极，与白头翁加甘草阿胶汤主之，以清热止痢，养血坚阴。

白头翁加甘草阿胶汤方

白头翁　甘草　阿胶各二两　秦皮　黄连　柏皮各三两

上六味，以水七升，煮取二升半，内胶，令消尽，分温三服。

【评注】方由白头翁汤加甘草、阿胶而成。白头翁苦寒，以清热解毒，凉血止痢，为君。阿胶甘平，以补血止血，滋阴润肺，为臣。黄连、柏皮苦寒，以清热燥湿，退虚热；秦皮苦涩寒，以清热涩肠，共为佐。甘草甘平，以补脾益气，清热缓急，缓和药性，为使。诸药合用，共奏清热止痢、养血坚阴之功。

妇人杂病脉证并治第五十三

【评注】妇人有异于男子者，经带胎产也。胎产病，仲景前已详论，今论经带杂病，以治妇人隐忍之疾。仲景论治妇人杂病，有妇人杂病论、治咽中如有炙脔病一方、治脏躁病一方、治吐涎及痞二方、治带下病二方、治漏下病二方、治水结血室证一方、热入血室证治、治经水不利病二方、治腹痛病三方、治转胞病一方、治阴寒证一方、治阴中生疮病一方、治阴吹病一方等十四者。今分辑于下。

一、妇人杂病论

妇人之病，因虚、积冷、结气，为诸经水断绝，至有历年，血寒积结胞门。寒伤经络，凝坚在上，呕吐涎唾，久成肺痈，形体损分。在中盘结，绕脐寒疝；或两胁疼痛，与脏相连；或结热中，痛在关元，脉数无疮，肌若鱼鳞。时着男子，非止女身。在下来多，经候不匀，令阴掣痛，少腹恶寒；或引腰脊，下根气街，气冲急痛，膝胫疼烦，奄忽眩冒，状如厥癫，或有忧惨，悲伤多嗔。此皆带下，非有鬼神。久则羸瘦，脉虚多寒。三十六病，千变万端，审脉阴阳，虚实紧弦，行其针药，治危得安。其虽同病，脉各异源，子当辨记，勿谓不然。

【评注】妇人之病，因虚损、积冷、结气，皆可致经水断绝，甚至有历年血寒积结，胞门被寒所伤，冲任凝坚，而致经水不行者。寒积在上，肺不布津，故呕吐涎唾；寒积日久不去，化热酿脓，而成肺痈，形体亦必受损消瘦。寒在中盘结，或结于腹，而成绕脐寒疝；或结于肝，则肝连两胁，而两胁疼痛；或结而化热，则中焦有热，下焦仍寒，故痛在关元；有热脉数，肉腐酿脓者，当生疮痈；若无疮痈者，必热灼阴血，肌肤不荣，久则肌若鱼鳞。寒结上中二焦者，亦可见于男子，非独见女身。寒结在下，冲任不调，则经候不匀，经水时来多时来少，时来早时来迟，血色暗淡。寒凝胞中，其性收引，故令阴中掣痛，少腹恶寒，或痛引腰脊，下连气街，气冲急痛，膝胫疼烦。或忽然眩晕昏蒙、状如晕厥癫病，或有忧愁痛苦、悲伤多怒等情状。此皆为冲任受损、气滞痰郁之带下病，非有鬼神作祟。久则气血更伤，形体羸瘦，脉沉迟无力，此为虚而多寒之证。妇人三十六病，千变万端，必详审脉之阴阳、虚实、紧弦，合病之表里、寒热、虚实，行其针药，则治危得安。然有同病而脉异，则病源不同，更当辨明记清，切勿不以为然也。

二、咽中如有炙脔病一方

半夏厚朴汤

妇人咽中如有炙脔，半夏厚朴汤主之。

【评注】脔，小块肉也。妇人咽中有异物感，如有炙脔在咽，吞之不下，吐之不出者，此为气郁痰凝于上，与半夏厚朴汤主之，以行气散结，降逆化痰。

半夏厚朴汤方

半夏一升　厚朴三两　茯苓四两　生姜五两　干苏叶二两

上五味，以水七升，煮取四升，分温四服，日三夜一服。

【评注】方中半夏辛温，以燥湿化痰，降逆下气，消痞散结，为君。厚朴苦辛温，以燥湿除胀，下气消积，为臣。茯苓甘淡平，以利水渗湿，健脾安神；生姜辛微温，以发表温中，下气散寒；苏叶辛温，以发表散寒，行气宽中，共为佐。五药合用，共奏行气散结、降逆化痰之功。

三、脏躁病一方

甘麦大枣汤

妇人脏躁，喜悲伤欲哭，象如神灵所作，数欠伸，甘麦大枣汤主之。

【评注】五脏皆有所藏，心藏神，肝藏魂，肺藏魄，脾藏意，肾藏志，喜怒忧思恐皆在其中矣，而心为之主。故妇人脏躁，喜怒无常，悲伤欲哭，则心无所主，虑无所定，志无所存，如神灵所作祟；数欠伸，为气郁不舒，得呵欠伸腰则暂疏。与甘麦大枣汤主之，以养心安神，调和五脏。

甘草小麦大枣汤方

甘草三两　小麦一升　大枣十枚

上三味，以水六升，煮取三升，温分三服。亦补脾气。

【评注】方中甘草甘平，以补脾益气，润肺清热，和里缓急。小麦甘凉，以养心益肾，除热止渴。大枣甘温，以补中益气，养血安神。三药合用，共奏养心安神、调和五脏之功。

四、吐涎及痞二方

小青龙汤、泻心汤

妇人吐涎沫，医反下之，心下即痞，当先治其吐涎沫，小青龙汤主之。涎沫止，乃治痞，泻心汤主之。

【评注】妇人吐涎沫，为上焦寒饮积聚，肺不宣肃，当温肺化饮；医反下之，误攻其饮，病必不除，更虚其里，邪乘虚结于心下，故心下即痞。此时仍当先治其吐涎沫，宜小青龙汤主之，以辛温发表，宣肺散寒，温肺化饮。涎沫止，乃治其痞，与诸泻心汤主之，各随其证选方即可。

五、带下病二方

【评注】仲景治带下病，有温经汤、土瓜根散二方，今分辑于下。

1. 温经汤

问曰：妇人年五十，所病下利，数十日不止，暮即发热，少腹里急，腹满，手掌烦热，唇口干燥，何也？师曰：此病属带下。何以故？曾经半产，瘀血在少腹不去。何以知之？其证唇口干燥，故知之。当以温经汤主之。

【评注】《素问·上古天真论》云："七七，任脉虚，太冲脉衰少，天癸竭，地道不通。"妇人年五十，所病下利、数十日不止、少腹里急、腹满者，为下焦寒盛；暮即发热、手掌烦热、唇口干燥，为热在阴分。此病为曾经半产，气血大伤，又被风寒所闭，瘀血在少腹不去，寒闭日久，则瘀血化热，故其证唇口干燥、五心烦热。月经未闭者，当为月经病；今前阴不通，而从后阴下利，此为带脉不收，与带下病同理，故此属带下。故散其寒则瘀热自去，当以温经汤主之，以温经散寒，养血祛瘀。

温经汤方

吴茱萸三两　当归　芎䓖　芍药各二两　人参　桂枝　牡丹皮　阿胶　生姜各二两　甘草二两　半夏半升　麦冬（去心）一升

上十二味，以水一斗，煮取三升，分温三服。亦主妇人少腹寒，久不受胎，兼取崩中去血，或月水来过多，及至期不来。

【评注】方中吴茱萸辛苦热，以散寒止痛，疏肝下气，燥湿降逆；桂枝辛甘温，以温经通脉，宣阳散寒，共为君。当归甘辛温，以活血止痛，补血调经，润肠通便；川芎辛温，以活血行气，祛风止痛；白芍酸苦微寒，养血敛阴，柔肝止痛；阿胶甘平，养血止血，滋阴润燥，共为臣。人参甘苦微温，以补中益气，健脾益肺，生津安神；丹皮苦辛凉，以清热凉血，活血散瘀，退蒸除烦；麦冬甘苦微寒，养阴润肺，益胃生津，清心除烦；半夏辛温，以燥湿化痰，降逆和胃，消痞散结；生姜辛微温，以温中散寒，和胃化饮，共为佐。甘草甘平，以补脾益气，缓急止痛，缓和药性，为使。诸药合用，共奏温经散寒、养血祛瘀之功。

2. 土瓜根散

带下经水不利，少腹满痛，经一月再见者，土瓜根散主之。

【评注】带下病，为湿浊蕴结，带脉不收之病。又经水不利、少腹满痛、或经一月再见者，为血瘀胞中不去，故经水不利，或一月再见，或多见，必经色暗黑，或夹瘀块而量少，淋沥不尽。与土瓜根散主之，以清热利湿，逐瘀通经。

土瓜根散方

土瓜根　芍药　桂枝　䗪虫各三分

上四味，杵为散，酒服方寸匕，日三服。

【评注】方中土瓜根苦寒，以清热利湿，散瘀止痛，为君。䗪虫咸寒，以破血逐瘀，为臣。芍药苦酸微寒，以养血敛阴，柔肝止痛；桂枝辛甘温，以温经散寒，宣阳通脉，共为佐。酒辛温，以通血脉，御寒气，行药势，为使。诸药合用，共奏清热利湿、逐瘀通经之功。

六、漏下病二方

【评注】仲景治漏下病，有旋覆花汤、胶姜汤二方，今辑注于下。

1. 旋覆花汤

寸口脉弦而大，弦则为减，大则为芤；减则为寒，芤则为虚；寒虚相搏，此名曰革，妇人则半产漏下，旋覆花汤主之。

【评注】此条已见《辨脉法》篇中。芤，葱也。脉急似弦而大，按之则弦急减退，体虽大而按之如葱；弦急虽减，其形仍坚如革，此寒凝之象，故为寒；葱管中空，里虚不足，故为虚。寒虚相搏，脉形外坚韧而中空，如鼓之革状，故此名为革。妇人得革脉，有半产漏下之虞。半产漏下后，瘀血积滞不去者，与旋覆花汤主之，以降气通阳，活血散结。

旋覆花汤方

旋覆花三两　葱十四茎　新绛少许

上三味，以水三升，煮取一升，顿服之。

【评注】方中旋覆花苦辛咸，微温，以降气消痰，和胃行水，为君。葱辛温，以通阳散寒，为臣。新绛以活血化瘀，为佐。三药合用，共奏降气通阳、活血散结之功。唯新绛一药，历代所指不一，而陶弘景谓"即今染绛茜草也"，其言为确。

2. 胶姜汤

妇人陷经漏下，黑不解，胶姜汤主之。

【评注】陷，缺也。陷经，谓月经紊乱，不以月为潮也。妇人月经紊乱，漏下不止，血色黑而持续不解者，为冲任虚损，阴血不藏，血行不畅，故与胶姜汤主之，以补血调经，温经止血。

【评注】《妇人妊娠脉证并治》篇有云："师曰：妇人有漏下者，有半产后，因续下血都不绝者。有妊娠下血者，假令妊娠腹中痛，为胞阻，胶艾汤主之。"言妇人漏下、半产后、妊娠胞阻，腹中痛，续阴道流血，淋漓不尽者，均因冲任虚损，阴血不藏，或阴道流血而淋漓不尽，或胞脉失养、阻碍胎育而腹痛，皆可与胶艾汤主之。本条之意与其相同，故胶姜汤当为胶艾汤之误。

七、水结血室证一方

大黄甘遂汤

妇人少腹满如敦状，小便微难而不渴，生后者，此为水与血俱结在血室也，大黄甘遂汤主之。

【评注】敦，为古代食器，在祭祀、宴会时盛五谷或食物，形扁圆，上有盖，盖上有耳，底下有足。生后，产后也。谓妇人产后，少腹满如敦状，小便微难而不渴，此为水与血俱结在血室，与大黄甘遂汤主之，以破血逐水，散结养血。

大黄甘遂汤方

大黄四两　甘遂二两　阿胶二两

上三味，以水三升，煮取一升，顿服之，其血当下。

【评注】方中大黄苦寒，以泻下攻积，活血祛瘀。甘遂苦甘寒，以泻水逐饮，消肿散结。阿胶甘平，以补血养阴。三药合用，共奏破血逐水、散结养血之功。

八、热入血室证

【评注】此仲景治热入血室证，四条原文已见于《辨少阳病脉证并治》篇中。今分为热入血室证论、治热入血室证二方，而辑注于下。

（一）热入血室证论

妇人伤寒发热，经水适来，昼日明了，暮则谵语，如见鬼状者，此为热入血室，治之无犯胃气及上二焦，必自愈。

【评注】此条已见《辨少阳病脉证并治》篇中。妇人伤寒，发热，为邪在表也；经水适来，则血室空虚也；邪热乘虚入于血室，昼时阳在于外，阳热不重，故昼日明了；暮时阳潜于内，与邪热相抟，热扰神明，故暮则谵语，甚则如见鬼状；知此为热入血室，既非邪留在表，亦非热结于里，汗、下皆非所宜，故曰无犯胃气及上下二焦；无伐其正，待热随经去，必自愈也。

（二）热入血室证二方

【评注】仲景治热入血室证，有小柴胡汤、刺期门二方，今辑注于下。

1. 小柴胡汤

妇人中风七八日，续来寒热，发作有时，经水适断，此为热入血室，其血必结，故使如疟状，发作有时，小柴胡汤主之。

【评注】此条已见《辨少阳病脉证并治》篇中。血室，血聚之处也。妇人中风七八日，续得寒热、发作有时，为邪在少阳；经水适来，则血室空虚，邪乘虚入于血室，热与血结，雍而不通，致经水适断，此为热入血室；其血与邪结于半表半里，正邪纷争，故使如疟状、发作有时。邪既在少阳半表半里，故与小柴胡汤主之，以和解少阳，则表里自和矣。

2. 刺期门

妇人中风，发热恶寒，经水适来，得之七八日，热除，脉迟，身凉和，胸胁满，如结胸状，谵语者，此为热入血室也，当刺期门，随其实而泻之。

【评注】此条已见《辨少阳病脉证并治》篇中。妇人中风，发热恶寒，为邪在表也；经水适来，则血室空虚也；得之七八日，热除而脉迟身凉，为表邪欲去也；胸胁下满、如结胸状、谵语者，乃表邪去表而乘虚入于血室，故此为热入血室也；期门乃肝之募穴，肝藏血，为血室之主，故当刺期门，随其血室之实而泻之也。

阳明病，下血，谵语者，此为热入血室，但头汗出，当刺期门，随其实而泻之，濈然汗出即愈。

【评注】此条已见《辨阳明病脉证并治》篇中。阳明病，热在里，里热随血脉乘虚结于血室，邪热迫血妄行，血液离经，故下血；热扰神乱，故谵语；热随血去，则血止神清；里热不去而上蒸，故但头汗出；身无汗者，为热不得外达。此为血分实热，故与期门刺血。期门乃足厥阴肝之募，而肝藏血，随其实而泻之，则瘀热随血而去，热得外泄，故遍身濈然汗出则愈。

九、经水不利病二方

【评注】仲景治经水不利病，有抵当汤、矾石丸二方，今分辑于下。

1. 抵当汤

妇人经水不利下，抵当汤主之。

【评注】言妇人无他病，唯经水下而不利，瘀黑有块，甚者闭经，此瘀血内阻于胞，与抵当汤主之，以攻下破血，逐瘀通经。

抵当汤方

水蛭（熬）三十个　虻虫（熬，去翅、足）三十枚　桃仁（去皮、尖）二十个　大黄（酒浸）三两

上四味为末，以水五升，煮取三升，去滓，温服一升。

【评注】方中水蛭咸苦平，虻虫苦微寒，以破血逐瘀。桃仁苦甘平，以活血破瘀。大黄苦寒，以逐瘀泻热。四药合用，共奏攻下破血、逐瘀通经之功。此乃破血逐瘀至峻之剂，血下即止。

2. 矾石丸

妇人经水闭不利，藏坚癖不止，中有干血，下白物，矾石丸主之。

【评注】藏坚癖，阴道内塞藏坚挺异物之癖好也。谓妇人有阴道内塞藏坚挺异物之癖好而不自止，致经水闭而不利，久则经水凝成干血，仅下白带者，此乃异物不洁，闭阻经水，秽浊蕴结。当止其癖好，更与矾石丸主之，以清热利湿，除秽止痒。

矾石丸方

矾石（烧）三分　杏仁一分

上二味，末之，炼蜜和丸，如枣核大，内藏中，剧者，再内之。

【评注】方中矾石酸寒，无毒，外用能清热去腐，解毒杀虫，燥湿止痒；内服酸涩收敛，止带止泻，化痰祛湿。杏仁苦微温，质润多脂，有小毒，以降气润肠。蜜甘平，以滋养润滑。三药合用，共奏清热利湿、除秽止痒之功。和如枣核大，纳藏于阴道中，剧者，再纳之。

十、腹痛病三方

【评注】仲景治妇人腹痛病，有红蓝花酒、当归芍药散、小建中汤三方，今分辑于下。

1. 红蓝花酒

妇人六十二种风及腹中血气刺痛，红蓝花酒主之。

【评注】六十二种风，当为"二六十二种风"之误。谓人有表里，风有阴阳、寒热、虚实，合则二六十二种也。妇人血易虚，风易袭，阴阳、寒热、虚实诸风皆可袭其表里，故有二六十二种风；风与气血相搏腹中，血气不行，故刺痛。与红蓝花酒主之，以活血化瘀，通经止痛，血行则风自灭。

红蓝花酒方

红蓝花一两

上一味，以酒一大升，煎减半，顿服一半，未去再服。

【评注】方中红蓝花（红花）辛温，以活血化瘀，通经止痛。酒辛温，以通血脉，御寒气，行药势。二药合用，共奏活血化瘀、通经止痛之功。

2. 当归芍药散

妇人腹中诸疾痛，当归芍药散主之。

【评注】妇人血易虚，肝不藏血，木失调达，肝气郁结，木乘土则脾伤，故见腹中痛诸疾，与当归芍药散主之，以补血柔肝，健脾止痛。

3. 小建中汤

妇人腹中痛，小建中汤主之。

【评注】《血痹虚劳病脉证并治》篇云："虚劳里急，悸衄，腹中痛，梦失精，四肢酸疼，手足烦热，咽干口燥，小建中汤主之。"今条妇人腹中痛，亦必为中虚里寒之急腹痛，故同与小建中汤主之，以温中补虚，调和营卫，缓急止痛。

十一、转胞病一方

肾气丸

问曰：妇人病，饮食如故，烦热不得卧，而反倚息者，何也？师曰：此名转胞，不得溺也。以胞系了戾，故致此病。但利小便则愈，宜肾气丸主之。

【评注】胞，同"脬"，膀胱也。了戾，盘曲缭绕貌。《血痹虚劳病脉证并治》篇有云："虚劳腰痛，少腹拘急，小便不利者，八味肾气圆主之。"今条妇人病，饮食如故，此胃气和也；烦热不得卧，为小便不通，阳热内郁也；而反倚息，不得溺者，为水停膀胱不得出，膨满胀腹，卧则逆甚也。此名转胞，为膀胱之系盘曲缭绕，水道不通，故致此病。但利小便则愈，宜肾气丸主之，以温阳补肾，化气利尿。

肾气丸方

干地黄八两　薯蓣四两　山茱萸四两　泽泻三两　茯苓三两　牡丹皮三两　桂枝　附子（炮）各一两

上八味，末之，炼蜜和丸，梧子大，酒下十五丸，加至二十五丸，日再服。

【评注】方中附子辛甘，大热，以补火助阳，散寒止痛；桂枝辛甘温，以温经通阳；二药温阳补肾，共为君。干地黄甘苦寒，以养阴生津；薯蓣甘平，以益气养阴，补益脾肺，补肾固精；山茱萸酸微温，以补益肝肾，收敛固涩；三药养阴补肾，共为臣。泽泻甘淡寒，以利水渗湿，泄热；茯苓甘淡平，以利水渗湿，健脾安神；牡丹皮苦辛微寒，以清热凉血，活血散瘀，退蒸；三药利湿、理血、清热，共为佐。八药合用，共奏温阳补肾、化气利尿之功。

十二、阴寒证一方

蛇床子散

妇人阴寒，温中坐药，蛇床子散主之。

【评注】坐药，栓剂也。妇人阴中寒，此肾阳虚，寒湿凝结下焦，以栓剂温中散寒，与蛇床子散主之。

蛇床子散方

蛇床子

上一味末，以白粉少许，和合相得，如枣大，绵裹内之，自然温。

【评注】方中蛇床子辛苦温，以温肾壮阳，散寒祛风，燥湿杀虫。白粉（铅粉）少许，以祛湿消积，杀虫败毒。二药合用，共奏温肾壮阳、散寒燥湿之功。和如枣大，绵裹，栓纳阴道之中，阴寒自可温也。

十三、阴中生疮病一方

狼牙汤

少阴脉滑而数者，阴中即生疮，阴中蚀疮烂者，狼牙汤洗之。

【评注】少阴脉，太溪穴处动脉也。少阴脉滑而数者，为下焦湿热蕴结；湿热郁结不去，即阴中生疮，甚则阴中蚀疮溃烂者，与狼牙汤洗之，以清热除湿，止带杀虫。

狼牙汤方

狼牙四两

上一味，以水四升，煮取半升，以绵缠筋如茧，浸汤沥阴中，日四遍。

【评注】方中狼牙草苦涩平，以清热解毒，消肿散结，外用败毒疗疮。沥，滴入也。

十四、阴吹病一方

膏发煎

胃气下泄，阴吹而正喧，此谷气之实也，膏发煎导之。

【评注】喧，声音大也。胃气下泄，从前阴而出，故阴吹；谷气之实，故阴吹有声且大。此胃气实而肾气虚，肾虚不固而气泄于下也。与膏发煎导之，以补虚润肠，和营消瘀，使谷气从二便而出，则阴吹自止。

小儿病方第五十四

【评注】本篇目《伤寒论》《金匮玉函经》《金匮要略》皆无,然《金匮要略·妇人杂病脉证并治》篇之末,有"小儿疳虫蚀齿方"一首,故知仲景必有治小儿病方而不传。今辑于下,使不失仲景遗方为要。

小儿疳虫蚀齿方

雄黄　葶苈

上二味,末之,取腊月猪脂熔,以槐枝绵裹头,四五枚,点药烙之。

【评注】方中雄黄辛苦温,解毒杀虫,燥湿祛痰。葶苈子苦辛寒,以下气消痰,利水消肿。猪脂甘平,以补虚润燥。三药合用,共奏解毒杀虫、祛痰消肿、补虚润燥之功。取腊月猪脂熔,以槐枝绵裹头,四五枚,点药烙之。

方药炮制第五十五

【评注】本篇仅载于《金匮玉函经》卷第七，专论方药炮制之法。今辑于此。

凡野葛不入汤，入汤则杀人，不谓今葛根也。凡半夏不㕮咀，以汤洗十数度，令水清滑尽，洗不熟有毒也。茱萸、椒之类，不㕮咀。生姜一斤，出汁三合半，生姜皆薄切之，乃捣绞取汁，汤成乃熟煮，如升数，无生者，用干者一两当二两。附子、大黄之类，皆破解，不㕮咀，或炮或生，皆去黑皮，刀刮取里白者，故曰中白。用木芍药刮去皮。大枣擘去核。厚朴即斜削如脯法。桂削去皮，用里黑润有味者为佳。细辛斩折之，麻黄亦折之，皆先煮数沸，生则令人烦，汗出不可止，折节益佳。用桃核、杏核，皆须泡去皮乃熟，勿取两入者，作汤不熟。巴豆去皮心，复熟变色。瞿麦、小草，斩折不㕮咀。石韦手扑，速吹去毛尽，曝令燥，复扑之，不尽令人淋。藜芦去头毛。葶苈皆熬黄黑色，巴豆、桃仁、杏仁，皆不可从药，别捣令如膏，乃稍内药末中，更下粗罗。凡㕮咀药，欲如大豆，粗则药力不尽。凡煎药皆去沫，沫浊难饮，令人烦。胶，乃成下，去滓，乃内之，饴亦然。凡丸药，胶炙之乃可捣。用胶，炙令尽沸，凡捣丸药，欲各异捣，药有难易捣耳。凡煮药用迟火，火驶药力不出尽，当以布绞之，绵不尽汁也。凡筛药欲细筛，筛讫更合治之。和调蜜丸者，益杵数为佳。凡散石药，以药计分之，下绢筛佳。散药粗筛佳，凡作膏欲生，熟则力少。

《金匮玉函经》九方第五十六

【评注】此九方独见于《金匮玉函经》，其中前二方仅见于《金匮玉函经》卷第七，后七方仅见于《金匮玉函经·附遗》篇中。今辑而存之。

柴胡加大黄芒硝桑螵蛸汤方

柴胡二两　黄芩　人参　甘草炙　生姜各十八铢　半夏五枚　大枣四枚　芒硝三合　大黄四两　桑螵蛸五枚

上前七味，以水四升，煮取二升，去滓，下芒硝、大黄、桑螵蛸，煮取一升半，去滓，温服五合，微下即愈。本方柴胡汤，再服以解其外，余一服加芒硝、大黄、桑螵蛸。

又大陷胸汤方

桂枝四两　甘遂四两　大枣十二枚　瓜蒌实一枚，去皮　人参四两

上五味，以水七升，煮取三升，去滓，温服一升，胸中无坚，勿服之。

调气饮

治赤白痢，小腹痛不可忍，下重，或面青手足俱变者，用黄蜡三钱，阿胶三钱，同溶化，入黄连末五钱，搅匀，分三次热服，神妙。

猪肚黄连丸

治消渴饮水，用雄猪肚一枚，入黄连末五两，瓜蒌根、白粱米各四两，知母三两，麦门冬三两，缝定蒸熟，捣丸如梧子大，每服三十丸，米饮下。

青木香丸

主阳衰诸不足，用昆仑青木香、六路诃子皮各二十两，捣筛，糖和丸，梧子大，每空腹酒下三十丸，日再，其效尤速。

治五噎吐逆，心膈气滞，烦闷不下，用芦根五两，锉，以水三大盏，煮取二盏，去渣，温服。

治小儿羸瘦，用甘草三两，炙焦为末，蜜丸绿豆大，每温水下五丸，日二服。

治小儿撮口发噤，用生甘草二钱半，水一盏，煎六分，温服，令吐痰

涎，后以乳汁点儿口中。

治小儿中蛊欲死者，用甘草五钱，水二盏，煎五分服，当吐出。

杂疗方第五十七

【评注】仲景有杂疗方十六条，义理有所不达，但传之已久，不敢轻弃，今予以保留，以备查考。

退五脏虚热，四时加减柴胡饮子方

冬三月加柴胡八分　白术八分　陈皮五分　大腹槟榔（并皮、子者）四枚　生姜五分　桔梗七分。

春三月加枳实　减白术。（共六味）

夏三月加生姜三分　枳实五分　甘草三分。（共八味）

秋三月加陈皮三分。（共六味）

上各㕮咀，分为三贴，一贴以水三升，煮取二升，分温三服。如人行四五里，进一服。如四体壅，添甘草少许，每贴分作三小贴，每小贴以水一升，煮取七合，温服，再合滓为一服，重煮，都成四服。（疑非仲景方）

长服诃梨勒丸方

诃梨勒　陈皮　厚朴各三两

上三味，末之，炼蜜丸，如桐子大，酒饮服二十丸，加至三十丸。

三物备急丸方

大黄一两　干姜一两　巴豆（去皮、心，熬，外研如脂）一两

上药各须精新，先捣大黄、干姜为末，研巴豆内中，合治一千杵，用为散，蜜和丸，亦加密器中贮之，莫令泄气。主心腹诸卒暴百病，若中恶客忤，心腹胀满，卒痛如锥刺，气急口噤，停尸卒死者，以暖水苦酒服大豆许三四丸，或不下，捧头起，灌令下咽，须臾当瘥；如未瘥，更与三丸，当腹中鸣，即吐下，便瘥；若口噤，亦须折齿灌之。

治伤寒令愈不复，紫石寒食散方

紫石英　白石英　赤石脂　钟乳（碓炼）　瓜蒌根　防风　桔梗　文蛤

鬼臼各十分　太乙余粮（烧）十分　干姜　附子（炮，去皮）　桂枝（去皮）各四分

上十三味，杵为散，酒服方寸匕。

尸厥，脉动而无气。气闭不通，故静而死也。

治方

菖蒲屑内鼻两孔中，吹之；令人以桂屑着舌下。

又方

剔取左角发方寸，烧末，酒和，灌令入喉，立起。

救卒死方

薤捣汁灌鼻中

又方

雄鸡冠割取血，管吹内鼻中。

猪脂如鸡子大，苦酒一升，煮沸灌喉中。

鸡肝及血涂面上，以灰围四旁，立起。

大豆二七粒，以鸡子白并酒和，尽以吞之。

救卒死而壮热者方

矾石半斤，以水一斗半煮消，以渍脚，令没踝。

救卒死而目闭者方

骑牛临面，捣薤汁灌耳中，吹皂荚鼻中，立效。

救卒死而张口反折者方

灸手足两爪后，十四壮了，饮以五毒诸膏散（有巴豆者）。

救卒死四肢不收、失便者方

马屎一升，水三斗，煮取二斗，以洗之；又取牛洞（稀粪也）一升，温酒灌口中；灸心下一寸、脐上三寸、脐下四寸，各一百壮瘥。

救小儿卒死而吐利，不知是何病方

狗屎一丸，绞取汁，灌之。无湿者，水煮干者取汁。

救卒死、客忤死，还魂汤主之。

方

麻黄（去节）三两　杏仁（去皮、尖）七十个　甘草（炙）一两

上三味，以水八升，煮取三升，去滓，分令咽之，通治诸感忤。

又方

韭根一把　乌梅二七个　吴茱萸（炒）半升

上三味，以水一斗煮之，以病人栉内中三沸，栉浮者生，沉者死，煮取三升，去滓，分饮之。

救自缢死，旦至暮虽已冷，必可治；暮至旦，小难也。恐此当言分气盛故也。然夏时夜短于昼，又热，犹应可治。又云：心下若微温者，一日以上犹可治之。

方

徐徐抱解，不得截绳。上下安被卧之，一人以脚踏其两肩，手少挽其发，常弦弦勿纵之；一人以手按揉胸上，数动之；一人摩将臂胫屈伸之。若已僵，但渐渐强屈之，并按其腹。如此一炊顷，气从口出，呼吸，眼开，而犹引按莫置，亦勿苦劳之。须臾，可少桂汤及粥清含之，令濡喉，渐渐能咽。及稍止，更令两人，以两管吹其两耳朵。此法最善，无不活者。

凡中暍死，不可使得冷，得冷便死。

疗之方

屈草带绕暍人脐，使三两人溺其中令温。亦可用热泥和屈草，亦可扣瓦碗底，按及车缸，以着暍人，取令溺须得流去。此谓道路穷，卒无汤。当令溺其中，欲使多人溺，取令温，若汤便可与之，不可泥及车缸，恐此物冷。暍既在夏月，得热泥土、暖车缸，亦可用也。

救溺死方

取灶中灰二石余，以埋人从头至足，水出七孔即活。尝试蝇子落水而死者，用灶灰埋之自活。

治坠马及一切筋骨损方

大黄（切，浸汤成汁）一两　绯帛（烧灰）如手大　乱发（烧灰用）如鸡子大　久用炊单布（烧灰）一尺　败蒲一握三寸　桃仁（去皮、尖、熬）四十九个　甘草（炙，锉）如中指节

上七味，以童子小便，量多少，煎汤成，内酒一大盏，次下大黄，去滓，分温三服。先锉败蒲席半领，煎汤浴，衣被盖覆，斯须通利数行，痛处立瘥。利及浴水赤，勿怪，即瘀血也。

禽兽鱼虫禁忌并治第五十八

【评注】仲景有禽兽鱼虫禁忌并治方一百零三条，其繁杂而理不明，但传已久远，不敢轻弃，今予以保留。

凡饮食滋味，以养于身，食之有妨，反能为害。自非服药炼液，焉能不饮食乎？切见时人不闲调摄，疾疢竞起，若不因食而生，苟全其生，须知切忌者矣。所食之味，有与病相宜，有与身为害。若得宜，则益体，害则成疾。以此致危，例皆难疗。凡煮药饮汁，以解毒者，虽云救急，不可热饮，诸毒病得热更甚，宜冷饮之。

肝病禁辛，心病禁咸，脾病禁酸，肺病禁苦，肾病禁甘。春不食肝，夏不食心，秋不食肺，冬不食肾，四季不食脾。辩曰：春不食肝者，为肝气王，脾气败，若食肝则又补肝，脾气败尤甚，不可救。又肝王之时，不可死气入肝，恐伤魂也。若非王时，即虚，以肝补之，佳。余脏准此。

凡肝脏自不可轻啖，自死者弥甚。

凡心皆为神识所舍，勿食之，使人来生复其对报矣。

凡肉及肝落地不着尘土者，不可食之。

猪肉落水浮者，不可食。

诸肉不干，火炙而动，见水自动者，不可食之。

六畜肉，热血不断者，不可食之。

诸五脏及鱼，投地尘土不污者，不可食之。

诸肉及鱼，若狗不食、鸟不啄者，不可食之。

肉中有如朱点者，不可食之。

父母及本身所属之相，不可食，食之令人神魂不安。

食肥肉及热羹，不可饮冷水。

秽饮、馁肉、臭鱼，食之皆伤人。

自死禽兽口闭者，不可食之。

六畜自死，皆疫死，则有毒，不可食之。

兽自死，北首及伏地者，食之杀人。

食生肉饱，饮乳，变白虫。

疫死牛肉，食之令病洞下，亦致坚积，宜利药下之。

脯藏米瓮中有毒，及经夏食之，发肾病。

治自死六畜肉中毒

用黄柏捣屑，取方寸匕服。

治食郁肉漏脯中毒方

烧犬屎，酒服方寸匕。每服人乳汁亦良。饮生韭汁三升亦得。

治黍米中藏干脯食之中毒方

大豆浓煮汁饮之，数升即解，亦治狸肉、漏脯等毒。

治食生肉中毒方

掘地深三尺，取其下土三升，以水五升，煮数沸，澄清汁，饮一升即愈。

治食六畜鸟兽肝中毒方

水浸豆豉，绞取汁，服数升愈。

马脚无夜眼者，不可食之。（夜眼一名附蝉尸）

食酸马肉，不饮酒，则杀人。

马肉不可热食，伤人心。

马鞍下肉，食之杀人。

白马黑头者，不可食之。

白马青蹄者，不可食之。

马肉豚肉共食，醉饱卧，大忌。

驴马肉合猪肉食之，成霍乱。

马肝及毛，不可妄食，中毒害人。

治马肝毒中人未死方（马肝一名悬�）

雄鼠屎二七粒，末之，水和服，日再服。

又方

人垢，取方寸匕，服之佳。

治食马肉中毒欲死方

香豉二两　杏仁三两

上二味，蒸一食顷熟，杵之服，日再服。

又方

煮芦根汁饮之良。

疫死牛，或目赤，或黄，食之大忌。

牛肉共猪肉食之，必作寸白虫。

青牛肠不可合犬肉食之。

牛肺从三月至五月，其中有虫如马尾，割去勿食，食之损人。

牛羊猪肉，皆不得以楮木、桑木蒸炙，食之令人腹内生虫。

啖蛇牛肉有毒，食之杀人，不可食。

治啖蛇牛肉食之欲死方

饮人乳汁一升，立愈。

以泔水洗头，饮一升愈。

牛肚细切，水一斗，煮取一升，暖饮之，大汗出愈。

治食牛肉中毒方

甘草煮汁，饮之即愈。

羊肉其有宿热者，不可食之。

羊肉不可共生鱼酪，食之害人。

羊蹄甲中有珠子白者，名羊悬筋，食之令人癫。

白羊黑头，食其脑，作肠痈。

羊肝共生椒食之，破人五脏。

猪肉共羊肝和食之，令人心闷。

猪肉以生胡荽同食，烂人脐。

猪脂，不可合梅子食之。

猪肉合葵，食之少气。

鹿肉不可合蒲白作羹，食之发恶疮。

麋脂及梅李子，若孕妇食之，令子青盲，男子伤精。

獐肉不可合虾，及生菜、梅、李果，食之伤人。

白犬自死不出舌者，食之害人。

痼疾人不可食熊肉，令终身不愈。

食狗鼠余，令人发瘘疮。

治食犬肉不消，心下坚，或腹胀，口干大渴，心急发热，妄语如狂，或洞下。

方

杏仁（合皮熟研用）一升

以沸汤三升，和取汁，分三服，利下肉片大验。

妇人妊娠，不可食兔肉及鳖、鸡、鸭，令子无声音。

兔肉不可合白鸡肉食之，令人面发黄。

兔肉着干姜，食之成霍乱。

凡鸟自死，口不闭，翅不合者，不可食之。

诸禽肉，肝青者，食之杀人。

鸡有六翮（hé）四距者，不可食之。（距，鸡脚爪也）

乌鸡白头者，不可食之。

鸡不可合葫蒜，食之滞气。

山鸡不可合鸟兽肉食之。

雉肉久食，令人瘦。

鸭卵不可合鳖肉食之。

雀肉不可合李子食之。

妇人妊娠，食雀肉饮酒，令子淫乱无耻。

燕肉勿食，入水为蛟龙所啖。

鸟兽有中毒箭死者，其肉有毒。

解之方

大豆煮汁，及盐汁，服之解。

鱼头正白如连珠至脊上，食之杀人。

鱼头中无腮者，不可食之，杀人。

鱼无肠胆者，不可食之，三年阴不起，女子绝生。

鱼头似有角者，不可食之。

鱼目合者，不可食之。

六甲日勿食鳞甲之物。

鱼不可合鸡肉食之。

鱼不得合鸬鹚肉食之。

鲤鱼鲊不可合小豆藿食之，鱼子不可合猪肝食之，害人。（小豆藿即小豆叶也）

鲤鱼不可合犬肉食之。

鲫鱼不可合猴、雉肉食之。

鳀鱼合鹿肉生食，令人筋甲缩。

青鱼鲊不可合胡荽及生葵并麦酱食。

鳅鳝不可合白犬血食之。

龟肉不可合酒果子食之。

鳖目凹陷者，及腹下有王字形者，不可食之。其肉不得合鸡鸭食之。

龟鳖肉不可合苋菜食之。

虾无须及腹下通黑，煮之反白者，不可食之。

食脍饮奶酪，令人腹中生虫为瘕。

脍食在胃不化，吐不出，速下除之，久成癥病。

治之方

橘皮一两　大黄二两　朴硝二两

上三味，以水一大升，煮至小升，顿服即消。

食脍多不消，结为癥病。

治之方

马鞭草

上一味，捣汁饮之。或以姜叶汁饮之一升亦消，又可服吐药吐之。

食鱼后食毒两种烦乱。

治之方

橘皮浓煎汁，服之即解。

食鯸鲐鱼中毒方

芦根煮汁，服之即解。

蟹目相向，足斑，目赤者，不可食之。

食蟹中毒治之方

紫苏煮汁饮之三升。紫苏子捣汁饮之亦良。冬瓜汁饮三升，食冬瓜亦可。

凡蟹未遇霜多毒，其熟者乃可食之。

蜘蛛落食中，有毒，勿食之。

凡蜂蝇虫蚁等多集食上，食之致瘘。

果实菜谷禁忌并治第五十九

【评注】仲景有果实菜谷禁忌并治方八十六条，其理不可考，但前人所集，不敢轻弃，仍保存之。

果子生食生疮。

果子落地经宿，虫蚁食之者，人大忌食之。

生米停留多日，有损处，食之伤人。

桃子多食，令人热，仍不得入水浴，令人病寒热淋沥病。

杏、酪不熟伤人。（一云：杀人）

梅多食，坏人齿。

李不可多食，令人腹胀。

林檎不可多食，令人百脉弱。

橘柚多食，令人口爽，不知五味。

梨不可多食，令人寒中。金疮、产妇亦不宜食。

樱桃、杏，多食伤筋骨。

安石榴不可多食，损人肺。

胡桃不可多食，令人动痰饮。

生枣多食，令人热渴气胀，寒热。羸弱者，弥不可食，伤人。

食诸果中毒治之方

猪骨（煅黑）

上一味，为末，水服方寸匕。亦治马肝及漏脯等毒。

木耳赤色及仰生者勿食。菌仰卷者及赤色者，不可食。

治食诸菌中毒，闷乱欲死。

治之方

人粪汁饮一升。土浆饮一二升。大豆浓煮汁饮。服诸吐、利药，并解。

食枫树菌而笑不止，治之以前方。

误食野芋烦乱欲死，治之以前方。

蜀椒闭口者有毒，误食之戟人咽喉，气病欲绝，或吐下白沫，身体痹冷。

急治之方

肉桂煎汁饮之。多饮凉水一二升。或食蒜。或浓煮豉饮之。并解。

正月勿食葱，令人面生游风。

二月勿食蓼，伤人肾。

三月勿食小蒜，伤人志性。

四月、八月勿食胡荽，伤人神。

五月勿食韭，令人乏气力。

五月五日，勿食切生菜，发百病。

六月、七月勿食茱萸，伤神气。

八月、九月勿食姜，伤人神。

十月勿食椒，损人心，伤人脉。

十月勿食被霜生菜，令人面无光，目涩，心痛，腰疼，或发心疟，疟发时，手足十指爪皆青困萎。

十一月、十二月勿食薤，令人多涕唾。

四季勿食生葵，令人饮食不化，发百病，非但食中，药中皆不可用，深宜慎之。

葱、韭初生芽者，食之伤人心气。

饮白酒，食生韭，令人病增。

生葱不可共蜜，食之杀人。独颗蒜弥甚。

枣合生葱食之，令人病。

食糖蜜后，四日内食生葱、韭，令人心痛。

生葱和雄鸡、白犬肉食之，令人七窍经年流血。

夜食诸姜、蒜、葱等，伤人心。

芜菁根多食，令人气胀。

薤不共牛肉作羹，食之成瘕病，韭亦然。

莼多食动痔病。

野苣不可同蜜食之，作内痔。

白苣不可共酪同食，作䘌虫。

黄瓜食之发热病。

葵心不可食，伤人；叶尤冷，黄背、赤背、赤茎者，勿食之。

胡荽久食之令多忘。

病人不可食胡荽及黄花菜。

芋不可多食，动病。

妊娠食姜，令子余指。

蓼多食，发心病。蓼和生鱼食之，令人夺气，阴核疼痛。

芥菜不可共兔肉食之，成恶邪病。

小蒜多食，伤人力。

食躁式躁方

豉浓煮汁饮之。

钩吻与芹菜相似，误食之杀人。

解之方

荠苨八两

上一味，水六升，煮取二升，温分二服。

菜中有水莨菪，叶圆而光，有毒，误食令人狂乱，状如中风，或吐血。

治之方

甘草煮汁，服之即解。

春秋二时，龙带精入芹菜中，人偶食之为病，发时手青腹满，痛不可忍，名蛟龙病。

治之方

硬糖二三斤

上一味，日两度服之，吐出如蜥蜴三五枚，瘥。

食苦瓠中毒。

治之方

黍穰煮汁，数服之解。

扁豆，寒热者，不可食之。

久食小豆，令人枯燥。

食大豆屑，忌啖猪肉。

大麦久食，令人作疥。

白黍米不可同饴蜜食，亦不可合葵食之。

荞麦面多食之，令人发落。

盐多食伤人肺。

食冷物，冰人齿。

食热物，勿饮冷水。

饮酒食生苍耳，令人心痛。

夏月大醉汗流，不得冷水洗着身及使扇，即成病。

饮酒大醉，灸腹背，令人肠结。

醉后勿饱食，发寒热。

饮酒食猪肉，卧秫稻穰中，则发黄。

食饴多饮酒，大忌。

凡酒及水，照见人影动者，不可饮之。

醋合酪食之，令人血瘕。

食白米粥，勿食生苍耳，成走注。

食甜粥已，食盐即吐。

犀角筋搅饮食沫出，及浇地坟起者，食之杀人。

饮食中毒烦满。

治之方

苦参三两　苦酒一升半

上二味，煮三沸，三上三下，服之吐食出，即瘥。

又方

犀角汤亦佳。

贪食，食多不消，心腹坚满痛。

治之方

盐一升　水三升

上二味，煮令盐消，分三服，当吐出食，便瘥。

矾石生入腹，破人心肝，亦禁水。

商陆以水服，杀人。

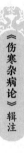

莨荛子傅头疮，药气入脑，杀人。

水银入人耳及六畜等皆死。以金银着耳边，水银则吐。

苦楝无子者，杀人。

凡诸毒多是假毒，以投无知时，宜煮荠苨、甘草汁饮之，通除诸毒药。

陶隐居《名医别录》合药分剂法则

【评注】古之合药分剂法则自成法度，与今法大异，为使学者更明仲景用药法门，特引用《医宗金鉴·订正仲景全书·陶隐居〈名医别录〉合药分剂法则》一篇，附于篇后。

凡言锉如麻豆大者，与㕮咀同义。夫㕮咀古之制也。古人无铁刀，以口咬细，令如麻豆，为粗药煎，使药水清，饮于肠中，则易升散。今人以刀锉如麻豆大，此㕮咀之易成也。

古秤惟有铢两，而无分名。今则以十黍为一铢（每铢约今四分一厘毫），六铢为一分（去声），四分成一两，十六两为一斤。（李杲曰：六铢为一分，即今之二钱半也，二十四铢为一两。古云三两即今之一两，云二两，即今之六钱半也）。

今方家云等分者，非分两之分，谓诸药斤两多少皆同尔。多是丸散用之。

凡散云刀圭者，十分（平声）方寸匕之一，准如梧桐子大也。方寸匕者，作匕正方一寸，抄散取不落为度。五匕者，即今五铢钱边五字者，抄之不落为度。一撮者，四刀圭也（匕即匙也）。

药以升合分者，谓药有虚实轻重，不得用斤两，则以升平之。十撮为一勺，十勺为一合，十合为一升。升方作上径一寸，下径六分，深八分，内散药物，按抑之正尔，微动令平尔。（时珍曰：古之一升，即今之二合半也。）

凡方云巴豆若干枚者，粒有大小，当去心皮柞之，以一分准十六枚。附子、乌头若干枚者，去皮毕，以半两准一枚。枳实若干枚者，去穰毕，以一分准二枚。橘皮一分，准三枚。枣大小三枚准一两。干姜一累者，以一两为正。

凡方云半夏一升者，洗毕秤五两为正。蜀椒一升，三两为正。吴茱萸一升，五两为正。菟丝子一升，九两为正。庵蔄子一升，四两为正。蛇床子一升，三两半为正。地肤子一升，四两为正。其子各有虚实轻重、不可秤准者，取平升为正。

凡方云用桂一尺者，削去皮，重半两为正。甘草一尺者，二两为正。云某草一束者，三两为正。云一把者，二两为正。

凡煎汤药，初欲微火令小沸，其水数依方多少；大略药二十两用水一斗者，煮取四升，以此为准。然利欲生，少水而多取汁；补汤欲熟，多水而少取汁。服汤宜小沸，热则易下，冷则呕涌。

凡云分再服三服者，要令势令相及，并视人之强弱羸瘦，病之轻重，为之进退增减，不必局于方说，则活泼泼地也。

凡丸药云如细麻者，即胡麻也，不必扁扁，略相称尔！黍粟亦然。云如大麻子者，准三细麻也。如胡豆者，即今青斑豆也，以二大麻准之。如小豆者，今赤小豆也，以三大麻准之。如大豆者，以二小豆准之。如梧子者，以二大豆准之。如弹丸及鸡子黄者，以四十梧子准之。

凡方云蜜一斤者，有七合。猪膏一斤者，有一升二合也。

《伤寒论》条文索引